寇瑞庭验方脉案集

李献华　主编

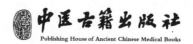
中医古籍出版社
Publishing House of Ancient Chinese Medical Books

图书在版编目（CIP）数据

寇瑞庭验方脉案集 / 李献华主编 . — 北京：中医古籍出版社，2022.12

ISBN 978-7-5152-2594-4

Ⅰ . ①寇… Ⅱ . ①李… Ⅲ . ①验方-汇编 Ⅳ . ① R289.5

中国版本图书馆 CIP 数据核字（2022）第 217941 号

寇瑞庭验方脉案集

李献华 主编

策划编辑 李 淳
责任编辑 吴 頔
封面设计 蔡 慧
版式设计 楠竹文化
策划制作 北京华鹊中医药研究院
社 址 北京市东城区东直门内南小街 16 号（100700）
电 话 010-64089446（总编室）010-64002949（发行部）
网 址 www.zhongyiguji.com.cn
印 刷 北京广达印刷有限公司
开 本 787mm×1092mm 1/16
印 张 18.25 彩插 2 面
字 数 320 千字
版 次 2022 年 12 月第 1 版 2022 年 12 月第 1 次印刷
书 号 ISBN 978-7-5152-2594-4
定 价 90.00 元

《寇瑞庭验方脉案集》编委会

（排名不分先后）

序 一

历史白话简叙

溯自混沌初开，乾坤定位，初出盘古氏，盘古氏之后则有太古三皇：天皇氏、地皇氏、人皇氏，号曰太古三皇氏，取天开于子，地辟于丑，人生于寅之义，所生之初，并无文字之典籍，故其始末根由、年数难以考察，故史书纲鉴以伏羲、神农、黄帝为三皇，编年、记岁数、姓名，史书明白祥载，令后人可考而知之。

自开天辟地，太极立而阴阳分，阴阳分而天地定，阴升阳降，阳潜阴施，化生万物，无不由阴阳之根基也。

开天辟地，世界化成，三皇五帝，伏羲神农，伏羲划八卦，三爻神明，卦为六十四，卜就此生，制嫁娶，人伦重。

神农氏，姜为姓，号炎帝，五谷种，治世尝百草，关心民疾病，神农始味草木之滋，察其寒热温凉补泻之性，著成《神农本草经》，三百六十五种，医学发明早，历代济群生。

《黄帝内经》医学之宗，科学理论，玄妙无穷，千变万化，阴阳五行，辨证施治，起死回生，后世学习，指路明灯，传古今，疗疾病，悠久历史，术济苍生。

尧眉八彩，舜目重瞳，二帝道德治世，神圣受于天命，唐虞揖让，人称盛世，汤伐夏，武王诛纣，然仍行上古之法，心有杀伐之志，平王东迁之始，是为"春秋"孔子绝笔之后，号曰"战国"五霸七雄，各据一方，侵夺争执，不讲道德，弑君弑父，圣贤及君子关于"政"字莫敢问津也。

秦吞六国，统一而有天下，焚书坑儒，大筑长城，暴虐无道，豪杰并起，楚汉相争，秦亡楚平，炎汉兴矣，古法，行仁政，世界复明朗，两晋之后杀伐重起，日无休宁。

唐宋元明清，皇家专制，遂心所欲，宠美人，宠阉宦，失国丧身，至死不悟，惜载痛载。

革命起清退位，文明时代效欧风，男子穿西服，女士变欧形；

过了一年又一年，光阴似箭追回难，有时不知金钱重；

穷来苦衷对谁言，一念之差终生恨，损人利己祸眼前。

孝忠信贵基　扶危济困福寿全　一九八三年元月上旬

序 二

　　我们出版这本处方集，目的在于更好地贯彻执行党的发扬和继承祖国医学遗产的政策。这本处方是寇瑞庭老中医行医四十五年与疾病作斗争的实践结晶，内容极为丰富，分为传染病、内科、外科、儿科、妇科、五官科等共处方 400 余笺，这些方剂绝大部分都是验方，还有部分秘方，他不但从实践中总结了辨证论治的规律，还详述了每科疾病的症状、脉象、对症加减用药方法。这些方剂都是他多年来的临床治疗中经过观察取得显著效果的。肝硬化腹水患者王某，腹水半年，曾到外地治疗无效，后经寇瑞庭中医主治，服消肿利水丸，另服四苓散、五皮饮加减，住院两个多月，服药后症状逐渐减轻，不久即愈，现在恢复健康如常，参加生产。诸如此类疾病，三年来寇先进治愈颇多，又如乳腺炎患者杨金英，两乳黑色僵硬如石，当时西医认为无法治疗，后经服中药仙方活命饮加减，十多剂即愈出院。对妇科慢性疾病，像闭经、白带、贫血和一些杂病均有成熟的治疗法。例子很多不一一详举了。

　　这显然说明祖国医学的珍贵，为了帮助西医学习中医，发扬祖国医学，继承祖国医学遗产，寇先进曾想把自己四十多年来行医经验，通过整理传授给下一代，在党的关怀和领导的支持下，更加强了他对这本处方集整理信心，经过他几个月的辛苦劳动，现在这一处方集已经编成了。这不是一般的处方集，这是忠诚的心血凝成的，是他与疾病交锋屡试屡验的宝贵方剂，因此希望我县医务界青年中西医生，现学习继续，以便在临床时运用。

　　寇瑞庭同志年已六十七岁高龄，原籍河南，其家庭已为世传六世名医，自幼即奔向医之道路，刻苦钻研，发奋图强，遇疑难症查经问典，四十余年如一日学而不厌的求教和深讨医术之妙，在党的亲切关怀下，寇先进现虽年逾花甲，而工作干劲十足，经常带病工作，不管昼夜，不论风霜寒凉之时，病人有求者必应，治愈很多罕见疾病，在干群中享有很高的威望，被群众称为"亳三大名医之一"。

亳县医院

一九六二年元月

自序一

中国医药学是祖国文化遗产中的重要组成部分，也是中国人民长期以来与疾病斗争的有效武器。其中有许多宝贵资料有待发掘整理，有不少宝贵经验有待总结。本着汲取精华，扬弃糟粕的原则，从现代医学的高度去总结、整理，认识前人的经验，为当代中医工作者不可推卸的责任。

在科学技术突飞猛进的现代社会，知识爆炸周期大为加快，各门边缘学科相继出现；国际间的学术交流日益频繁，各学科之间的相互渗透大为加强。中国医药学的历史作用及发展前景已为世人所瞩目。对中国医学的研究，其中包括对针灸的研究，已经跨越国界，引起日本、美国、苏联等国医学界的关注。作为中医发源地的中国，特别是作为炎黄子孙的当代中医工作者，更应加紧工作，努力探索，发掘前人的遗产，总结个人的经验，为创立具有中国特色的医学派贡献个人的力量。

笔者原籍河南鹿邑，自太高祖寇呈祥氏以来七世行医。笔者自青年时代起随父亲习医数年，于21岁时前来安徽行医。因亳县系华佗故乡，为医学名家荟萃之地。本人在亳行医数十年，与当地同道切磋医术，受益匪浅。亳县解放后笔者参加联合诊所及县人民医院工作，迄今已行医七十年。

本书所收处方，均系笔者在长期临床实践中被证明用之有效的处方，大多是治疗常见病的普通方剂。即不敢称之为"验方"，也不是一家独有之"秘方"。各方均附有加减法及治愈病例。所收各方，原为家庭自用，供后人习医之参考。现今在党中央两个"三中全会"的一系列方针政策的指引下，"四化"大业蓬勃发展，科学技术蒸蒸日上，着实令人欣慰。本人虽已风烛残年，在欣慰之余愿将个人七十年临床治疗之方剂点滴经验加以整理，奉献给党和祖国人民，以期抛砖引玉，就教于海内同人。

自序二

自亳县解放以来，余即参加亳县人民医院工作，研究医学为人民服务。

中国医药学是一个伟大的宝库，是我们的国粹，有着悠久的历史。自上古神农氏起就有所发明创造，记载的东西很多，有些是很科学的，应该努力发扬加以整理提高。因为它是一门千变万化的科学，是我国劳动人民长期以来同疾病作斗争的过程中积累起来的丰富经验，所以我们后人一定要继承和挖掘前贤留下的宝贵医学遗产，并加以研究，用科学的方法去学习，精益求精，让古老的中医学在为人类造福、保护人民身体健康方面发挥更大的作用，在整个人类医学史上放出更加耀眼的光辉。

中医学最科学的一部分是针灸，"针灸治百病，手术耳针麻。推拿按摩不用药，祛病犹如一把抓"。其他友好国家中，有的也专门学习了这门技术，且用于实践，效果良好。这些从古遗传下来的经验，在现代科学极为发达的今天，还是同疾病作斗争的有力武器。

余原籍河南鹿邑，祖居农村，自太高祖寇呈祥目睹农民有了病缺医少药之状况，确实困难，遂下决心研究医学，为人民服务。自学数年后，又从高师学得很多临床经验。由于他态度好，医术高，不收病家礼，不吃病家饭，故甚得农民敬仰，不几年名传四方。他还附抄前贤所遗之口诀、成方等。这些方剂，只要对症下药，随病加减，灵活运用，大多数有效，以备后代家庭学医之参考。

本人生在旧社会，家贫如洗，吃不饱，穿不暖，饥寒交迫，学习条件差，因而文化有限，虽有工作七十余年历史，但深知自己才疏学浅，一无所长，对医学理论与实践结合的不够，在辨证施治临床上研究的差，搞的成绩不大，积累的东西很少。

　　此书非皆是秘方、验方、经典理论，只是根据党的中西医结合的政策，互相学习，取长补短，团结一致，为病人服务，所发书内既有中医理论，辨证施治，也有西医名词条文，秩序混乱复杂，缺点很多，只能作家庭后代学医之参考，暂不外传，但愿后世继续学医，永不失传，如有文化医学兼优者，将此忆加以整理、修改、删补，使之真正能成为一本"医学忆"，这是我最大的希望。

编写说明

"中医药学是中国古代科学的瑰宝"。党的二十大报告提出"促进中医药传承创新发展"。为全面推进健康中国建设、实现中华民族伟大复兴的中国梦贡献力量！

传承精华、守正创新，安徽省中医药管理局与安徽省卫健委、省发改委联合印发《安徽省"十四五"中医药发展规划》，明确打造中医药"六位一体"，推动"北华佗、南新安"中医药特色优势，提升中医药教育水平。通过项目建设，为全省中医药继承与创新起到示范引领作用。

为了系统整理华佗中医院创院名医的珍贵资料，李献华作为牵头人组织协调和申报了"第一批安徽省中医药学术流派传承工作室"建设单位。2021年8月5日，省卫生健康委公布了"亳州寇氏妇科流派工作室"成功入选工作室建设单位，亳州市华佗中医院为建设单位，李献华为工作室负责人、代表性传承人；尹辉、谭文举为主要传承人；李明、邓珊为后备传承人。同时工作室建设旨在传承、弘扬流派的学术思想和特色技术。这也正迎合了寇瑞庭老中医的遗愿"但愿后世继续学医，永不失传，如有文化医学兼优者，将此'忆'加以整理、修改、删补，使之真正能成为一本'医学忆'，这是我最大的希望"。

基于此，我和杨从鑫老师、寇氏兄弟、王化猛先生带领工作室全体成员，历时一年半之久，反复易稿十余次，整理编辑了《寇瑞庭验方脉案集》。本书是寇瑞庭行医四十五年的实践结晶，内容详实，涵盖面广，分为传染病、内科、外科、妇科、儿科、五官科、脉案、验方等，这些不但从实践中总结了辨证论治的规律，还详述了每科疾病的症状、舌苔、脉象、对症加减用药方法。在此书编辑整理过程中，王化猛先生、杨从鑫老师、寇氏兄弟、齐建华先生给予提供线索、照片等资料；院长王海燕同志及院领导班子成员为本书撰写提供了大力支持；倪天勇先生给予了悉心指导与帮助；张雨阳老师给予的帮助；中医古籍出版社也鼎力相助。在此，一并向他们表示衷心的感谢！

由于时间久远；寇老跨越两地生活史（河南鹿邑和安徽亳州），只能依赖现有资料和民间走访考证，进行研究撰写。本人才疏学浅，难免有把握不准甚至谬误之处，恳请读者给予批评指正，以便再版时予以更正。

李献华

2022 年 12 月 2 日

目　录

第一章
传染病

麻疹必须清透，
白喉最忌燥表，
肠热不宜猛攻，
脑炎须要解毒。

第一节　麻疹水痘

一、麻疹

麻疹是一种小儿常见的传染病，多发于春冬两季节，其他时令亦有之，所见不多。发病原因主要是先天蕴毒，兼感时邪而发，麻疹初起似感冒发热，它与感冒不同之处，就是面浮腮赤，目泪汪汪，眼胞略肿，目有红筋，喷嚏咳嗽作呕，不断发热，有时热高，不思饮食，发热三四日见点，色似桃花，形似麻粒，因其形似麻粒，故曰麻疹。点由稀疏逐渐稠密，自见点三天出齐，症有顺险逆，顺症不须服药，险逆必须治疗，毒轻热轻出的轻，毒重热重出的亦重。初见点时面部微红，有汗，疹色鲜艳稀疏，此系顺症，不药而愈。如高热，疹色青紫灰白或结毒成片，肢冷烦躁，大便泄泻，咳呕作喘等，此属逆症。

治麻疹的原则：初发期必须透表解毒，还要看时令气候如何，以及小儿的身体强弱状况，来辨证论治。普通治法，宜清表解毒，忌温补吐泻之法，不能大表及燥表，亦不可大用寒凉之剂。忌用麻黄、陈皮、桑皮、大黄、地骨、柴胡。麻疹是热邪郁于太阴，走窜血分为血络中的病。将麻疹的普通治疗法药方刊后，以做参考。

治麻疹初发期发热咳嗽，宜葛根汤加减方：

粉葛根二钱，荆芥穗一钱五分，水防风一钱五分，炒牛蒡子二钱，浙贝母二钱，粉桔梗一钱五分，净连翘二钱，粉甘草一钱，白僵蚕一钱，象牙菜二寸。煎服。此方可服两剂。如热大者加青竹茹二钱；如嗽重者加炙前胡一钱五分。

治麻疹服前方见点后出的不多，如发热胃满作呕，宗前方加解毒之剂：

粉葛根二钱，荆芥穗一钱五分，炒牛蒡子二钱，金银花二钱，净连翘二钱，净蝉蜕一钱五分，炙前胡一钱五分，浙贝母二钱，条黄芩一钱五分，粉桔梗一钱五分，粉甘草一钱，象牙菜三寸。煎服。如热大者加川黄连八分，鲜石斛一钱五分；如作泻者加云茯苓二钱，西滑石二钱，生扁豆二钱。

治麻疹初发期热不高、嗽不重亦可用单方透表剂：

粉葛根二钱，西河柳一钱，象牙菜三寸，蜂蜜少许。煎服。

治麻疹见点一二天高热不退，或受风邪疹子，骤然隐没，烦躁不安，宜清热解毒剂：

金银花三钱，净连翘三钱，炒牛蒡子二钱，白僵蚕一钱五分，净蝉蜕二钱，京赤芍一钱五分，粉葛根二钱，川黄连一钱，大青叶一钱五分，鲜石斛二钱，浙贝母二钱，寸麦冬二钱，粉甘草一钱，西河柳二钱（为引）。煎服。

治麻疹两三天大热不退或咽喉肿痛及疹子结毒成片，服此方：

寸麦冬三钱，大玄参二钱，细木通一钱五分，白僵蚕一钱五分，粉桔梗一钱五分，川黄连一钱，板蓝根二钱，射干一钱五分，浙贝母二钱，炒牛蒡子二钱，金银花三钱，粉甘草一钱，净连翘三钱，灯心二分（为引）。煎服。如高热不退结毒成片，疹发紫色或音哑，可服六神丸 10～20 粒，每天 2 次，开水送下。

治麻疹见点二三天高热不退烦躁不安。疹子结毒成片，喘嗽，宜清热解毒，方如下：

银花、连翘、牛蒡子、蝉蜕、大青叶根、知母、栀子、大贝、甘草、花粉。如热高作喘，鼻翼扇动加生石膏、黄芩。

治麻疹见点后高热烦躁不安，咳嗽或受风回毒及并发肺炎，方如下：

金银花三钱，净连翘三钱，寸麦冬三钱，知母肉二钱，浙贝母三钱，炒瓜蒌仁二钱，鲜石斛三钱，鲜竹茹三钱，条黄芩二钱，板蓝根二钱，炙桑皮二钱，黑玄参二钱。煎服。

治麻疹高热不退，热入心包神昏谵语、咳呛气喘、鼻扇动、舌红、脉数、口干，服此方：

真犀角一钱，细生地二钱，粉丹皮二钱，寸麦冬三钱，川贝母二钱，川黄连一钱，莲子心一钱五分，净连翘三钱，金银花三钱，天花粉一钱五分，茯神二钱，净蝉蜕二钱，甘草一钱。煎服。如疹子内兼出班沙者加青黛、赤芍；如服此方不效可服清心牛黄丸，每天 3 次，每次半丸，开水送下。

治麻疹见点一二天，高热不退，热在 40℃ 左右或受风邪骤然回毒，烦躁不安，喘嗽自汗或轻度昏迷。各种症状，均系热邪内陷变化，西医说，兼有败血症，如兼改血症症状：周身有不定处，如荨麻疹样有红边似云片，脉数舌绛，根据祖国医学这是温病热毒一种辨证，以清热解毒法，如银花解毒汤、犀角解毒汤、三黄解毒汤，此三方加减治之，方如下：

银花、连翘、公英、花粉、大青叶根各、地丁、大贝、甘草、黄芩。如热大汗多作渴加石膏、犀角。

治麻疹后余热不尽，咳嗽不止方：

川贝母一钱五分，知母肉一钱五分，金银花二钱，炒瓜蒌仁一钱五分，炙桑皮二钱，炙冬花二钱，炙杷叶一钱五分，薄橘红一钱五分，炙百部一钱，炙紫菀二钱，炙前胡一钱五分。煎服。如热大者加地骨皮一钱五分；如鼻衄者加寸麦冬二钱；如胃满者加炒枳壳一钱五分。

治麻疹后余毒不尽腹痛下痢，方如下：

姜炒川朴一钱五分，西大黄一钱，炒枳实一钱五分，焦山楂三钱，花槟榔二钱，白扁豆花二钱，炒银花二钱，石莲子二钱，薄橘红一钱五分。煎服。如发热或红痢多加吴茱萸、炒川黄连七分。

治麻疹后脾虚作泻或食欲不振，方如下：

土炒白术一钱五分，炒怀山药二钱，建莲子二钱，天云苓二钱，建泽泻二钱，炒扁豆皮二钱，拣砂仁八分，炒广陈皮一钱，炒稻芽二钱。煎服。如泻数天不止者加炒诃子皮一钱五分；如发热者加川石斛二钱。

治麻疹后余热毒不尽作泻方：

生扁豆花二钱，车前子一钱五分，土炒白术一钱五分，西大黄七分，粉甘草八分。煎服。

治麻疹后发热迎风，眼生云翳，羞明流泪，方如下：

炒蒺藜二钱，白菊花二钱，煅石决明二钱，谷精草一钱五分，净蝉蜕一钱五分，京赤芍一钱五分，西大黄一钱，木贼草一钱五分，红栀子一钱五分，粉丹皮一钱五分，草决明一钱五分，桑叶一钱，当归尾一钱。煎服。如烂眼加杏仁二钱；如云翳重加蚕蜕一钱五分。以上治麻疹各方分量适合三至七岁年龄，大小再为加减。

二、水痘

水痘所发生的原因与天花大同小异，与天花稍有不同的地方，天花初起有高热，灌脓浆，是很严重的病；水痘是轻病，初发大多无热、无根，只是有点水。水痘流出时延长，许多天出不齐，虽然出的不重，免疫力还很大，如出水痘时，不发热，饮食正常，不要服药，如发热体倦，懒食，可服点清表解毒消食之剂。

治水痘方出水痘如不发热，可不用药。如发热出的稠密，可服清热解表剂，方如下：

粉葛根二钱，荆芥穗一钱五分，京赤芍一钱五分，炒牛蒡子二钱，金银花二钱，净连翘二钱，细木通二钱，粉甘草一钱，大青叶一钱五分，浙贝母二钱。煎服。如热大者加川黄连八分，条黄芩一钱五分；如喉疼者加桔梗一钱五分，射干一钱五分。

治水痘两三日仍发热余毒不尽出或兼有麻痘，服此方：

板蓝根二钱，西紫草一钱，京赤芍一钱五分，炒牛蒡子二钱，蝉蜕一钱五分，金银花二钱，净连翘二钱，细木通一钱，粉甘草一钱，条黄芩一钱五分，浙贝母二钱。煎服。胃满者加炒枳壳一钱。此方分量适合 2～6 岁年龄大小加减。

治预防流感麻疹，能用方：

金银花四钱，绿豆五钱，板蓝根二钱，甜蔗三寸，粉甘草二钱。煎服，三天一次，三次有效。预防小儿麻疹分量减半，照上服法。

附：荨麻疹、风疹

荨麻疹，俗说风寒疙瘩，皮肤作痒，怕受风寒及湿邪，有的患者服药不效，以致延绵数月不愈，也是很痛苦的一种病，治宜除风利湿解毒凉血。

治荨麻疹方：

地骨皮、地肤子、蚕沙、蒺藜、蝉蜕、牛蒡子、茺蔚子、银花、土茯苓、防风、秦艽、玉米。

治荨麻疹兼气虚方：

生黄芪、野党参、当归、茺蔚子、荆芥、生麻黄、透骨草、白术、炒玄胡、陈皮、甘草、常山。

治荨麻疹周身作痒或血热湿毒，等效方：

土茯苓、银花、蝉蜕、小胡麻、灵仙、木通、菖蒲、何首乌、苍术炭、黄柏、陈皮、苦参、甘草。

治风热湿疹身起如脓包作痒难过，服此方：

银花、土茯苓、蝉蜕、连翘、花粉、苍术炭、防风、白僵蚕、全虫、小胡麻、牛蒡子、生麻黄、当归、赤芍、甘草。

治荨麻疹周身作痒，方如下：

制何首乌四钱，茺蔚子四钱，炒牛蒡子三钱，苦参四钱，防风三钱，荆芥三钱，蝉蜕四钱，京赤芍三钱，当归三钱，粉丹皮三钱，炒栀子二钱，苍术炭三钱，金银花四钱，炒白僵蚕二钱。煎服。如血热者加生地三钱；如胃满者加广陈皮三钱（成人量）。

治风疹出的疹子很小稠密作痒有热不大，方如下：

荆芥穗一钱五分，防风二钱，蝉蜕二钱，浮萍草二钱，京赤芍一钱五分，连翘一钱五分，金银花二钱，炒牛蒡子二钱，薄橘红一钱五分，粉甘草一钱。煎服。此方分量适合 2～6 岁，成人加倍。

第二节 天 花

　　痘疮又名天花，是一种最险恶的传染病，痘之为毒，受于先天，感于时邪，散于经络，发生原因一由乎胎毒内伏，一由乎外感时邪，及秽浊之气引导而出。发热三四天见点，初出皮厚坚实，摸之碍手，顶白根红，逐渐肿起灌脓浆，结痂十二至十八天，病重延长。其痘之顺逆；若内毒轻而外感之邪亦轻，痘出的必稀疏，痘色鲜艳此为顺症；若内毒重而外感邪亦重，痘出的稠密色暗不鲜，发热发点诸多不顺，此为逆症，难以收功。幸古有种痘之法，相传至今，其法简易灵验。今又发明西洋点痘之法，比古之种痘稳妥百倍，自古至今治痘名家不少，各有专长，随症施治，以应无穷之变化哉。气血壅滞者，用芳香以搜逐，气滞血凝毒火重伏者，宜大黄、石膏、青皮、桃仁、荆芥、犀角、猪尾血之类以治之；元气不支阳虚毒陷者，或痘色灰白平塌，或有湿烂呕泻等症，宜辛香温补之法；气血虚极而浆清塌痒，全无实症相兼，当用参茸归芪峻补气血，气虚不外乎四君，血虚不离于四物。用攻下须分痘之部位，用补法当辨寒热燥湿，此乃治痘之大概。自1949年以来，由于党的正确英明领导，以预防为主的原则，现下天花流行根本绝迹。因不治此症点痘之法，失去经验，唯恐今后再有少数发现，若治不得当，有误小儿生命，鄙人才疏学浅，不敢言医，天花在三四十年以前不断流行，在那治痘时，集普通药方几个，还得随症加减灵活运用，另有学习治痘时所读的歌诀及治痘药性摘要抄在下边，以备参考。

　　治痘初发期，宜清表解毒之剂，方如下：

　　炒牛蒡子二钱，京赤芍一钱五分，粉甘葛二钱，荆芥穗一钱五分，细木通一钱，粉甘草一钱，山楂二钱，连翘二钱，条黄芩一钱五分，金银花二钱，防风一钱五分，苇根二寸。煎服。如初出惊搐加苏薄荷一钱，双钩藤一钱，川羌一钱；如热高加生石膏三钱。

　　治痘见一二日热毒内结，痘出稠密或掀衣揭被，宜解热透毒剂：

　　粉葛根二钱，京赤芍二钱，炒牛蒡子二钱，生石膏三钱，山楂二钱，炒枳壳二钱，金银花二钱，净连翘三钱，细木通一钱，粉甘草残，川黄连一钱，净蝉蜕一钱五分，苇根二寸。煎服。如大便秘结者加西大黄三钱（后入），此方亦可用鲫鱼熬汤去鱼用汤煎药。

治痘见点两三天高热不退，结毒成片色暗不鲜，宜攻下透毒剂：

真西大黄三钱（后入），炒枳实、京赤芍各二钱，细木通一钱五分，地丁二钱，连翘三钱，桃仁一钱五分，炮山甲五分，当归尾一钱五分，西紫草一钱五分，鲜地龙三钱。煎服。如热大者加犀角一钱（先煎），或另服化毒丹五分（冲服）。

治痘出，高热毒盛、神昏谵语，痘色紫暗结毒成块，宜黄连毒汤加减，方如下：

川黄连一钱，连翘三钱，犀角一钱，粉丹皮二钱，金银花三钱，地丁二钱，甘草一钱，西大黄三钱（后入），炒枳壳一钱五分，京赤芍二钱，地龙二钱，西紫草一钱五分，当归尾一钱五分，条黄芩一钱五分。煎服。此方亦可加桃仁、红花。

治痘出两三天，高热唇焦口秽，或夹斑夹疹及喉疼，宜清热化毒剂：

细生地二钱，大玄参二钱，净连翘二钱，金银花三钱，川黄连一钱五分，西紫草一钱五分，粉丹皮二钱，浙贝母二钱，粉甘草一钱，炮山甲五分，净蝉蜕一钱，犀角一钱。共为细末，每服五分至七分，开水送下。

治痘出肺热咳嗽吭喘及喉疼，宜清热化痰解毒之剂，方如下：

金银花、净连翘、寸麦冬、炒牛蒡子、川贝母、条黄芩、炒瓜蒌仁、粉桔梗、粉甘草、细生地、炙桑皮、细木通。如音哑加玄参、豆根；如鼻血加炒栀子、粉丹皮。

治痘出骨节烦疼，静燥不常或胸膈胀满，宜透毒活血攻下剂，方如下：

当归尾、西紫草、川黄连、均青皮、炒枳壳、川独活、西大黄、桃仁（后入）、大玄参。如热大者加生石膏；如咳嗽有痰者加前胡、浙大贝。

治痘出色白平塌顶陷不起，此因气血两亏，宜大补气为主，方如下：

生黄芪、野党参、全当归、京赤芍、天云苓、炒白术、广陈皮、粉甘草、川芎、白芷。如有虚热加粉丹皮；如胃满作胀加拣砂仁。此药用老母鸡汤去鸡去油，用鸡汤煎药，服药后痘色变红或稍有脓浆可照原方再服，亦可随症加减灵活运用。

治痘后余毒不尽，发热，目生云翳及流泪视物不明，服此方：

谷精草、白菊花、炒蒺藜、净蝉蜕、当归尾、京赤芍、煅石决明、粉丹皮、木贼、蒙花、蚕衣、红栀子。如热大者加羚羊角尖末（先煎）。

治痘结毒成片发紫，或高热谵语、不省人事及音哑，服此方：

川黄连、真羚羊、西牛黄、西大黄、花粉、元参、甘草、真犀角、银花、桔梗、珠宝砂、苏明雄黄、赤芍、蝉蜕、平川贝、青黛、连翘。共为细末，每服五至七分，开水送下。

治痘疹回毒，高热不退或痈毒疗毒，服此方：

西牛黄、珍珠、黄连、西滑石、大贝、苏明雄黄、西大黄、制乳没各、京赤芍、天花粉、粉甘草、净蝉蜕、犀角、全虫、白僵蚕。共为细末每服五至七分开水送下，以上方适合 3～7 岁，年龄大小再为加减。

附抄治痘歌诀及用药摘要如下，参考学习。

治痘歌

治痘以此作主方，赤芍甘葛牛蒡详，木通山楂荆芥穗，便秘斟酌加大黄，四日以前身大热，大渴谵语并失血，唇焦口秽四肢冷，汗出哈舌与弄舌，掀衣揭被发阳证，加上石膏须要记，四日以后身热退，去了石膏紫草配，血透复热去紫草，斟酌加用石膏好。

痘出形色部位用药歌

一切攒簇加大黄，青皮山楂又为良，托腮蒙□囊毯痘，加上玄参在中央，咽炎黄芩甘桔汤，抱膝牛膝最堪尝，□和苍老肥润痘，去了青皮减大黄，板实灰陷嫩平扁，治法多将大黄添，青皮山楂也须饶，透毒更将山楂遣，飞浆挑破添紫草，川军桃仁青皮好，浮衣治法与此同，更加山楂君须晓。

痘色药歌

痘色肥红减大黄，青皮山楂不须尝，此时紫草也要去，多加生地莫商量。痘色深红加生地，去了紫草君须记，量加石膏热为凭，如此施治不可易，紫黯紫艳并紫老，都加丹皮与紫草，艳者生地石膏加，黯者桃归地丁好，紫焦紫草牡丹皮，桃仁地丁不须疑，石膏要问热不热，热时加之莫延迟。色如青连紫浮萍，蚕斑蚊迹病非轻，川军桃归及紫草，加上猪尾膏更精，夹班夹点牡丹皮，生地玄参最相宜，山甲石膏猪尾膏，当以四成痘治之，脓成最忌是板黄，紫草青皮加些良，更有一般当添上，奏功全凭在大黄。

痘症用药歌

大渴不已加石膏，加上石膏热自消，遍体炎火用黄连，石膏也得七八钱、谵语弄舌从何医，黄连石膏君须知，弄舌更要加犀角，谵语六一散最宜，舌刺咽干枯芩连，更加石膏一同煎，浆前若是四肢冷，但加大黄青皮等，若是冷时在浆后，更加石膏以相救，皮毛拂郁加玄参，大黄青皮两相同，再加当归尾不可缓，如此施治乃为神，啼哭不已青黄连，大热石膏加几钱，痰迷上窍犀角好，黄连川贝加上煎，静燥不常紫草羌，桃仁青皮佐大黄，胸膈遏郁只前胡，黄连青皮也须尝，骨节烦疼玄参羌，也加青皮与大黄，腰如被杖同此治，归尾山甲二味详，热加石膏去山甲，否则单用山甲良，筋脉抽动加羌活，大黄青皮加倍放，身热更要加石膏，此外不须再添药，火扰不寐犀角连，大黄琥珀细细研，加上石膏为一服，火退小儿得安眠，胃热不食加石膏，腹胀枳实必须饶，石膏最能清胃热，枳实宽中下气高，咳嗽吭喘枯芩桑，里头还有甘桔汤，若是痰喘加贝母，音哑玄参豆根强，头汗身汗亦可凭，天柱倾倒大黄功，黄连石膏不可缺，服下一剂胃气正，免使后来牙疳结，浆前咬牙毒未透，大黄山甲来相凑，石膏须问热不热，热时加之不为谬，浆时咬牙血海热，生地石膏不可撤，里头再加牡丹皮，激烈之声自然歇，更有面后亦咬牙，此是伏毒留恋家，归宗汤内加羌活，透毒神仙一把抓，皮壅肉肿青丹皮，大黄多用莫稍迟，气血空畅皮肤润，此痘便可有生机，头目顶肿加大黄，青皮前胡最为良，肿消痘起复封眼，起死回生真快乐，鼻衄生地丹玄参，石膏栀子并枯芩，血止痘根尚红活，起痘收面必称心，溺血大黄与连芩，甘草滑石共猪苓，一剂投下滋血止，痘根红活可庆生，里急逼迫加大黄，青皮桃仁滑石良，此时恶毒藏脾肾，乘隙腾涌博大肠，火注磊肠加滑石，猪苓泽泻黄芩益，此症初出时尚少，收面之后多经历，大便下血生地加，桃仁大黄更堪夸，黄芩滑石添上些，痘根有血怕什么，大便不通加枳实，大黄前胡滑石宜，大便一下症豁然，谁人能解这消息，腹疼枳实与赤芍，大黄前胡四撅药，一剂投下疼即止，妙如灵丹自快乐，寒战石膏与生地，黄连荆芥君须记，血热作痒用此法，再加丹皮以为治，初起即痒血未透，七日毒滞莫能救，同是作痒时不同，一律祝之则大谬，搐风羌活薄荷良，钩藤枸子正堪尝，惊止点见即撤去，重新打鼓另开张，风热前胡防风葛，入在归宗汤里喝，表无阻滞痘发煌，此是良方非味润，风热且去大黄，防风升麻葛根汤，隆冬再加麻黄妙，表邪一清另立方。

补遗方用药歌

归宗歌罢又补遗，试把形中两截提，粗状治以四成法，气血双破是根基，麟坐青皮紫草添，锁肛急攻或保全，无根急于松其毒，足温痘出可长年，不温真是气血虚，温补一点痘有益，报痘见之即挑破，诈虚从治莫延迟，参芪芎芷归升麻，火透血凉以旧还，浮衣挑破出清水，此是秘诀少人传，若参熟此痘之歌，便是痘科一神仙。

治痘生死总要歌

初出红点带纸紫，发斑之症五日死，初出满顶连红肉，七八九日自呜呼，班如锦纹六日终，班青顶兮死即逢，出如沸无缝者，摸不碍手无治也，痘如汤泡及火烧，十日痒塌死难，痘出腰腹痛不已，烦躁紫黑口臭死，头面一片如胭脂，六日后死何必疑，肉面浮肿痘不肿，胸高面突不治矣，痘白面光根不红，久后抓破死无脓，无脓痒塌十二期，有脓血者不死医，如麻无缝痘不好，声哑气急命难逃，二症贯脓痘色光，此症辅吉另立方，若是泣哭咳嗽哑，痘色光明也不妨，痘色不好声音哑，断他必死无惑假，舌卷囊缩目无神，饮食刺喉必难存，紫泡挑破出黑血，便中肠垢不治论，吐泻不止终纷纷，尤虫出者死难存，痘未出时声音变，先痘后惊死可云，三日痘窠全不起，红肿如瓜君莫医，顶陷有眼似针穿，紫黑色者必死矣，根窠紫色血燥干，全无起状亦难延，陷状肚肤不饮食，神气昏促命归泉，腰腹或疼或不疼，紫点不发痘亦凶，闷乱不宁兼黑陷，神气昏愦死即逢，灌脓之时全清水，皮白而薄水泡似，无经验者谓此好，三四日后抓破死，灌脓干枯无血水，此名空仓凶至矣，泄泻不止二便血，乳食不化痘烂死，灌时二便不全通，目闭声哑症亦凶，肿中胀满肌肉黑，总然医治必无功，当面痒塌无脓血，皮如血□干即绝，寒战咬牙噤口者，手足颤掉勿治也，目闭腹胀过脉冷，总有神丹救不醒。

出痘不治之症

夫痘有不治之症，不可不知也，平扁如蛇皮者，细碎如天蚕斑者，喘嗽往来有声者，二目无神天吊者，一出吐蛔虫不止者，大便下血极多者，痘虽稀疏内有青紫点者，痘紫艳顶如茱萸者，见点之后风搐不止者，二便下血痘色惨淡者，痘色黯白全无血色者，言语喉哑水呛失音者，痰喘气促声如拉锯者，身多攒簇、余痘惨淡而板产，又有痘根出血、眼中流血、口流血水者，通身瓢沙油光细密出有血点者，身多青紫如浮萍者，色如桑椹之点纸者，痘犯倒出面无一点、三日始及领下而细密者，一热腰疼、点先于腰、一切都是紫白相间者，一出点紫无粒不成窠者，顶薄根板通身淡干红者，痘顶平板若细米而干红者，通身紫黑如水碎而包黯者，蒙头釜复珠不分者，锁唇锁口粒莫辨者，两鬓碎窠难别者，托腮锁项余痘灰者，亦有五日四肢先起、面痘不起而干焦破者，六日痘皆板密、面色不动而干滞者，六日作痒而抓破者，七日作痒不禁者，七日血不定位者，七日声哑痰喘者，七日面上滞色不退者，七日肉肿痘不肿者，八日面痘板实无浆者，八日身下皆水泡者，八日面痘无脓干歉者，八日抓破无血者，九日痘无脓色晦者，九日面上干收血不歉者，十日目开失神者，收面黑痂陷山萸肉内而肉内板实黄黑黯色者，余毒缠绵气血以至两虚而元气陷脱二目上吊者，口内生疳流入咽喉而声哑、结毒肺管喘气出入而有声者，落痂入后忽然中风而反张、泛疤之痘四溃穿连而干黯者，发出痘毒绝无血色者，痘痂落后全无疤痕者，更有头仰而不俯者，足缩而不正者，此皆痘之死症，不可不知也。

亦痘不治之症

初出勇状者不治，出如肿蚕者不治，随出随没者不治，如蚊咬者不治，倒出者不治，饮水促鼻者不治，大凡七日以前为里实不可投温燥之剂，因温燥能帮毒热故忌之八日以后为里虚，不可投寒凉剂，因其能伐正气故忌之，又有一种百日痘，生于无名指甲内半吞半吐以上皆系绝症。

逆痘歌

热极腰疼痘出难，昏睡沉沉食懒餐，一齐涌出如蚕种，红紫蓝斑陷黑端，邪视皮浮痘若无，项似火刺兼尘铺，面唇先肿目神散，脚冷渐过膝如冰，不分肉皮一般红，声哑唇焦言蔽壅，水泡痒塌并空仓，牙痛臭烂闻难容，寒战咬牙痘后惊，面如竹衣便血脓，此皆绝症不须医，总遇神仙难有功。

治痘药性摘要

方不合宜，厥疾何疗，药不明性，方从何良，山楂宽气道而松痘，消食亦宜，桔梗顺肺气而清咽喉，药中之舟，蝉蜕发痘之必须，甘草解毒之莫缺，前胡清风热之痰亦能下气，葛草散肌表之邪，兼能解渴，薄荷清风痰而散惊，钩藤利惊抽而散悸，木通导赤除烦，毒从溺解，牛蒡子清咽解毒邪从肌泄，青皮散结消食，槟榔豁疫逐水，杀虫去积，枳壳下气宽胸，枳实倍于枳壳，泽泻利水通淋，推墙倒壁，猪苓速于泽泻，川芎助清阳而升头角，毒火上炎者宜审，木香理滞气而温脾胃，大黄验枭毒而不留，破恶瘀而不守，不会内溃，石膏解烦渴如烟，退炎炎之烈火不使焦黑，僵蚕催浆定痒之一隅，白芷托顶排脓之要药，荆芥散风热而清血中之火，彻上彻下，防风散风邪而行，周身之闭，祛风燥湿，生地凉血之圣药，润燥无双，熟地滋阴补血而最良，麻黄发痘而透渊潜，寒胜则宜，广陈皮消痰健胃而降逆气，燥烈则撤，升麻升散而上提，火炎必戒，白芍敛阴而退热，血热莫投，山甲力透重围，其性燥烈，地龙无地不透，最能活血，毒凝而不透紫草当行，血干滞而不荣，红花莫失，犀角解乎心热，羚羊清乎肺肝，黄芩泻肺火而凉大肠，失血亦宜，黄连泻诸火而解热毒，干呕圣药，赤芍破血中之滞气，疗毒痈之腹疼，牡丹皮退阴中之状火，散血热之气结，桃仁佐大黄而退浮萍，血瘀必用，地丁君红花而散紫血，毒结尤良，川贝治毒痰而利心肺，桑白皮泻肺火而治气逆，滑石利六腑之塞结，溺赤尤宜，杏仁开肺气之闭塞，止嗽亦良，连翘解毒泻火，花粉清热可以解渴，当归补血虚之要剂，鹿茸振血冷之虚脱，猪尾膏透伏毒之深藏，转黑陷为红活，毒凝痛楚定之还须乳香没药，珍珠牛黄护心解毒清火化痰，琥珀安神散血利水除烦，黄芪补气虚之统，排脓托里而实表，人参补真元之不足，滋助五脏而内益，肉桂为参芪之使，壮血虚之冷，附子起虚脱之寒，回阳返本，白术止泻而健脾胃，茯苓利水道而渗湿能通心交肾，银花清热解毒，地骨皮退痘后之虚热，茯神枣仁宁神安眠，治痘后之心虚，诃子肉蔻塞脾虚之滑泻，山药补脾而固肾，玉米利湿而助脾，邪留下部作疼必用牛膝，毒存筋骨通散无逾羌活，柴胡解痘后之潮热，引药入肝而主升提，麦冬清心肺之烦渴、生津补液，玄参去浮游之火解咽疼而快斑，栀子去曲折之火清肝胃而止衄，木贼去余毒之目翳，菊花疗痘后之目疾，冰片开心窍而化瘀血、解痘毒留滞，知母泻膀胱肾经之火滋阴润肺，独活治诸风百节之疼痛、肌痒亦用，茵陈痞痘发黄结热莫失，苦参散血止痒，望月沙去云翳，天竺黄除诸葛亮风热化风痰镇惊明目，射干降实火而利大肠，山豆根能消咽喉肿疼，车前子利木通淋，紫菀治咳逆之气消瘀止渴，地榆治血痢最效、虚寒不宜，拣砂仁温胃而止虚痛，朱砂安魂魄为第一，露蜂房攻发痘毒初起甚捷，天灵盖托里排脓、虚实皆宜，胡桃仁散肿发痘，丝瓜络解毒活络，白僵蚕肾经之浮毒，谷精草退痘后之云翳，清热化痰竹茹当先，利小便地肤子最良，消宿食除结水无如厚朴，降实火解毒热中黄第一，人中白治痘毒生疳，朴硝通六腑之积聚，大腹皮降气除胀，莱菔子起痘消食，麦芽去食积而消胀，瞿麦通小便而明目，糯米发痘助浆，扁豆莲子健脾强泻，竹叶灯心清心肺之火。药品浩繁，唯贵精择，纯熟其性，用之不竭。

第三节　流感瘟疫

　　俗说伤风，又说温病，此病初得偶为风寒作触，风邪入于腠理营卫受病，轻者为感冒易愈，重者为温病难治，伤风者风邪伤卫也，卫皮毛内合于肺，故发热憎寒，头疼身疼，喷嚏声重，鼻黏膜发炎，鼻塞、微红肿，流清涕，有干性咳嗽，心烦，口干，如七八日不解，烦躁口渴，谵语发狂，思饮冷水，舌赤，脉洪数，小便赤，大便燥症状至此已成重病。鉴别诊断：本病与肠热病，大叶肺炎，流行性脑炎，普通伤风，有不热病初起之特点发热脉搏慢，阶梯上升之热度，肺炎呼吸困难，咯铁锈色痰，脑炎肌肉痉挛，项背强直，瞳孔反射消失，普通伤风，与本病相似，但其病势微轻同时发热症状有别。

一、治疗方法

　　治感冒头疼发热，用此方：

　　荆芥三钱，防风三钱，菊花三钱，连翘三钱，薄荷二钱，银花四钱，桔梗二钱，牛蒡子四钱，大青叶四钱，甘草二钱，葛根三钱，桑叶二钱。煎服。微汗。如胃满加枳壳三钱，建防风三钱，陈皮三钱；如咳嗽重加杏仁三钱，前胡三钱，冬花三钱，薄橘红四钱；如头疼重加白芷三钱；如热大者加黄芩三钱。

　　治感冒五六天不解，寒热往来或自汗，有热不大，不思饮食，用此方：

　　野党参三钱，柴胡二钱，黄芩二钱，半夏三钱，陈皮三钱，银花四钱，连翘三钱，甘草二钱，葛根三钱，桔梗二钱。如寒热自汗者加桂枝二钱，炒白芍三钱，姜枣引；如气虚自汗多者加生黄芪四钱，去葛根，共成一复方名曰：柴胡、黄芪、建中汤加减常用效方。

　　治感冒发热咳嗽重者，用此方：

　　杏仁三钱，前胡三钱，杷叶三钱，冬花、牛蒡子三钱，桔梗二钱，银花四钱，连翘三钱，陈皮三钱，大贝三钱，甘草二钱，荆芥三钱，防风三钱。如热重者加黄芩三钱，知母二钱；如不思饮食加枳壳二钱；如病五六天有热不大服此方后表邪已解，仍有咳嗽不止，可改用专治咳嗽方处方：炙冬花四钱，炙前胡三钱，炙杷叶三钱，川贝三钱，牛蒡子三钱，银花四钱，七爪橘红三钱，桔梗三钱，甘草二钱，瓜蒌仁三钱，炙紫菀三钱，炙头芩二钱。

治感冒数天不解，热邪传里，脉数有力，舌苔黄干燥，或谵语，烦躁不安，口干作渴，宜清热健胃之剂，方如下：

鲜石斛四钱，连翘四钱，黄芩三钱，栀子三钱，丹皮三钱，竹叶三钱，郁金三钱，陈皮三钱，大青叶五钱。如神昏谵语加菖蒲二钱，寸冬四钱；如热高者加川连二钱；如舌质红无苔加生地四钱。

治感冒风邪头疼、身疼及四时疫气流行，初发病二三日均效，单方如下：

糯米一把，小米亦可，生姜七片，用河水一碗，放砂锅内蓉三四滚再入连须葱白寸许七个煮至米熟加醋少许，温服发汗。

治感冒发热头疼，单方如下：

菜根一至二个洗净切片，绿豆一钱，冰糖五钱煎半碗，临睡服，自然出汗二三次愈。

治重感冒或伤寒，发热头疼，身疼，单方如下：

核桃一至二个，慢火微烧打开食后饮好花茶叶茶一碗，夜间自然出汗。

治重感冒三四天不解，高热不降恶寒，大渴自汗，烦躁不安，头疼如破，作呕不食，热在 40℃ 左右，脉数有力舌干燥，此方两剂痊愈：

银花一钱，连翘五钱，黄芩三钱，石膏三钱，知母三钱，石斛四钱，竹叶四钱，大青叶一钱，菊花四钱。如大渴大汗休温补，清肺知母并白虎，六脉洪数有大热，再加银翘芩青叶。

治高热自汗，有时恶寒方，外解内清法：

太子参三钱，柴胡三钱，黄芩三钱，银花四钱，半夏三钱，防风三钱，白芷二钱，葛根三钱，大青叶四钱，青蒿四钱，甘草二钱。如热过高亦可加石膏二钱，知母三钱，去白芷、防风。

治风湿热高热自汗，有寒热往来，脉数舌苔薄白，方如下：

太子参四钱，苍白术各三钱，生石膏一钱，知母三钱，银花一钱，连翘四钱，生鳖甲八钱，地骨皮四钱，青蒿四钱，黄芩三钱，甘草二钱，银柴胡三钱。如气虚、身疼、汗多、热不过高者加黄芪五钱，防己三钱，秦艽三钱，去黄芩、湖黄连、银柴胡。

以上三方治风湿热自汗或感冒或寒热似疟，此三方随症加减灵活运用是有效方剂。

治湿温病方，此病多发于夏末秋初，湿土主令，余暑未尽，湿热郁蒸感人而成此病，发病缓慢病程较长，初起微恶寒，身倦头目胀疼，自汗不渴，胸闷不食，午后潮热，热势不显，舌苔白滑而腻，脉弦细，濡缓继则，但热不寒，如多天不解湿热郁蒸而成疬，治疗此病必须解化湿，使湿邪去而热无所依，才能逐渐痊愈，方列于后：

金银花四钱，净连轺四钱，薄橘红三钱，杏仁泥三钱，生苡仁四钱，广白蔻一钱半，柴胡二钱，黄芩三钱，半夏三钱，佩兰三钱。如头疼重加菊花三钱，鲜桑叶七片；如胃满作呕加川朴二钱；如湿重加茅术炭二钱，通草二钱；如自汗加桂枝一钱半，白芍三钱。此治湿初得之方。

治风湿热方，高热如灼，口渴自汗冷恶热，身倦头晕，关节疼，食善不振，脉虚数舌苔白，用此方：

生黄芪四钱，青蒿梗三钱，金银花五钱，栀子三钱，净连轺四钱，炒白术三钱，天云苓四钱，秋葵五钱，炒白芍三钱，桂枝尖二钱，广陈皮三钱。如胃满作呕加清半夏三钱；如热大者加黄连三钱；如头疼加杭菊花三钱，霜桑叶一钱半。

治瘟病或湿瘟病高热，许多天不退，可服此单方如下：

秋葵一钱，大青根叶各五钱。煎服。

治湿温四五天不解，寒热往来，朝轻暮重，不思饮食，方如下：

春柴胡二钱，条黄芩二钱，清半夏三钱，青蒿梗三钱，广陈皮三钱，云茯苓四钱，大青叶五钱，常山四钱，净连轺三钱，生苡仁四钱，川朴二钱，白蔻皮一钱半。

以上治感冒湿温发热诸方互相参考。

治温热病之末期，月余不愈，以致热邪伤阴，唇焦舌燥，心烦不寐，筋脉拘挛，抽掣牵引故伸缩不便，古称血虚生风，非真有风也，实因血络燥结，张景岳有非风之论，此病多发现温病之末期，及血虚之人，宜育阴柔肝镇痉，增加津液，处方如下（成人量）：

生龟板一钱，生牡蛎一钱，生石决明一钱（先煎），大生地一钱，寸麦冬五钱，生白芍五钱，大玄参五钱，蝉蜕五钱，桂枝尖二钱，真东阿胶四钱（另化冲服），石菖蒲二钱，朱茯神五钱，钩藤五钱，净全蝎二钱。如热重者加川黄连二钱，羚羊角尖四钱（冲服）。病至此时，周身如入罗网，筋脉牵引，拘急，痛苦异常，不能说出。

治发高热喘嗽，吐痰带血，大渴自汗，胸部疼，喘促烦躁，脉洪数，即大叶肺炎，方如下（成人量）：

银花一钱至二钱，连轺五钱，生石膏一钱至二钱，知母肉四钱，黄芩四钱，花粉四钱，骨皮三钱，桑白皮四钱，炒蒌仁四钱，浙贝母四钱，甘草二钱，鲜竹茹四钱。一般肺炎热不高上方去骨皮、石膏；如嗽重加冬花四钱，杷叶四钱。

治败血症，高热自汗，有时身冷或神志不清，此病或因病毒，热邪内陷，特征周身有不定处如荨麻疹，有红边，似云片，脉数舌红。

西医说败血症是有细菌侵入血液内，根据祖国医学，此症是温病毒热一种变症，治疗应以清热解毒杀菌为主要方剂，如银花解毒汤，三黄石膏汤，犀角解毒汤，加减方剂如下：

银花二钱，连翘一钱，公英五钱，花粉四钱，栀子三钱，大青叶根各五钱，白僵蚕三钱，甘草二钱，川黄连二钱，大贝四钱，地丁四钱，赤芍三钱，丹皮三钱。如热大自汗作渴加石膏一钱，黄芩三钱，黄柏二钱。

热邪内陷，神智昏迷，谵语妄见，心烦忧不安，舌红口干，脉沉细小数宜养阴清热透窍之剂，处方如下：

寸麦冬四钱，大元参四钱，莲子心三钱，山栀子三钱，粉丹皮三钱，朱茯神五钱，炙远志三钱，连翘心三钱，石菖蒲二钱，黑郁金三钱，淡竹叶四钱，渐大贝四钱，广橘络三钱，珠灯心八钱，生地四钱。煎服。如热大者加犀角三钱。

预防一切瘟疫及霍乱，处方如下：

石菖蒲一钱，生白矾三钱，苏明雄黄二钱，共为细末熬水一碗，另加干酒二两，每饮三杯，三天饮一次，三次有效。不能饮酒者，加白糖二两，照上服法；如能饮酒者，加干酒半斤亦照上服法。

预防流感、麻疹，通用方：

银花四钱，大青叶根二钱，绿豆一钱，甘草二钱。煎服。一人一次量，三天服一次，三次作用。

预防麻疹方：

银花三钱，甘草一钱，西紫草一钱，板蓝根二钱，黑豆二钱，红饭豆（即红小豆）二钱。用清水煎服，一剂分两饮，一天服完，三天服一次，共九天，服三次效，分量适合 2～4 岁。

二、伤寒与温病的鉴别诊断

中医伤寒多发于霜降之后，春分之前，为正伤寒；其余时节为晚发伤寒，或是温病。暑温，多是夏天新感邪而发生，主要症状：发热身困头晕而疼，多汗口渴面垢，烦则喘满，静则多言，脉右部大于左部。

伤寒与温病均是热性病的发源。

伤寒面多光洁；温病面多垢晦如烟熏。

伤寒表证无舌苔，即有苔亦薄白；温病发热遂有厚白舌苔不滑或淡黄。

伤寒由外入内有病人无病气，即有病气数日见之；温热之病从内蒸发于外，初得即有病气。

伤寒中人自知苦而神清传里少有神昏。

伤寒初得恶寒甚；温病恶寒微。

伤寒头疼如破，邪热上冲之故也。

伤寒初得之脉浮紧，发热恶寒重。

伤寒治疗无汗麻黄汤，有汗桂枝汤；温病治疗热轻者桑菊饮加减，热重者银翘散加减。

伤寒不恶寒而渴，温病恶寒而不渴。

伤寒从毛窍而入内传六经；温病从口鼻而入，流布三焦。

治流感方（成人量）：

粉葛根三钱，荆芥穗二钱，抗菊花三钱，大青叶二钱，炙甘草二钱，金银花四钱，净连翘四钱，炒牛蒡子三钱，粉桔梗二钱，薄橘红三钱，霜桑叶一钱，防风三钱。煎服。如热大者加黄芩二钱，粉丹皮三钱；如头痛加芷二钱；如咳嗽加杏仁三钱，炙前胡三钱，浙贝母三钱；如胃满作呕者，加清半夏三钱，炒枳壳二钱。一九五七年此病流行的很多，用此方治愈很快，因此方有效记之以做参考。

治流感初得发热单方：

菜根一个，洗净切片，绿豆一两，冰糖五钱。煎服半碗，临睡服自然出汗，每天服一次，两三次痊愈。

治重感冒寒热往来头身均疼方：

核桃一至两个，慢火微烧打开食核桃仁，食后饮好花茶叶茶一碗，夜间自然出汗。

治预防一切瘟疫方：

石菖蒲一两，生白矾三钱，苏明雄黄一钱五分。制法：共为细末熬水一碗，兑干酒二两，每饮三杯，不能饮酒者，加白糖二两，照上服法亦效。如能饮酒者，加干酒一斤，每次服一杯到两杯，三天饮一次，三次有效。

治瘟疫头项肿疼，寒热往来及腮腺炎均效，方如下（成人量）：

板蓝根四钱，金银花五钱，炒牛蒡子四钱，京赤芍三钱，防风三钱，荆芥穗二钱，桔梗二钱，白僵蚕二钱，连翘四钱，粉甘草三钱，浙贝母四钱，公英四钱，蝉蜕三钱。煎服。此方治腮腺炎板蓝根换大青叶四钱。如热大者加黄连一钱五分，条黄芩三钱；如胃满者加薄橘红三钱，炒枳壳二钱去甘草。

第四节 白喉、百日咳

白喉是一种急性传染病，初起微恶寒发热，口渴头疼身倦，有时咳嗽，痰多便秘，小便赤黄，舌赤或白无津，脉伏紧而数，咽门及扁桃体出血，红肿坚硬，灼热干疼，不久蔓延出现淡灰色的薄膜，逐渐变厚，而为稠密灰白色假膜，口及悬雍垂咽门后壁皆有，不易除去，若强拭之则发生小出血点刺疼，重病发热，咽疼不食，假膜发生褪色，腐烂恶臭，咳嗽声音嘶哑，如犬吠声，似破锣声，衄血呕吐，脉搏弱，心脏扩大，假膜阻塞气管喘息状态，故呼吸困难，呼气与吸气都有喘鸣，同时烦躁不安，颜色苍白，口唇发青，此时病人严重缺氧，直出喘息，以求空气，此病最为严重，如服中药忌表散，忌发汗，忌调气温燥等药，宜养阴清肺解毒之剂治之。

治白喉方加减养阴清肺饮：

板蓝根五钱，寸麦冬四钱，金银花五钱，大玄参四钱，细生地四钱，浙贝母四钱，净连翘四钱，粉甘草二钱，粉丹皮一钱五分，公英四钱，鲜土牛膝根四钱。煎服。分四次服六小时一次。如大便燥结，加西大黄二钱，后入元明粉一钱（冲服）；如小便不利，加细大通一钱五分，灯心三分；如胃满者，加炒枳壳一钱五分，去甘草。如呕吐者，加鲜竹茹二钱，川黄连五分，去甘草。此方分量适合三至八岁儿童，煎两次，分四次服，六小时一次。

治白喉单方：

鲜土牛膝根一两，板蓝根一五钱。煎两次照上服法。

治白喉吹喉散方：

建青黛二钱，独角五倍子一钱五分，三黄散一钱五分，灯心灰五分，青果炭一钱，煅人中白一钱，煅硼砂八分，真麝香二分；西牛黄三分，苏明雄黄八分，上梅片五分，大珍珠四分，人指甲（土炒）五分，共为极细末，每日吹喉三次。

治白喉特效方（此方是颍上县传来的）：

真麻油一两，抓住蛤蟆腿头朝下，口内流了涎沫滴入香油，用慢火烧，冷凉令患饮之。如一至两岁分两服，如六至十岁，一次可服完。

治百日咳方：

炙百部一钱，炙冬花二钱，炙前胡一钱五分，炒杏仁一钱五分，寸麦冬二钱，七瓜橘一钱五分，川贝母、炙把叶各一钱五分，炙兜铃一钱，炙紫菀二钱。如发热作呕加青竹茹二钱；如咳嗽月余不愈或鼻衄加炙桑皮二钱，金银花二钱，茅根二钱。此方分量适合二至六岁儿童。

治白喉养阴清肺汤加减方如下：

银花四钱，连翘三钱，白芍一钱半，甘草一钱，生地三钱，寸冬三钱，元参三钱，大贝三钱，土牛膝根三钱，板蓝根三钱，公英三钱。此方分量适合三至十岁，此药分二次服。病重者每日能服两剂，加减法如下：大便结加西大黄三钱（后入），元明粉二钱（冲服）；利尿加灯心三钱，车前子二钱；胃满加枳壳一钱半；嗽重加炙冬花二钱；呕吐加竹茹二钱，黄连七钱。

治白喉除温化毒汤加减方如下：

生地三钱，寸冬二钱，甘草一钱，大贝二钱，银花四钱，元参三钱，竹叶一钱，木通一钱，白僵蚕二钱，板蓝根四钱。如热大者舌生芒刺，加犀角八钱。

治白喉吹喉散方：

三黄散一钱，苏明雄黄五钱，青黛一钱，硼砂五钱，麝香一钱，梅片五钱，灯心灰三钱，西牛黄二钱，五倍子一钱，大珍珠三钱，人中白八钱，甘草一钱。共为细末，每日吹喉三四次。

治白口疮又说鹅口疮方如下：

五倍子一两加玉红膏少许拌之，慢火炒焦共为细末，加梅片六钱，再研搽患处。

治口疮烂嘴服药方：

鲜嫩柳条连叶皮四钱，地骨皮三钱，鲜石斛四钱，银花四钱，大青根四钱。煎服。

第五节　猩红热

猩红热即中医所称之烂喉痧，又叫红痧。此病初得高热喉疼，呕吐无汗，第二天即出红痧，面部不出，口周围苍白，两颊特红，如涂烟脂压之褪色。如严重者，喉烂，名烂喉痧。西医名猩红热。此病分泌之毒素，发生最猛，全身关节无一不被侵袭，因此，并发症最多，传染甚速，传变最快，死亡不少，愈后皮肤脱落，治疗此病的原则宜养阴化毒清透之剂，不能大表大汗及燥表，忌辛散温补之药，与白喉治法大同小异。

治红猩热方：

金银花四钱，寸麦冬二钱，浙贝母四钱，炒牛蒡子三钱，板蓝根三钱，京赤芍一钱五分，连翘三钱，白僵蚕二钱，粉桔梗二钱，粉甘草一钱，粉葛根三钱，鲜石斛三钱。煎服。

治猩红热喉烂口干大热不退，烦躁不安，服此方：

鲜石斛三钱，板蓝根三钱，马勃一钱五分，射干二钱，寸麦冬三钱，金银花五钱，炒牛蒡子三钱，桔梗二钱，公英二钱，连翘三钱，浙贝母三钱，粉甘草一钱，玄参三钱。煎服。如热大者加川黄连八分，灯心二分。此方适合八至十二岁，年龄大小，再为加减。

温病中白痦又说白痧，由瘟疫热邪，多天不已，反复发热，因此出现白痦，属卫气，形如黍粒，大小不等，胸项部多见，面背出的很少，色白而有水浆，有的说，温热病发现白痦是症状缓解，慢慢地痊愈，但要看所出白痦内含之浆，如白似水晶者是痊愈的表现，如发晦暗或黄色，仍有病毒余热不尽，还得服药，治宜扶正养阴清热之剂，方如下：

南沙参三钱，大青根三钱，山药四钱，银花四钱，连轺二钱，大贝二钱，云苓三钱，甘草一钱，石斛二钱，地骨皮一钱半。此方分量适合三至六岁，年龄大小，再为加减。

第六节　破伤风

出血过多者，筋失所养，经络空虚风邪乘之为病，为风虚之邪，宜桂枝汤同当归活血汤治之。亦有微伤，浅损去血甚少，风邪乘之为病以其人素热，热甚风搏并于经络为风火之邪，宜防风通圣散加虫歇尾治之，凡此病不论虚实，风毒内蕴不发于外，疮口周围燥起白痂疮不甚肿，流湿污黑之水，牙关微紧，不似寻常活动，皆破伤风之先照也。破伤风菌由创伤局部侵入体内潜伏期约30～40天前驱期毒素，尚未漫延，精神尚未懊，睡卧不安，发病期咽下困难，咬肌紧张噤口风即此病也。继则牙关紧闭，项强不俯舌笑痉，笑眼缩小，然悲哀之貌，眉毛高提似恐，此三貌为此病之特征。汗出落泪，角弓反张，卒恐暴惊，头目青黑，额上汗珠不流，眼小目瞪，身上汗出如油，疼不在疮口。类症鉴别诊断，流行性脑髓膜炎发剧烈后脑疼、呕吐，项后肿疼及神昏，脑充血，脑贫血皆神识昏迷，绝无角弓反张、破伤风颜貌、神识明爽如常人。

治破伤风初得，用此方：

防风三钱，白芷三钱，赤芍三钱，当归三钱，蝉蜕一钱，羌活二钱，天麻二钱，全虫二钱，白附子四钱，蜈蚣三条。如高热抽风加羚羊尖三分（末冲服）。

治破伤风方：

荆芥穗二钱，白芷二钱，川羌活二钱，京赤芍三钱，全当归三钱，明天麻二钱，制南星二钱，蝉蜕一两，乌虫二钱，全虫二钱，川芎一钱，生地三钱。如热大者加羚羊角三分（末冲服）。

治破伤风方（成人量）：

生石决明一两（先煎），净蝉蜕一两，制南星二钱，明天麻二钱，白僵蚕二钱，水防风二钱，白附子三钱，全虫二钱，白芷二钱，双钩藤五钱。煎服。如发热者，可加生栀子三钱，川黄连一钱。

治破伤风单方：

炒陈槐米三钱，荆芥炭三钱，绿黄黑豆四十九粒。煎服。

治伤破风撮风散加减方（成人量）：

大蜈蚣二条，净全虫二钱，白僵蚕二钱，净蝉蜕三钱，双钩藤二钱，苏薄荷二钱，真麝香二分，朱宝砂二钱，西牛黄三分，真羚羊角尖一钱。制法：共为细末，每服八分至一钱，开水送下或用以上汤药冲服亦可。

治破伤风玉真散加味，方如下：

白附子四钱，天麻二钱，防风三钱，白芷二钱，羌活二钱，双钩藤四钱，蝉蜕一钱，胆南星三钱，虫蝎尾二钱，赤芍三钱，蜈蚣三条。如痰多，加川贝母三钱，天竺黄二钱。

治破伤风抽风痉挛撮风散加减，方如下：

大蜈蚣三条，全虫三钱，白僵蚕三钱，蝉蜕五钱，双钩藤四钱，薄荷二钱，珠宝砂三钱，西牛黄五分，当门子二钱，羚羊尖五钱，大竺黄三钱，天麻二钱。共为细末，每服八钱至一两，开水送下，每天一至二次。成人量治小儿脐风亦效，分量酌用，治破伤风用大定珠加减效力很好。

治破伤风单方：

炒槐米三钱，荆芥炭三钱，小黑豆四十九粒，蝉蜕一钱。煎。

治破伤风方，如邪在里则惊而抽搐脏腑秘，方如下：

天麻二钱，雄黄一钱半，大蜈蚣一条，炒鱼鳔珠一钱，白僵蚕一钱，野鸽粪一钱，真牛黄二钱，珠宝砂面一钱半为衣。共为细末分四份，三份为丸，如桐子大，朱砂为衣；一份为丸，另加巴豆霜三钱，如桐子大，每用朱衣药丸一钱加巴豆药丸一丸，二次服加二丸，开水送下至泻为度，再服朱衣药丸，不加巴豆药丸即愈。

治破伤风抽风有痰方（成人量）：

蝉蜕一钱，全虫二钱，蜈蚣三条，天麻二钱，白僵蚕三钱，防风三钱，双钩藤五钱，陈胆星二钱，金银花四钱，赤芍三钱，大贝三钱，珠宝砂七钱（研末，冲服）。

治破伤风方：

老蝙蝠七个，瓦上焙干，为末，黄酒冲服，发汗。

治破伤风外用方：

用砂酒壶两个内装好酒，烫滚去酒，用壶按在破伤疮口拔出污黑血水，满则自落，再依次壶换之仍按伤口，轮流提拔以尽为度，其风自愈，此方并治狂犬咬伤同样用法均效。

治破伤风、手足抽风不已者，用此方（成人量）：

人手指甲（土炒焦黄）二钱，珠宝砂二钱，南星二钱，独活二钱，天麻二钱，虫歇尾二钱，西牛黄五钱。共为细末，每服一钱，黄酒送下。

治破伤风攻里之后，热仍不退，宜括石汤加减治之：

薏仁五钱，滑石三钱，炒苍术二钱，赤芍二钱，广陈皮二钱，金银花五钱，黄芩二钱，黄柏二钱，川黄连一钱。

附：狂犬咬伤

治狂犬咬伤，此病最怕七日一发，自觉怕风畏水，发时天本无风，病者但觉风大入帐蒙头躲避，此非吉兆。能过三七日无畏风情形，方为有救。被咬伤时先看头项，如有红发两三根迅速拔去。要于无风处，用冷茶洗去污血，用杏仁捣烂敷之，另用韭菜汁一碗，隔七日再服一碗，四十九日共服七碗，伤口上再用煮熟的鸡蛋白盖上，用艾绒在上烧数十次，百日内忌盐醋，一年内忌鱼腥酒色，终身忌食狗肉蚕蛹，方得保全。不可误服有毒之药，误食班蝥以至小便肿疼。

疯狗咬人为什么这么严重，因狗内部最热，嗅觉最灵，喜闻气味，见地下有洞它就要扒，洞内有时扒出蛇或其他毒虫，它也要嗅，把毒气都吸入肚内，在里面蕴藏潜伏，一得病，咬住人就会把毒气传染到人身上，因此被病狗咬伤的人最严重，再者狗都是吃腐肉或脏东西，所以它的毒气重。

治狂犬咬伤拔毒外用方，初被咬伤时用之：

用砂酒壶两个内装好酒大半壶，烫滚去酒，以壶按在伤口上拔去污黑血水满则自落，再换一壶去酒按伤口，轮流提拔以尽为度，此方并治破伤同样用法均效。

治狂犬咬伤外用拔毒法：

癞蛤蟆一个破开连肠杂敷伤口，一日一换，换过即埋土内。

又方：

用癞蛤蟆一个去肠杂煮熟食之，每日一次，连食三天。

治狂犬咬伤服药方：

用人参败毒散原方加紫竹根一钱，同煎服，每日一次，共服七剂，或单用紫竹根一钱至二钱，煎服，每天一次，服七天。

治疯狗咬伤方：

西大黄五钱，桃仁二钱，大蜈蚣三条，甘草三钱，银花一钱，红花二钱，地丁五钱，土鳖虫二钱，雄黄一钱，真紫竹根一至二钱。煎，分两次服。

治疯狗咬伤方：

紫竹根一至二钱，生地榆一钱。煎，分两次服。

治疯狗咬伤方：

人参败毒散原方加紫竹根二钱。煎服，每日一剂，共服七剂。

治疯狗咬作用拔毒法：

癞蛤蟆一个破开连肠杂敷伤口，一日一换，换过即埋土内。

又方：

用癞蛤蟆一个去肠杂煮熟食之，每日一次连食三天。

治疯狗咬伤方：

花盆内栽种之万年青，连根捣融，绞汁灌之腹内，如有小块状变成血块由大便而出。

治疯犬咬伤方：

龙牙齿（又名马鞭草）五钱，大荸荠，连服七次，此病如各方面缓和，再用地骨皮五钱，捣烂加酒二钱，三日当茶饮之，永无后患。

治狂犬咬伤方［俗说疯狗咬伤，东晋时有一名医，原籍苏州，传一方留于后世方如下（有历史性的效方）］：

用咬本人之狗脑髓敷伤口，一日一换或两日一换，用纱布固定拔尽毒水为效。

第七节　乙型脑炎（附结核性脑炎和脑脊髓膜炎）

乙型脑炎是西医名称，根据细菌学说是蚊子传染也是很对的，在祖国医学典籍记载中是温病，有暑温、暑厥、温热、湿温瘟疫等病名。此病因伏暑内蕴湿热交争，以致骤然发作，高热神昏、头疼、项背强直、角弓反张、烦躁不安、抽搐经挛、偏瘫、口紧失语、瞳孔缩小、反射消失等症状，此病系最恶性传染病之一。病以小儿为多数，此病并湿者不少，如《黄帝内经》云：诸项强皆属于湿，又云：寒湿则筋脉凝，湿热则筋脉胀，故寒湿风热，皆能发经挛项强之病，但是在其他症状方面，有许多患者高热神昏，脉伏结不显，此系阳证阴脉，是为险症不可不知。

1. 治疗脑炎的原则

中医治疗乙型脑炎的原则，是根据祖国温病学，同时，参考先进经验，按病轻重对症下药，所用之方剂，不外白虎汤，银翘散，清温败毒饮，牛黄至宝丸，回春丹等其他清热解毒透窍，芳香化浊，排泄体内和脑部的毒素等等，对症疗法，是有显著的效果。

兹将1958年的治疗点滴经验介绍如下。

脑炎高热40℃左右，神昏抽风经挛，烦躁不安，项强口紧，无并湿症状者用此方。

生石膏四两，生石决明一两，金银花一两（先煎），净连翘八钱，双钩藤五钱，生栀子四钱，川黄连二钱，大青叶五钱，京赤芍二钱，黑郁金二钱，石菖蒲二钱，净蝉蜕五钱，鲜莲叶一两（为引）。分四次服，六小时一次，另服回春丹三粒，每天两次，用汤药冲服，或用白开水送下亦可。如初得者身热无汗，皮肤干燥，加菊花四钱，香薷二钱；如抽风重者加全虫二钱，白僵蚕三钱，大蜈蚣二条；如高热40℃者加真犀角三钱，羚羊角尖三分，二味为末，先煎，另服安宫牛黄丸半粒，每天两次，不用回春丹；如痰鸣喘促加天竺黄二钱，川贝母二钱；如舌干燥者加生地四钱，寸麦冬四钱；如舌苔白厚腻不干或口角流水，系并湿加茅苍术三钱，云苓四钱；如大便秘结者加郁李仁三钱，火麻仁三钱；如小便不利加茵陈四钱，西滑石三钱；用时再参考湿病诸方，还要灵活运用，随症加减。

治脑炎初得高热神昏抽风方：

生石膏四两（先煎），西瓜翠衣一两，鲜荷叶一大张，淡竹叶五钱，大青叶五钱，苏明雄黄八分，蝉蜕五钱。煎两次，分四次服完，四小时一次。如痉挛重者加全虫一钱，蜈蚣一条，双钩藤五钱。如高热不退或眼球上视加羚羊角一至二钱（为末，先冲服）。

治乙型脑炎初发期，高热神昏，痉挛单方：

大青叶半斤。煎两次，分六次服，四小时一次，此方量适合七八至十三四岁儿童。

治乙型脑炎，高热，神昏严重，抽风，烦躁不安，服此散剂：

羚羊角八分，西牛黄四分，真麝香二分，苏明雄黄一钱，川黄连一钱五分，朱定砂一钱。共为细末，每服五分，开水送下。

2. 关于石膏的应用方法

石膏是治脑炎的主要药品，能解肌清热败毒，要生用，须研细末，先煎二十分钟，再入其他药，其用量问题，主要是根据病情的轻重，不问年龄大小，轻症大人亦可少用，重病小儿亦可从用。如高热不降可用三至五斤之多，但晚发的脑炎以九月间（病的）高热不退，用大量石膏无效。

3. 对输水见解

初得的乙型脑炎无脱水现象不可打盐水，如打盐水毒素不易排出，能使热毒内陷，即使治愈必留后遗症。如将毒素排出以后，热已下降有脱水现象可打盐水，如不脱水还是不打为好，免生后遗症。

4. 关于抽脑脊髓问题

西医同志检查此病必须抽脊髓化验诊断，如高热、神昏、抽风、偏瘫、项强、口紧、瞳孔缩小、反射消失等症状完备者，不必再抽脊髓增加神经症状，延长疾病的恢复期，这是我个人见解不一就正确，请高明同道们再为研究。

5. 关于饮食问题

对病人最重要的是掌握饮食，病在初发严重时，只能吃藕粉或喝稀面汤，如病小愈已下降，病人要吃更得注意不要多吃，不能吃干燥食物，忌食腥冷，如吃多及食干燥食物，随时复发不易治愈。

6. 愈后观察问题

治愈的不能出院很早，痊愈后再住几天是否有复发或后遗症，如1956年8月中旬，有患者李某，女，十三岁，入院时颇称沉重，但治愈的很快，七剂药就痊愈，病中要求出院，随时出院，回家后十余天复发神经错乱，状如颖狂，原因是脑炎余毒不尽，以致复发，所以治愈后必须多住几天，以防复发。

银花一钱，连翘四钱，大青叶二钱，竹叶三钱，黄连二钱，石膏二钱，菖蒲二钱，钩藤四钱，郁金三钱，青木香二钱，佩兰二钱，黄芩三钱。如头疼加菊花三钱，石决明五钱；如皮肤干燥、恶寒无汗加香薷二钱，薄荷二钱；如恶寒寒重亦可加柴胡、葛根各二钱。

治乙脑高热40℃左右，深度昏迷，抽风，痉挛，烦躁不安，项强口紧，角弓反张，喉有痰鸣音诸多严重症状，宜清热解毒透窍化痰之剂方如下：

犀角三钱，大青叶四钱，石膏二钱，连翘五钱，蜈蚣二条，全虫二钱，郁金三钱，栀子四钱，石决明一钱，菖蒲二钱，青木香二钱，黄连三钱，蝉蜕四钱，银花二钱，羚羊角五钱（末）。如痰多者加天竺黄二钱，川贝二钱，胆星二钱，另服安宫牛黄丸半丸。

治乙脑初得热在38.9℃，不昏迷，可用此单方：

大青叶四钱。煎两次，分三次服，四小时服一次，服完如有好转，照此方再煎再服，此单方很效。

治各种脑炎因风热胜，抽风不止，眼球上视，烦躁神昏，治宜清热，息风平肝之剂，方如下：

钩藤五钱，天麻一钱，全虫二钱，蜈蚣二条，黄连一钱半，二决明各三钱，栀子三钱，大青叶五钱，羚羊角三钱，僵蚕二钱，郁金二钱，菖蒲二钱，蝉蜕三钱，银花五钱，莲子心二钱。分量适合三至七岁。如咬牙错齿加生地三钱，丹皮二钱，石膏四钱。

治乙脑兼湿者很多热不高，舌苔白腻或口角流水，用芳香化浊法治之方列后：

藿香五钱，佩兰二钱，白蔻一钱半，通草一钱半，杏仁二钱，云苓三钱，玉米三钱，橘络二钱，滑石二钱，苍术炭一钱。

治乙脑因湿热作泻（此类症状较少见）。

1975 年 7 月份阴雨连绵，多处水灾，乙脑流行严重，兼湿重有作泻者用清热利湿，培土止泻，有效方如下：

六一散三钱，豆花三钱，山药四钱，莲子四钱，云苓四钱，玉米四钱，白术二钱，泽泻二钱，莲叶二钱，炒诃子二钱。

治脑炎高热，神昏，抽风，痉挛，烦躁不安，宜服牛黄清心丸，方如下（成人量）：

西牛黄七钱，羚羊角一钱，明雄黄三钱，珠宝砂三钱，黄连五钱，当门子四钱，栀子四钱，川贝三钱，郁金三钱，丹皮三钱，毛珀三钱。共为细末，每服一钱，开水送下，小儿酌用。

治乙脑后遗症因病毒湿邪没有排出，或打盐水过多，湿邪病毒滞于经络，以致手足不能自如或抽掣，宜通经活络，方如下：

银花藤五钱，鸡血藤二钱，秦艽二钱，牛膝二钱，天麻一钱，双钩藤四钱，蝉蜕二钱，僵蚕二钱，当归二钱，赤芍二钱，丝络二钱，地龙二钱，桑枝四钱。

治乙脑病后不语方：

蝉蜕三钱，天麻一钱，菖蒲二钱，橘络二钱，连轺心一钱，郁金一钱半，莲子心一钱半，赤芍二钱，双钩藤三钱，石决明三钱，僵蚕一钱半，珠灯心二钱。

治高热邪入心包，神昏抽搐，各种热病，需用安宫牛黄丸，清热透窍解毒，方如下（成人量）：

犀角五钱，黄连五钱，栀子五钱，明雄黄四钱，珠宝砂四钱，当门子七钱，真羚羊一两五钱，西牛黄一钱二分，珍珠二钱，梅片一钱，郁金四钱，川贝三钱。共为细末，每服八钱，开水送下，小儿酌用。

治脑炎后遗症高热退后仍有小热，或有时烦躁，或不语，手足不能自如，乃热邪伤阴，宜用定风珠加减，方如下（成人量）：

龟板一两，牡蛎六钱，鳖甲八钱，阿胶三钱，生白芍四钱，生地三钱，寸冬四钱，五味子一钱半，鸡蛋黄两个。如自汗作喘加白干参三钱，龙骨四钱，小麦壳五钱；如惊悸加朱茯神四钱，远志三钱；如不语加蝉蜕四钱，菖蒲二钱，莲子心二钱。小儿酌用。

治结核性脑炎方（成人量）：

夏枯草一钱，双钩藤五钱，蝉蜕四钱，蒺藜三钱，赤芍三钱，郁金三钱，菖蒲二钱，远志三钱，莲子心三钱，二决明各四钱，大贝三钱，龟板五钱，牡蛎四钱。如初得加银花五钱，连翘四钱，菊花三钱；如呕吐重者加赤白芍各四钱，竹茹三钱，半夏三钱；如热者加栀子三钱，黄连三钱，丹皮三钱。小儿酌用。

治脑脊膜炎方（成人量）：

生石决明一两，白菊花四钱，川黄连一钱五分，金银花一两，生栀子三钱，黑郁金三钱，石菖蒲二钱，双钩藤四钱，苏薄荷二钱，朱茯神五钱，净连翘四钱，白僵蚕二钱，浙贝母三钱，羚羊角二分（末，冲服）。如高热不退加犀角三钱，粉丹皮三钱。

治脑脊髓膜炎，又方：

牛黄清心丸每服一丸，开水送下。

治结核性脑炎，发热、头疼头晕、呕吐项强，方如下：

生石决明一两（先煎），金银花四钱，净连翘三钱，广陈皮三钱，石菖蒲二钱，黑郁金三钱，朱茯神四钱，清半夏三钱，浙贝母四钱，生牡蛎五钱（先煎），川石斛三钱，川黄连一钱五分，赭白芍三钱。煎服。如初得头疼者加杭菊花三钱，桑叶一钱；如呕吐重者加旋覆花四钱，绢包、煅赭石三钱；如热大者加粉丹皮三钱，莲子心二钱。

治脑脊髓膜炎，高热项强，头疼神昏，有时呕吐痉挛方如下：

银花一钱，连翘四钱，僵蚕二钱，蝉蜕三钱，菊花三钱，菖蒲二钱，大青叶一钱，赤芍二钱，生石膏五钱，石决明五钱，双钩藤四钱，黄连二钱，郁金二钱，桑叶二钱，全虫二钱。如热大者加真羚羊角二钱（末，冲服），栀子二钱；如舌红干燥无苔加生地三钱，此方颇效分量适合五至八岁，年龄大小，再为加减；如病六七天后头不甚疼亦可去菊花、桑叶。

治脑脊髓膜炎，高热不退，抽风神昏，烦躁不安，方如下（成人量）：

石决明一钱，双钩藤五钱，银花一钱，连翘四钱，胆草三钱，黄连三钱，栀子三钱，真羚羊五钱，天麻二钱，赤芍三钱，丹皮三钱，僵蚕三钱，白蒺藜三钱，朱茯神四钱。如热大者加犀角三钱，生地五钱；如抽风痉挛重加全虫三钱，大蜈蚣两条；如痰多者加川贝三钱，天竺黄二钱；如神昏不醒可另服至宝丹一粒，开水送下，每日两次。

随着新社会的科学发展，人民的生活有很好的改善，关于气候阴阳五行的变化，因寒暑不均，变化异常，人的发病规律与以前不大相同，在旧社会少见的病，现下流行的很多，如脑炎、肝炎、高血压、冠心病等这几种病逐渐发展，1951年在赵宋庄见到一例脑炎，小儿三岁患此病十余日不解症状：二目天吊昏迷，抽风，颜面苍白，四肢厥逆，只是微微有呼吸，痰鸣声很小，十分严重，危险已达根点，把小孩已放在大门下杆草上，准备抛弃，病家把小孩抱到屋内，与他诊断，是脑炎，还有热痰闭窍，严重虚脱现象，要求服药，治宜固正气，清热化痰透窍，宁神之剂处方如下：

上西洋参八钱，抱木茯神二钱，远志一钱，牡蛎二钱，蝉蜕一钱，莲子三钱，白僵蚕八钱，寸冬二钱，丹皮一钱，龟板五钱。煎服此方。服两剂各方面轻的很多，以后服此方去丹皮、白僵蚕，服三剂痊愈。

又方（散剂）：

真羚羊角五钱（末），西牛黄一钱，珠宝砂一钱，毛珀一钱。共为细末，分两天服完，开水冲服，此药面服两次，大有好转，以后不服。

1958年治愈一例脑炎严重，昏迷不语。袁某，住南菜园，七岁，高热退后，热传心包，有热不高，轻度神昏，烦躁不安，不会说话，方如下：

莲子心二钱，莲叶梗三钱，郁金一钱半，蝉蜕二钱，珠灯心三钱，羚羊角二钱，菖蒲一钱半，双钩藤二钱，炒栀子二钱，朱茯神、西瓜翠衣四钱，大青叶四钱，鲜石斛花七个。此方服两剂痊愈。

此方治脑炎热传心包，昏迷，烦躁不安，不语，这是脑炎多见的症状，随症加减灵活运用，大多数有效。有的脑炎高热神昏，手足冰凉，脉伏结不显，此是阳证阴脉，热深厥深，不是寒症，而是大热，是险症。

治愈李王氏患高热，神昏项强，西医检查化验确为乙型脑炎，治疗20余天，仍然高热不降，项强不俯，口紧下唇收缩，手足抽掣，屈伸不能自如，此病症状与抽风痉挛稍有不同，回想病人入院时有摇头自汗症状，是否温病中之柔痉项强，西医误认为乙型脑炎，不论是脑炎还是痉病同是温病之末期，根据温病治疗原则，温病末期应该用养阴降火镇痉柔肝之剂，先服定风珠加减及养阴降火之轻剂无效，又改服重剂有效，方列于后：

生石决明二钱，生龟板二钱，生牡蛎一钱，三味先煎。大生地一钱，寸麦冬一钱，大元参一钱，朱茯苓五钱，蝉蜕五钱，炙远志四钱，双钩藤五钱，石菖蒲二钱，炒栀子三钱，全蝎二钱，赤白芍各三钱，桂枝尖二钱。煎服。

羚羊角尖三钱（末），西牛黄一钱，珠宝砂三钱。共研末，一次冲服。

此方服两剂各症状减轻一半，又改方分量减轻药味稍为加减，处方如下：

生石决明八钱，生龟板五钱，生牡蛎五钱（先煎），寸麦冬五钱，大生地五钱，白芍三钱，朱茯神四钱，炙远志三钱，粉丹皮三钱，黑郁金二钱，菖蒲二钱，蝉蜕三钱，钩藤四钱，广橘络三钱。

此方服三剂热降至37℃多，舌苔如常人，神志清醒，能说话声音小又改服下方：

龟板胶三钱（另化冲服），大生地三钱，粉丹皮三钱，北沙参三钱，炙远志三钱，当归身三钱，炒白芍三钱，云茯苓四钱，寸麦冬三钱，炒枣仁三钱，广橘络三钱，怀山药四钱。煎服。

此方服两剂基本痊愈，饮食、睡眠均如常人，因久病虚弱，有时头晕自汗，又改方服补虚止汗育阴之剂处方如下：

绵黄芪五钱，煅牡蛎四钱，西洋参一钱，云茯苓四钱，建莲子四钱，当归身三钱，炒白芍三钱，龟板胶三钱，炙远志三钱，川石斛四钱，怀山药四钱。此方二天服一剂，服三四剂痊愈。

此病很严重，治疗月余时，不唯无效，病情仍然发展，中西医无办法，以后又能治愈，因此记之以做参考。

附：瘟　疫

瘟疫又名天行时疫，乃天地之戾气流行或兼四时不正之气，逐户各村，无论老幼强弱，触之即病，邪自口鼻而入，流布三焦，生高热或咳嗽，喉疼，重则闭窍神昏，痉挛，谵语，传染之迅速如风火，于最短期流行遍地及各地农村，所得之病，症状相似故名瘟疫。初得恶寒，发热头疼，但毒热有在表在里在阳在阴之分，随人之虚实，量病之轻重以施治，古法皆以清热攻毒为主要，因病邪自口鼻而入，在里之初现多故也，如系瘟疫或温病无法不能大表及温燥之剂。初得病以荆防败毒散，普济消毒饮，银翘散，芩连等剂，以清热解毒之法诸方列后。

治流行性瘟疫，初得发热头疼或咳嗽、喉疼颈肿方：

银花五钱，连翘四钱，黄芩三钱，大青叶四钱，板蓝根四钱，白僵蚕三钱，牛蒡子三钱，桔梗二钱，薄荷二钱，甘草二钱，赤芍三钱，荆芥三钱，防风一钱。如头疼，加菊花三钱，桑叶二钱；如高热，加川连二钱，竹叶三钱；如咳嗽，加杏仁三钱，前胡三钱；如胃满，加陈皮三钱，枳壳三钱。

温病之传变与伤寒无异，冬伤于寒而即病者，名曰伤寒，自冬伤寒而未即发者，寒邪藏于肌肤之内，伏于荣卫之间至春夏感春风而发，为温病，故曰冬伤于寒，春必病温，至夏复感暑热而发，为热病，如逐户各村老幼相传，乃时行瘟疫其害更烈。春夏应暖热而反寒，秋冬应寒凉而反热，此为四时不正之气名曰时气，相感为病与伤寒有不同处，其间或发斑、发疹、发瘊要当详细分辨临病不误，治法例后。

治风温汗少者方：

荆芥二钱，防风三钱，柴胡二钱，前胡二钱，菊花三钱，银花四钱，连轺三钱，甘草一钱，葛根三钱，薄橘红三钱，桑叶二钱，白芷二钱，生姜三片。煎服。

治风温发热自汗或壮热或头疼方：

桂枝二钱，白芍三钱，知母三钱，生石膏八钱，甘草二钱，粳米五钱，桑叶二钱，姜枣（为引）。煎服。如热大者加连轺四钱，竹叶四钱，大青叶八钱。

治温热病乃冬受寒邪不即为病，至夏复感暑而发，故名为热病，与温病同类，但不恶寒，口干作渴，发热头疼，身倦脉数自汗，舌苔白尖红，处方如下：

菊花四钱，桑叶三钱，竹叶三钱，银花四钱，连轺四钱，黄芩三钱，郁金三钱，甘草一钱，香薷三钱，鲜莲叶一张。如高热加生石膏八钱，鲜石斛四钱，大青叶五钱；如泻加生扁豆四钱，滑石三钱，山药四钱。

治伤寒发斑、发疹、发痧，皆因汗下失宜外邪复郁，内热泛出而成也，遇时气传染，感而即出，发于卫分则成痧，卫生气，故色白如肤粟也；发于荣分则为疹，荣主血，故红肤浅为疹，深重为斑，斑形如扁豆，甚则成片连连，斑疹之色，红者轻、赭重、黑者死，此以色辨热深浅，验生死也。如其色淡红稀暗者，因邪在三阳，已成斑疹，由外入里，邪从阴化，斑出未透，表邪轻者，宜升麻葛根汤合消毒犀角饮加减治之；表邪重者，宜三黄石膏汤加减清之，已透者对用消斑青黛饮加减解之。

治斑疹初出宜升麻葛根汤加减，处方如下：

川升麻一钱半，葛根二钱，荆芥二钱，防风二钱，牛蒡子二钱，连轺二钱，甘草一钱，白僵蚕二钱，桔梗一钱半，银花四钱。

治发斑疹表热重者，处方如下：

黄连二钱，黄芩二钱，连轺二钱，栀子二钱，豆豉一钱半，甘草一钱，生石膏三钱，大青叶三钱，银花三钱。

治斑疹已消仍有毒热，宜消斑青黛饮加减，方如下：

犀角一钱（末），青黛二钱，石膏四钱，川连一钱半，连轺二钱，栀子二钱，元参二钱，甘草二钱，银花三钱，大青根三钱。如热毒胜者亦可加西大黄一钱半或加野党参一钱半，此二味斟酌用之此方分量适合五至八岁，年龄大小，再为加减。

治腮腺炎，腮部肿胀，发热恶寒，局部作疼或干呕，此病由热毒内蕴，处感天行瘟疫所至，腮腺炎是时疫，项肿恶寒热并兼，一剂青叶败毒饮，肿消热退自安然，青叶败毒饮方如下（千方易得，一效难求）：

大青叶五钱，公英五钱，银花五钱，连翘四钱，大贝四钱，牛蒡子三钱，赤芍二钱，荆芥二钱，防风二钱，夏枯草四钱，甘草二钱，蝉蜕三钱。

青叶败毒饮汤头歌（验方）

银翘牛英大青叶，解毒消肿能清热。
荆防贝赤和二草，加上蝉蜕效力捷。
热大再加黄连好，能服二剂诸病消。

此方效力好，屡试屡验，原方分量适合四至八九岁，年龄大小，分量稍微加减，成人加倍。

1959年治一患者，最为严重，系建筑工人，40余岁，自他院转来，头面项及胸部均肿，作呕不食，烦躁不安，脉数，舌苔黄、干燥，用此方加重治愈，处方如下：

大青叶二两，上银花二两，板蓝根一两，公英一两，夏枯草一两，牛蒡子五钱，连翘一两，川黄连四钱，防风四钱，栀子三钱，蝉蜕一两，赤芍四钱，大贝五钱，菊花五钱，甘草二钱。此方服三剂肿消大半，热退呕止，又改用以上轻剂去菊花、防风，加橘红四钱，枳壳三钱，又服四剂，痊愈出院。

治鼠疫方：

桃仁四钱，红花三钱，赤芍三钱，生地四钱，银花五钱，连翘四钱，柴胡三钱，葛根三钱，当归三钱，甘草三钱，川朴二钱，大青叶、根各五钱。

第八节 传染性肝炎（附肝硬化腹水）

传染性肝炎是西医名称，在祖国医学典籍中记载的是黄疸，又分阴黄阳黄，《金匮要略》有谷疸、酒疸、女劳疸等名称，实际概不多见。常见的即是阴黄阳黄，还有许多无黄疸，原因是湿热郁结，及外感时邪所致。初得时似感冒微热、身倦、胃满作呕，此病特征是小便发黄赤色，大便灰白色，次及全身和眼球均发黄，故名黄疸。

如患者黄而灰暗，脉沉迟，怯寒，有时爱腹痛或微泻，精神萎靡，食欲不振，故名陈黄。如患者黄而发亮，脉数，身热、口干、便秘、胃满作呕，此为阳黄。

治法不外化湿清热利便，故以健胃解郁和肝之剂，普通用茵陈五苓散及茵陈蒿汤随症加减，若是阳黄以茵陈五苓散加生栀子、生白芍、萹蓄、车前子、木通、黄芩、黑郁金等，如热大者加龙胆、黄连。如是阴黄加制附子，亦可加化湿利尿剂，如萹蓄、车前子、通草、滑石、生苡仁等。如胃满者加广陈皮、炒枳壳；如阴黄胃满者加拣砂仁（炒）、川朴根。

传染性肝炎热症多寒症少，分阴黄阳黄亦不可不知。

治传染性肝炎方：

茵陈一两至二两，生栀子三钱，生白芍四钱，天云苓四钱，炒白术三钱，泽泻二钱，猪苓二钱，郁金二钱，车前子三钱，萹蓄四钱（布包）。煎服。如口干舌燥加炒黄柏二钱；如热大者加黄连一钱五分，龙胆草一钱五分；如胃满者加炒枳壳二钱，青皮三钱；如作呕者加姜汁炒川连一钱五分，清半夏三钱。此方服四五剂可去车前子，加玉米六钱，再服五六剂傍药观察，如小便黄色退慢慢痊愈。

治传染性肝炎：

茵陈一两至二两，西大黄五钱，生栀子三钱，木通一钱五分，黑郁金二钱，天云苓四钱，炒枳实三钱，萹蓄四钱。如热大者加龙胆草二钱；胃满者加广陈皮。此方两天服一剂，服三四剂后可服第一方加减，再服四五剂停药，如小便、眼球黄色减退，不要再服药，慢慢痊愈。

治肝昏迷方：

龙胆草二钱，川黄连一钱五分，生栀子四钱，生白芍四钱，黑郁金三钱，苏陈一两，石决明一两（先煎），萹蓄四钱，泽泻三钱，炙远志三钱，石菖蒲三钱，朱茯苓、朱茯神各四钱，猪苓二钱。煎服。如胃满者加炒枳实、青皮各三钱。此方一二剂如热退昏迷减轻，可去胆草，再服两三剂。如症状好转，可服传染性肝炎无黄疸及慢性肝炎方：

炙鳖甲五钱，春柴胡二钱，栀子炭二钱，粉丹皮三钱，全当归三钱，炒白芍四钱，黑郁金三钱，均青皮三钱，炒香附三钱，广木香一钱，煅石决明四钱，云茯苓四钱，炒白术二钱。煎服。如胃满消化不良者加拣砂仁二钱，陈皮三钱；腹胀者神曲、鸡内金；有热者加粉丹皮三钱。

治肝硬化腹水方：

云茯苓、云茯皮各五钱，炒白术四钱，大腹皮三钱，广陈皮三钱，生桑皮四钱，拣砂仁二钱，汉防己三钱，泽泻三钱，猪苓二钱，半边莲八钱，炙鳖甲五钱，鸡内金三钱，炒冬瓜皮一两，丝瓜络四钱。煎服。如寒大者加炮姜一钱；气虚者加黄芪五钱；腹胀者加炒二丑四钱，建曲炭四钱。

治肝硬化腹水及各种鼓胀腹水丸药方：

炒二丑一两，甘遂一两（面包煨之），醋炒芫花五钱，大戟五钱（面包煨之），广木香五钱，南沉香二钱，真毛珀三钱。共为细末，法为小丸，如绿豆大，每服二十至三十九，开水送下。如泻的大便次数不多，慢慢可加四十至五十九，每天服一次，连服两天，以后再服，三天服一次。忌生冷腥荤，能忌盐更好，或用秋石当盐食。

治慢性肝炎解郁疏肝丸方：

黑郁金二两，均青皮二两，炒香附二两，广木香一两，炙鳖甲六两，熟地三两，茵陈二两，炒白芍三两，广陈皮三两，川芎一两，云苓四两，炒柴胡一两，炒白术二两，泽泻一两五钱，粉丹皮二两，炒栀子一两，鸡内金二两，龟板四两，炒杜仲四两，全当归三两，西枸杞一两，萸肉二两，怀山药三两。共为细末，炼蜜为丸，每服三钱或熬膏亦可。

治肝硬化腹水，属于虚寒者及年高肾气虚弱，腹部胀肿可用金匮肾气丸加消胀利水健胃剂：

大熟地四钱，净萸肉三钱，怀山药四钱，泽泻二钱，川牛膝三钱，车前子三钱（布包），云茯苓五钱，云苓皮五钱，粉丹皮二钱，上肉桂一钱，附子片一钱五分，拣砂仁二钱，大腹皮二钱，广陈皮三钱，炒冬瓜皮五钱。煎服。如胃满作胀者加六曲炭三钱，鸡内金三钱；如下肢浮肿加防己三钱，生桑皮四钱。

第九节 霍 乱

霍乱吐泻痧症，由天之暑气一动，地之湿浊自腾，乃风寒暑湿之杂邪为病，人在蒸淫热迫之下，若正气少有不固，则邪气从口鼻吸入，气分受阻流布三焦，肃清之气不行，输化之机失于常度，阴阳错乱，即成霍乱痧症，心腹疼呕，暴厥猝死，吐泻交作，又有吐而不泻或泻而不吐。亦有吐泻不出者为干霍乱，盖寒盛则凝，即吐泻不出，则邪无去路，治不得当，故多不救，此病多发于夏末秋初之间，春冬也少有之，若遇此病，不可与饮食，治当分干湿寒热之不同。

霍乱之寒症多热症少，唯1932年6月间霍乱流行十病九死，医生治疗均用回阳正气等药，无效，死亡甚快，那时我在亳被朋友请到义门集诊治数人，均是六脉洪数，大渴大汗，饮水不止，余诊断为伤暑霍乱兼瘟疫是火症，需用凉药，有脉数、口渴可凭，用解暑健胃利湿清热剂有效，真是药到病除，救人无数。因此方有效，故此以记之，对霍乱之症，寒症多热症少，凉药不可妄用，如四肢厥逆无脉者此方不用。

治痧症霍乱，干呕不吐，用此方升清降浊，方如下：

广藿香二钱，云茯苓四钱，炒白术三钱，泽建泻三钱，猪苓二钱，陈皮三钱，炒扁豆五钱，怀山药四钱，西滑石三钱，川黄连二钱，鲜石斛五钱，莲子三钱，青竹茹三钱，鲜劳叶半张，地浆水煎服。

治热霍乱兼暑瘟脉洪数，大渴大汗，1932年方：

川黄连二钱至三钱，鲜石斛五钱，青竹茹五钱，扁豆五钱，莲子五钱，滑石五钱，木瓜三钱，藿香二钱，云苓四钱，白术三钱，泽泻三钱，大青叶三钱，鲜莲叶一张，猪苓三钱，地浆水煎服。如热大者加西瓜翠衣一钱，生白矾一钱（研末），阴阳水冲服，另外配合针灸。

治霍乱吐泻四肢厥逆，转筋无脉用回阳救急之剂加减，方列于后：

野党参三钱，干姜二钱，附子片二钱，肉桂二钱，云苓四钱，炒白术三钱，泽泻二钱，川木瓜二钱，藿香二钱，砂仁二钱。地水浆煎药为引。

治霍乱吐泻，初得用此方（配合针灸）：

藿香三钱，香薷三钱，炒川朴根二钱，陈皮三钱，半夏三钱，云苓四钱，炒白术三钱，木瓜三钱，泽泻三钱，滑石三钱，猪苓、扁豆五钱。如有热干呕加姜炒黄连二钱；如无热呕吐加砂仁二钱，干姜二钱；如腹疼重者加紫油桂二钱；如泻重者炒山药五钱，乌梅三钱。

治霍乱初得，上吐下泻腹疼方：

霍广香三钱，均干姜二钱，砂仁二钱，广陈皮三钱，清半夏二钱，炒白术二钱，云苓四钱，泽泻二钱，猪苓二钱，川木瓜二钱，桂枝二钱，炒扁豆四钱，灶心土（为引）。如口干呕逆者加吴萸、炒黄连七分，如热大者加西瓜翠衣一两（为引），另外配合针灸。

治痧症霍乱干呕不吐，用此方升清降浊：

生白矾四分。研细末，阴阳水冲服。

治伤暑热，吐泻不止并治霍乱吐泻方：

真樟木三钱，川黄连一钱。煎水服之效。

治霍乱痧症吐泻腹疼十滴水方：

广藿香二钱，炒小茴二钱，广木香二钱，化橘红二钱，紫油桂一钱五分，附子片一钱五分，粉甘草二钱，血竭二钱，红花二钱，泽泻二钱，川朴花二钱，砂仁二钱，青皮二钱，佛手二钱，紫豆蔻二钱，沉香一钱，陈皮三钱，薄荷霜六钱，好大烟灰八钱，高粱酒三斤。共为细末，药与酒共同放瓷瓶内，将瓶放水慢火煮一炷香时，每服十滴至十五滴，开水冲服，此方最好，效力大。

观音救苦丹，此丹治急险各症，阴阳反错、寒热交争、四时不正之气，郁闷成痧，绞肠腹疼，恶心呕吐，或呕吐不出，用此丹少许，放大眼角内并肚脐上立时见效，如遇急险症用此丹放舌上七八厘，阴阳水送下立效，处方如下：

上麝香三分，苏明雄黄五钱，生白矾一钱，西月石二钱，上梅片五分，荜茇二钱，牙硝三钱，大赤金十五张，珠宝砂五钱。共为极细末，收瓷瓶内，每服一至二分，阴阳水送下。此丹能治食道胃癌，每服二分至三分，阴阳水送下，每天一至二次。

第二章

内　科

第一节 中 风

中风，自汉张仲景始有，《金匮要略》将其分为中经络、中腑、中脏，还解释闭症与脱症，以便后世学习。

中风是一种急性病，突然昏厥、牙关紧闭、口开眼合、撒手遗尿、半身瘫痪、神昏不语、口眼歪斜、言语涩等为主要症状，原因病理很复杂，历代医学关于此病研究分析虽有不同，总而言之在临床辨证治疗大概还是一致。中风病的发生，主要原因是体内阴阳偏盛，脏腑虚弱，多由心肝及其经络功能失调，以致气血逆乱，外邪易于侵犯。

先贤还说：中风有内生、外中之不同，内生病痰、固胃浊心火，肝肾虚、生内热，由内热生痰、风。故曰：痰火内风。此病之发必有先兆，如精神恍惚、言语失常、头晕足软或面红耳鸣、便秘等，皆是痰火内风将发之兆也，轻则强难言，重则痰神昏。风从外中，固身体虚弱形气不固，感受风邪伤人四肢躯体，故为外中风。未病之前先有预兆，如大指次指麻木，或手足无力，或肌肉微，此卫受邪，外中之兆也。轻则口眼歪斜，重则半身不遂，此病不论内生外中，单病轻、兼病重，更当细辨其中经络，中腑中脏最重分辨闭症与脱症，并注意脉搏舌苔或兼虚实寒热湿痰等辨证施治。

口眼歪斜，半身不遂邪在经络；昏不识人，便溺阻隔，邪在腑也；突然昏倒、牙关紧闭，即肝风内动，为中脏、多闭症。现根据以上所说这些症状病因、病理，辨其虚实、轻重缓急之不同，对症下药各拟几方以作参考。治中风诸方列下方。治中风，因营卫虚实，人身腠理不固，风邪自毛窍而入经络，刺激神经，以致口眼歪邪，言语阻涩或半身不遂等，均系风中经络，舌苔白厚腻，脉浮滑或弦数，或兼发热。治宜活血除风通络之剂。

大秦艽汤加减：

西秦艽三钱，当归四钱，赤芍三钱，生地五钱，防风、防己各三钱，川芎二钱，独活二钱，双钩藤四钱，豨莶草五钱，全虫三钱，蜈蚣三大条，丹参五钱，红花二钱，地龙四钱。热大加黄芩三钱；说话难加辽细辛一钱，蝉蜕五钱，菖蒲二钱；四肢麻木加桂皮二钱。

风为阳邪，人身腠理不固，从毛窍而入经络，刺激神经故猝然昏厥，同时全身神经均受影响，故发紧张症状，以致项强头昏，言语謇涩及左瘫右痪等症状，宜除风固气活血透窍之剂，方列于后。

治中风方第一方：

生黄芪一钱，炒白术四钱，石菖蒲二钱，广橘络三钱，全当归五钱，桂枝尖二钱，炙远志三钱，川独活一钱五分，川芎二钱，西秦艽三钱，辽细辛八分，云茯苓四钱，豨莶草四钱，川木瓜二钱，鲜桑枝□两。煎服。如气虚者黄芪可加二至四两；寒大者可加制附子一钱，麻黄一钱；有热者加寸麦冬三钱，竹茹三钱；痰多者加陈胆星一钱五分，竹沥一酒杯；胃满作呕加清半夏二钱。

治类中风方第二方：

此症非由风邪外袭，因肾虚从欲之人阴虚不能含阳，以致肝阳上亢，气血上逆，痰涎壅滞，猝然昏仆，舌言语塞，口开目合，便溺不觉，未病似病或面红头晕耳鸣等症状，脉或有或无散无根，乃因肝风内动，元气欲脱之势，中风见此症状皆为难治，宜滋阴柔肝透窍剂，方列于后：

生石决明七钱，净萸肉二钱，生黄芪一两，茯苓神五钱，龟板胶三钱，生白芍四钱，石菖二钱，炒杜仲五钱，寸麦冬三钱，当归身三钱，双钩藤三钱，炙远志三钱，细生地三钱，白蒺藜三钱。煎服。如痰多者加陈胆星二钱，川贝母二钱；如汗多者加煅牡蛎粉五钱；如气虚或心脏衰弱者加西洋参一钱五分，制附子片八分。

治中风重病方第三方：

此病多由体质虚胖或血压增高，起居失慎，或有烟酒嗜好，生痰生湿，以致气血两亏风邪乘虚直入脏腑，故骤然昏仆，口噤不开，痰壅气逆，神经麻痹，四肢瘫痪不省人事，脉沉结或洪大无力，此为中风不良之现象，宜固气活络开窍剂。

生黄芪二两，细生地二钱，西地龙一钱五分，炙远志三钱，全当归五钱，川芎一钱一分，桃仁一钱五分，炒杜仲五钱，京赤芍三钱，红花一钱五分，石菖蒲二钱，茯神五钱，明天麻一钱，全蝎一钱，明流酒一酒盅（为引）。气虚者加西洋参一钱；胃满有痰湿者加广陈皮三钱，清半夏三钱；言语謇涩者加川独活一钱五分，辽细辛八分。

治中风半身不遂，周身疼痛四肢麻木。和络丸方：

麻黄五钱，冬虫夏草五钱，蜈蚣二条，虎胫骨五钱，炮山甲五钱，桂枝尖五钱，天麻五钱，没药五钱，广陈皮五钱，广木香五钱，粉甘草五钱，真麝香二分，全虫五钱，马钱子四两。将马钱子用温水泡透、去皮毛、晒干切片，用香油炸黄，绵纸包好，打去油，混药共为细末，面糊为小丸。临丸时再加麝香，每服二十丸，开水送下，每天一次，服三四次后如口不干可加至三十丸，如服多怕鼻衄口干。孕妇忌服。

治中风小愈后仍不除根，言语謇涩口眼斜方：

西洋参一钱，当归身三钱，生黄芪五钱，广橘络三钱，真羚羊角一分（研末冲服），川牛膝二钱。煎服。

治中经络，阴虚阳亢，头晕疼，口眼歪斜，舌不灵活或歪，舌质差，脉弦小数，宜平肝滋阴潜阳法治之，方如下：

天麻二钱，钩藤四钱，防风三钱，防己三钱，路路通四钱，石决明五钱，龟板五钱，牡蛎五钱，当归四钱，地龙三钱，丹参五钱，川牛膝三钱，赤芍三钱，生地四钱。热大者加炒栀子三钱，中经络的治疗须配合针灸。

治口眼歪斜，面神经麻痹方：

大蜈蚣三条，天麻三钱。共研细末，分六包，每次服一包，开水送下，每日两次。

治口眼歪斜方：

活黄鳝一条，放石内白捣烂，左歪敷右，右歪敷左，每日一次。

又方：

麻籽二钱（去壳），梅片五钱，共捣如泥，敷法同上，对时一换。

治痰火由内生风方，先贤说：治风先治血，血活则风散，宜滋补肝肾，清心热，化湿痰，疏肝活络，方列于后：

当归四钱，赤芍三钱，川芎二钱，红花二钱，地龙四钱，防风三钱，防己三钱，丹参五钱，石决明五钱，天麻二钱，全虫三钱，大蜈蚣三条，秦艽四钱，鸡血藤四钱，炒杜仲五钱，陈皮四钱，鲜竹茹四钱。如手足筋麻无力宜加川木瓜四钱，川牛膝三钱，炒川断三钱。

中腑，多由中脏转轻而入腑，或由中经络转重而又有中腑症状，半身不遂或单一肢体瘫痪，言语困难甚至失语，或大小便失禁，或闭阻，苔或黄或白或厚腻，脉弦数或浮大无力或沉细而涩，中腑、中脏有时不易区别，主要在于临床辨证，如因肝阳盛兼热，则脉必弦而数，舌质或红或深红或干燥，治宜平肝火息风方如下：

石决明五钱，双钩藤五钱，豨莶草五钱，地龙三钱，天麻二钱，生地五钱，当归五钱，赤芍三钱，全虫三钱，川牛膝四钱，丹参五钱，嫩桑枝四钱，鸡血藤四钱，防己三钱，蜈蚣三条，炒杜仲五钱。如痰盛加陈胆星、竹沥一瓶（分两次用）；如言语困难加蝉蜕、独活；如因气虚脉多浮大或大而无力或舌边有瘀血点，便是气虚血瘀，可用补阳还五汤加减方：北口芪、当归、生地、赤芍、川芎三钱，桃仁、红花二钱，地龙、丹参、豨莶草、嫩桑叶、川牛膝、川木瓜、炒杜仲三钱。如口干舌燥加寸冬四钱，莲子心三钱；如头疼或肝阳上亢加石决明、菊花四钱。

治中风后气血虚弱，能走动，手足无力，固气血虚，血不养筋，宜补血养血，舒筋活络，方如下：

北口芪、当归身、炒杜仲、川续断四钱，川牛膝四钱，川木瓜四钱，真虎骨二钱，枸杞三钱，赤白芍三钱，龟板、牡蛎五钱。此方可多服或能恢复正常。

中脏，突然昏倒，牙关紧闭，神昏不语，两手握拳，面赤气粗或痰声，便闭阻，舌苔或黄或腻或干燥，甚则舌卷缩，脉弦滑而数，此为中脏之闭症，抢救首先在于开窍须配合针灸，再用通关散吹鼻内，有可治，无病重，再服苏合丸一丸或至宝丹，缓解后如能服药，治宜羚羊汤方如下：

真羚羊角五钱（末，先煎），双钩藤五钱、石决明、川天麻二钱，地龙三钱，菖蒲二钱，全虫三钱，陈胆星三钱，竹沥三钱。如热大加黄□三钱，莲子心三钱。

治闭症通关散方：

牙皂二钱为细末，加真麝香少许。

治言语艰涩舌不灵活或失语用龟尿涂舌方如下：

用龟尿涂舌下，言语自易。取龟尿：用镜对龟照之自出。

脱症，昏厥不省人事，口开眼合，撒手遗尿，呼吸微弱，鼻鼾，四肢大汗如珠如油，舌苔白润，脉细弱或浮大无力或沉细是肾阴大亏虚阳浮越之重病。治法：脱症属虚，是原气衰微，最忌用苏合香丸、至宝丹之类的通窍药，以免加速阳气之脱，必用艾灸关元、神阙隔盐灸（不计次数）温纳阳气，服参附汤，方如下：

高丽参五钱，制附片三钱，锻龙牡各四钱，炒白术三钱，茯神五钱，制远志三钱，柏子仁三钱。

脱症若肾阴衰竭而孤阳上越，亦可大补真阴兼固脱扶阳，用地黄饮子加减，方如下：

熟地、五味子二钱，山萸肉四钱，寸冬五钱，上肉桂一钱，制附片三钱，大云四钱，巴戟天三钱，菖蒲二钱，远志三钱，锁阳三钱，石斛五钱。

闭症与脱症经救治清醒后亦可转现中脏、中经络之症。

治因气虚而中风中经络或中腑并半身不遂，审其人如舌强难言，神志不清是痰火为病，不宜用此方。如心清语涩，舌软无力难言乃营卫不足之病，宜用此方。《黄帝内经》曰：卫虚则不用，营虚则不仁。此方君而补卫，以治偏瘫，臣桂枝、白芍而益营，以下有加减法。

右半身不遂属气为疾，宜倍加黄芪四钱；在左属血分为瘫加当归三钱；在两腿膝软，青川牛膝可用五钱；如骨软不能久立，考加虎骨三钱；如筋软不能屈伸，考加川木瓜四钱，杜仲五钱，秦艽四钱；如周身或左或右经络不宣通，考加制附子二钱，有寒考宜加之，再加鸡血藤四钱，此方专属补外，所以不用人参补内也。此黄芪五物汤治虚中经络，半身不遂加减法，临床宜做参考。

治中风固肾虚亏损肝胆成中风症状：眩晕、头晕、烦躁不安、颜面潮红、言语塞涩、大便燥结，脉滑数，舌苔干燥，宜清热化痰育阴潜阳，舒筋活络，方如下：

石决明五钱，龟板五钱，牡蛎五钱，生地五钱，炒杜仲五钱，枸杞三钱，大寸冬三钱，陈胆星二钱，天麻二钱，当归五钱，牛膝四钱，钩藤五钱，赤、白芍各三钱，地龙三钱。

第二节　类中风与中风的鉴别

类中风症即痰厥、气厥、寒厥、火厥、湿厥、暑厥，皆有昏厥之症状，辨在斜偏废间。虽昏倒不省人事，但不见口眼歪斜、偏废不仁症状，与中风不同。故曰：类中风。中风病虽是突然发生，因疾病之形成非一朝一夕，因此在未发病前，有中风预兆，如血压高不时眩晕或头疼，或手麻木。年龄在四十岁以上的要戒除一切有害嗜好，饮食不宜过于肥甘，要清心寡欲、淡食养神、注意体育锻炼、参加一般轻微劳动以预防疾病发生。因此病摧残人的身体重瘫痪手足不能自如，已成废人是极可怕的一种病。如四五十风患此病身体不甚虚弱还易于恢复；如六七十岁患病，症状就重，难以痊愈。老年人对此病应当特别重视，注意预防。

治蛛网膜下出血，多发于颅内血管病变，患者发病时有剧烈头疼，面红气促，有时牙关紧闭，有时神昏或呕吐，脉有力，舌红苔腻，方如下：

生地、丹皮三钱，炒栀子三钱，元参四钱，天麻二钱，菊花四钱，钩藤五钱，石决明一两，枯叶五钱，郁金四钱，寸冬五钱，三七参面二钱（冲服），藕叶一两，鲜茅根一两。如神昏加真羚羊四钱（剉末，先煎）。

治中风后遗症，筋骨疼痛，半身不遂，或风寒湿久治不愈，此方舒筋活络，止疼很效，方如下：

制川乌、制草乌、地龙、制乳没、制南星、当归、防己。共为细末，水法为小丸，每服一钱，开水加酒一杯，冲服。

治气血两亏，手足麻木，行走无力或腰腿，疼方如下：

毛狗脊四钱，川牛膝四钱，川木瓜三钱，杜仲五钱，川断三钱，桂枝二钱，秦艽四钱，海风藤二钱，灵仙三钱，防己三钱，当归身、嫩桑枝五钱，鸡血藤三钱，熟地三钱，黄芪□。用水煎服，加酒两杯，此方酒饮之亦效，用好酒三斤，泡三周加温饮之，每天 1～2 次，酌量服。

治中风不语，半身不遂或筋骨疼痛，方如下：

生草、三七、生绿豆四钱，同煮以绿豆熟为度。去绿豆，将生草刮去皮，晒干，每用二钱。黑料豆、川牛膝三钱，川木瓜三钱，鸡血藤四钱，威灵仙四钱，当归五钱。煎服。如骨软不能久立，加真虎骨三钱。

1958 年治愈李某，年五十余岁患中风、左半身不遂为瘫，神清语涩，头晕，便干，食欲不振，有时烦躁，脉浮缓，苔厚腻。治以除风活血，舒筋活络，用前贤所说"治风先活血，血活则风散"的办法，处方如下：

豨莶草五钱，秦艽四钱，川独活二钱，防风、己各三钱，双钩藤五钱，蝉蜕四钱，全虫三钱，川天麻三钱，当归五钱，赤、白芍各五钱，地龙三钱，生地五钱，红花三钱，川芎二钱，陈皮四钱，嫩桑枝、路路通四钱。

此方服七剂，病情好转，饮食增加，言语清楚。复诊改用补阳还五汤加减，方如下：

北口黄芪、当归五钱，生地五钱，赤、白芍各三钱，川芎二钱，红花二钱，桃仁三钱，地龙三钱，鸡血藤四钱，豨莶草四钱，川天麻二钱，钩藤五钱，丹参五钱，陈皮三钱，川牛膝三钱，川木瓜四钱。

此方服十二剂，各方面均有好转，下床扶物能走，手能微动，无力，屈伸不灵活。又改方如下：

上方去天麻、豨莶草、秦艽、桃仁，加炒杜仲五钱，桂枝尖、夜交藤五钱，云苓、川断三钱。

此方又服六剂，全面见效。精神、言语如常人，手足能动仍无力。又改方如下：

北口芪、当归五钱，生地四钱，川芎二钱，赤、白芍各三钱，川牛膝三钱，川木瓜四钱，夜交藤四钱，炒杜仲五钱，地龙三钱，丹参五钱，云苓、桑叶、陈皮三钱，鸡血藤三钱。

此方又服十剂，精神言语、饮食均正常，足能走、手能屈伸，仍有点气虚无力，共服药三十余剂痊愈（未配合针灸）。

此种病中医说"外中风"，中经络，半身不遂，言语涩，西医说"脑栓塞"。像这种病很多只要血压不过高，身体不很虚，无心脏病，大多数能治痊愈。好的快慢因得病轻重不同症状、体质各异，痊愈期就不一致。

第三节 血 症

失血，浅说九窍出血，名大衄鼻衄，鼻出血如泉，为脑衄耳衄目衄，皮肤出血为肌衄。此衄血随所患处，而命名也，如从口鼻出血为内衄，内衄出血，涎出于脾，唾出于肾，咯出于心，咳出于肺，呕出于胃，溺血从精窍而出，淋血从膀胱而出，呕吐之分，呕则上逆有漉漉之声，吐则无声也热伤血络而吐衄，热伤阴络则下血。

凡失血之病，阳胜乘阴，则血热妄行，不能归经脉如血病伤脑于腑者，则血渗入肠胃污道，上从咽出，下从二便而出也。血病伤于脏者则血溢出胸中清道，上从喉出，下从精窍而出。夫血藏于脏内，行于脉中，躯壳之内不多见，非有损伤不能为病，而损伤之道有三：①热伤，宜清热为主；②劳伤，宜理损为主；③努伤，宜破逐为主，久宜理损为主。

治吐血、衄血、二便下血，通用方：

花蕊石二钱（煅存性），三七参二钱，荆芥炭三钱，白及片三钱，血余炭一钱，茅根五钱，寸冬四钱，生地炭五钱，白干参一钱。共为细末，每服二钱，用藕节五钱，煎水送。

治热伤一切失血之病，宜犀角地黄汤加减，方如下：

犀角三钱，生地五钱，白芍四钱，丹皮三钱，侧柏叶三钱，莲叶三钱，阿胶五钱，三七参三钱（研）。如胸膈满疼为瘀血加桃仁三钱，西大黄三钱，牛膝二钱；如吐血热胜者加黄芩三钱，黄连一钱；如因怒伤肝气者加栀子炭三钱，郁金三钱；如咯血加天冬二钱，寸冬四钱；嗽血加知母三钱，贝母三钱。

治鼻衄不止，方如下：

生地一钱，丹皮三钱，寸冬四钱，栀子三钱，山药一钱，莲子五钱，元参四钱，柏叶炭三钱，牛膝三钱，莲叶一张，鲜茅根一钱，藕节一钱，南沙参五钱，白及三钱。

治鼻血不止方（单方）：

男子指甲五钱（土炒），净乱发烧灰，共为细末，开水冲服一次完。

治鼻衄、齿衄、出血不止方：

青鱼、团鱼（又名鳖），煮熟食之并服汤。

治鼻血不止单方：

乱发一团，烧灰存性研末，吹鼻内即止。

治鼻血不止方：

用灯草心一根沾清香油燃着，烧少商穴立止（两手大指内，指甲角与出指甲齐处韭菜叶许即是此穴），左流血烧右，右流血烧左，有效。止血后再服汤药三四剂，绝不复发，即服上方有柏子仁、山萸肉、山药之药方。

治吐血不止方：

小麦花二钱，未出壳的孵化鸡蛋两个，瓦上焙焦，共为细末，每用二钱，煎水数滚，打嫩荷包蛋三个，连汤并鸡、蛋均食之，三四次效。

治鼻血不止方：

鲜茅根一钱，藕节一钱，柏叶炭四钱，川牛膝二钱，生地四钱，白及三钱，三七参面一钱（冲服），寸冬四钱，栀子炭三钱，郁金三钱。

治鼻衄牙衄，出血不止以致血小板减少，转为严重贫血，颜色苍白，头晕心跳，周身无定处，有瘀血斑点，宜气血双补，滋阴降火，补骨生髓各法，方如下：

白干参三钱，黄芪一钱，当归身四钱，生白芍六钱，生地五钱，炒杜仲五钱，龟板胶四钱，阿胶三钱，枸杞三钱，莲子五钱，五味子一钱半，山萸肉三钱。如仍有出血不止者加广三七参面一钱（冲服）；如失眠加枣仁四钱，炙远志三钱，柏子仁三钱；如热大者加栀子三钱。

治鼻口出血又方：

鲜韭菜捣自然汁半碗饮之。

治鼻血不止方：

用线扎紧中指第二节弯曲处，一小时有效。

治恶性贫血或再生不良性贫血或血小板减少发生斑点处方如下：

生、熟地各三钱，山药三钱，山萸肉三钱，丹皮三钱，当归身四钱，生白芍五钱，制□四钱，枸杞三钱，龟板胶四钱，东阿胶三钱，五味子一钱，鹿角胶二钱，西洋参三钱，寸冬三钱，柏子仁三钱。如虚甚有汗者加黄芪一钱，牡蛎五钱；如心跳失眠加枣仁四钱；如有出血处加三七参面一钱（冲服）。

治再生不良性贫血方：

当归身四钱，生地五钱，生白芍五钱，辽五味二钱，山萸肉三钱，龟阿胶各三钱，白干参三钱，杞果三钱，首乌四钱。如鼻齿等处出血不止者加三七参面一钱（冲服），茅根一钱，白及四钱，鲜桃草四钱，藕节一钱；如热大加寸冬四钱，丹皮三钱，金银花四钱。

治大便下血，肠风脏毒，基本皆因热伤阴络，热与风合为肠风下血，多热与湿合为脏毒，下血多浊，均以槐花散加减，方如下：

炒金银花五钱，炒槐花三钱，炒柏叶三钱，荆芥炭四钱，黄连一钱，丹皮三钱，白芍三钱，乌梅三钱，黄芪四钱。如肠风加秦艽三钱，防风三钱；如脏毒加苍术炭二钱，炒椿根皮四钱，槐角五钱；如肿疼或大便不通，当以脏毒未溃之疡治之，可另立方。

治大便下血多年不愈，不论便前便后或下血块或面黄心跳有贫血现象或发热头晕，方如下：

炒椿根白皮四钱，炒银花五钱，乌贼骨三钱，地榆炭四钱，炒白芍四钱，莲子一钱，归身四钱，生地炭三钱，炒豆花四钱，黄芪四钱，白术三钱，云苓四钱，党参三钱。如下血不止加三七参面一钱半（冲服）；如大便作泻加山药五钱，煨诃子三钱；如因痔疮下血加槐角五钱。

治吐血不止，不嗽有痰方：

三七参二钱，生地炭三钱，炒栀子二钱，浙贝母三钱，炙远志三钱，白及片三钱，粉丹皮三钱，荆芥炭四钱，怀山药四钱，天云苓四钱，寸麦冬四钱，生百合四钱，藕节七个（为引）。煎服。

治愈曹某某吐血泻血及肠胃出血，吐泻每次两三碗，血发紫色，此症颇危险，请余诊治，右寸之脉浮而中空，乃芤脉也，似有脱象，因劳心过度，身体虚弱，并血热亡行，宜补血凉血止血固气法加减四生饮一剂吐泻均止，因有效录此方以记之，方如下：

生地炭四钱，侧柏炭二钱，莲叶二钱，炒银花四钱，广三七参二钱，生玉米四钱，艾叶炭一钱，炒白芍四钱，云苓四钱，地榆炭四钱，白豆花四钱，怀山药四钱，荆芥炭四钱，藕节七个（为引）。

此方服两剂后复诊又开一方补虚之剂：

西洋参二钱，生地炭三钱，炙远志三钱，怀山药四钱，朱茯神四钱，建莲子四钱，当归身四钱，炒白芍三钱，炒莲叶二钱，粉甘草一钱。

此方又服两剂愈。

治肠出血多年不愈，不论大便前后出血或下紫血，面黄心跳有贫血现象，服此方三两剂效，七八剂痊愈，方如下：

炒椿根白皮四钱，荆芥炭三钱，地榆炭四钱，云茯苓四钱，炒豆花四钱，炒银花四钱，炒白药四钱，建莲子四钱，炒白术二钱，生黄芪四钱，当归身二钱。煎服。三四剂有效。如大便每天次数多可加炒山药四钱，炒诃子三钱；因痔疮下血者加炙槐角四钱；如系肠风下血者加槐花二钱。

治大便下血方：

鸦胆子四十九粒去皮，桂圆肉七个，每个桂圆肉包鸦胆子七个，分两次服，六小时一次，炒豆花三钱，地榆炭三钱，椿根白皮四钱，荆芥炭三钱，煎水送桂圆肉包鸦胆子，三四次效。

治大便下血用黄土汤，此方是甘苦合用，刚柔互剂之法，方如下（供做参考）：

生地黄四钱，甘草二钱，黄芩二钱，制附子二钱，东阿胶三钱，炒白术三钱，灶心土一钱。煎服，宜可加三七参二钱。

治肠出血久治不愈方：

可用归脾汤加炒椿根皮四钱，荆芥炭四钱，地榆炭四钱。有效。

治痔漏肿疼或下血方：

银花一钱，连翘四钱，牛蒡子三钱，赤芍三钱，公英一钱，大贝五钱，地丁五钱，炙槐角一钱，制没药三钱，甘草二钱，当归三钱，炒刺猬皮三钱。

治血小板减少，紫斑成块或紫点方：

龟板胶三钱，白干参二钱，黄芪五钱，归身四钱，白芍五钱，远志三钱，白术三钱，杜仲四钱，云苓四钱，丹皮三钱，山萸肉三钱，山药一钱，阿胶三钱。如失眠加枣仁四钱；如鼻衄加茅根五钱，生地炭四钱。

治再生不良性贫血或障碍性贫血选用以下药品：

归身四钱，白芍五钱，黄芪五钱，人参三钱，熟地四钱，山萸肉三钱，寸冬四钱，五味子二钱，龟阿胶各三钱，牛膝二钱，枸杞三钱，首乌四钱，远志三钱，枣仁四钱，菟丝子四钱，大云三钱，紫河车四钱，杜仲四钱，红枣一钱，云苓四钱，山药一钱。

又方：

黑芝麻四钱，核桃仁三钱，蜜四钱。捣烂，开水冲服。

治过敏性紫斑方：

红大枣十二个，煮熟去皮核，分两次食之。

治过敏性紫斑方：

当归身四钱，白芍四钱，生地炭四钱，白干参二钱，阿胶三钱，枸杞四钱，黄芪五钱，莲子五钱，龟板一钱，丹皮三钱，远志三钱。如内出血加三七参二钱，地榆炭三钱，侧柏叶三钱。

治白血病头晕心跳方：

白干参三钱，黄芪五钱，归身四钱，白芍四钱，熟地三钱，山萸肉三钱，丹皮三钱，阿胶三钱，龟板胶三钱，杞果三钱，寸冬三钱，五味子二钱，桂圆肉三钱。

治脑贫血，头晕疼，肤萎黄，周身懒无力，方如下：

制首乌五钱，熟地四钱，当归身四钱，白芍三钱，川芎二钱，山萸肉三钱，枸杞三钱，白蒺藜三钱，阿胶三钱，龟板胶三钱，远志三钱，枣仁四钱，柏子仁三钱，野党参三钱，黑豆一钱。

治白细胞减少病方：

归身四钱，白芍三钱，冬瓜仁三钱，乳香五钱，白干参二钱，骨碎补三钱，天冬二钱，生柏叶一钱，黑豆一钱，红枣一钱，黄芪三钱，枸杞四钱，甘草二钱。此方如服煎剂枣柏叶减半，其他用原分量如配丸药水法丸。

治白血病，周身无定处发现出血点。特征：舌有出血点、鼻衄、齿衄或大小便出血或呕吐血等，以致贫血、头晕、心跳，处方如下：

熟地五钱，山萸肉三钱，云苓五钱，山药五钱，泽泻二钱，丹皮三钱，枸杞三钱，黄柏二钱，当归身四钱，炒白芍三钱，龟板胶三钱，黄芪五钱，三七参面一钱（冲服）。如热大者加地骨皮三钱，寸冬三钱；如虚甚者加白干参二钱，莲子一钱；如失眠心跳加炒枣仁五钱，柏子仁三钱，远志三钱。

淋血溺血，如尿与血同出，同而疼，为淋血，属膀胱是尿窍之血，治宜清热利尿，用八正散加海金沙、郁金、石韦、生地、三七参，尿与血分出，不疼，不论分出同出，只要不疼，为溺血，是精窍之病，宜用四物汤去川芎加止血清热之剂，栀子、茅根、三七参、萆薢、黄柏、菖蒲、血余炭。

因忍精不泄或年老竭力而成，所溺之血成块或如脓血，窍滞不利，茎中刺疼，用琥珀散加减，方如下：

毛珀三钱，珠宝砂一钱，西滑石二钱，甘草二钱，珍珠五钱，川牛膝四钱，制乳香一钱，石韦二钱，海金沙三钱，三七参二钱。共为细末，每服二钱，每天两次。用木通二钱去粗皮，煎水送药面或水法为丸亦可。

如久治不愈亦可参考泌尿系统和肾脏，它包括许多病及各种淋病，如劳淋、败精淋、血淋、沙石淋、遗精、乳米尿等，这些病与肾脏有关，肾开窍与二阴，主司二便，因此，宜治肾为主，用地黄汤随症加减，灵活运用。

治溺血、淋血或年老人溺血，用此方加减如下：

生熟地各四钱，丹皮三钱，山萸肉三钱，云苓五钱，山药五钱，泽泻三钱，当归四钱，白芍三钱，三七参二钱，萆薢五钱，菖蒲二钱。如溺血不疼加龟板胶四钱，黄柏三钱，连须三钱；如淋血作疼加川牛膝三钱，郁金三钱，车前子三钱，栀子三钱。

治溺血出血精窍不疼方：

茅根一钱，黄柏三钱，萆薢五钱，炒栀子三钱，炒车前子二钱，三七参面一钱，血余炭四钱。研末冲服。

各种淋病、乳糜尿、遗精、白浊诸方见后文。

第四节 消渴门

饮水不止为上消，饮水多而作泻或饮一溲二为下消（又名糖尿），多食易饥为中消，虽有上中下之分，其实不外乎阴虚阳亢，津枯热竭而已，以致心胸烦热咽如火烧，大温饱饮引，饮不解渴小便清利，食量减少，大便如常，舌赤裂、脉细数，心热移肺津液干枯，多同嗜欲过度心肺郁热故饮水多而易渴。

治上消饮水多而易渴方：

大熟地三钱，寸麦冬四钱，天花粉三钱，怀山药四钱，南沙参三钱，生地三钱，天冬二钱，云茯苓四钱，川石斛四钱，辽五味一钱五分，乌梅二钱，粉甘草一钱。煎服。

治上消作渴饮水不止方（有一人一日饮水数碗食亦倍进，小便频数服消渴药更甚，用此方效）：

真麝香一钱，黄酒糟少许。做十余丸如秫秫大，分两次服，每次用西杞果二钱，煎水送下遂愈。

治饮水不止方：

黄梨一斤，每日煮熟食之，并饮梨水，天天照样食之，或并食青萝卜均效。

治上消饮过多方：

小麦半斤，芝麻二两，鲜白藕一斤，煎水当茶饮之。

治中消多食易饥，口渴引饮，肌肉消瘦，大便燥结，小便频作，自汗口臭，面赤唇焦脉滑舌红苔黄。其原因为大肠热移于胃，多食易饥，谓之中消，邪在脾胃，阳气有余，阴气不足，脾胃郁热津液枯燥，故口渴多食，因热而不能化生津液以滋养肌肉。方如下：

菟丝子三钱，怀山药四钱，净萸肉三钱，川石斛四钱，云茯苓四钱，肉苁蓉二钱，寸麦冬四钱，粉丹皮三钱，五味子一钱一分，条黄芩二钱，天花粉一三钱。煎服。如气虚者加西洋参二钱；如作泻者加炒白术二钱。

治下消（又名糖尿），初起便溺不摄，溺加膏淋，烦渴引饮，渐至腿膝枯细、耳轮焦黑、小便浑浊或上浮如脂，脉细数舌绛为下消（又名肾消），因色欲过度肝肾阴虚，虚则火旺，津液为之消灼，故烦渴引饮，而小便浑浊也，方如下：

大熟地四钱，净萸肉二钱，怀山药四钱，紫油桂一钱，辽五味一钱五分，寸麦冬四钱，云茯苓四钱，粉丹皮三钱，建泽泻二钱，西杞果二钱，大元参□钱。

此方治三消通用或久消浮肿均效。

治糖尿方：

西杞果二钱，煎水当茶饮之。

治三消通用方：

野党参三钱，当归身三钱，怀山药四钱，寸麦冬三钱，天花粉三钱，炒白术二钱，生地二钱，云苓四钱，知母肉二钱，粉甘草一钱五分，川黄连七分，乌梅二钱。煎服。

第五节　脾胃疾病

治胃下垂方：

野党参三钱，云苓四钱，广陈皮三钱，炮姜炭一钱，生黄芪五钱，炒白术三钱，附子片一钱五分，鸡内金三钱，菟丝子四钱，当归身三钱，升麻一钱，春柴胡一钱五分，炙甘草一钱五分，砂仁二钱，大枣三枚（为引）。

治湿寒气滞，胃满胀痛或作呕吐水方：

制香附四钱，广陈皮三钱，炒川朴二钱，九香虫一钱，炒灵芝二钱，砂仁二钱，丁香一钱，炒枳壳二钱，广木香一钱五分，鸡内金三钱，白檀香二钱，清半夏二钱，高良姜一钱五分。煎服。如寒大吐水者加炮姜炭一钱。

治心胃气疼诸药不效，服此方：

紫丹参五钱，制香附三钱，广木香二钱，高良姜二钱，鸡内金四钱，拣砂仁三钱，南沉香五分。煎服。

治心胃气疼方：

南沉香七分，砂仁二钱，丁香八分，花椒八分，红枣肉七个，广木香一钱五分，巴豆三个去油，大烟泡如花生仁大一个。将各药为粗末分包七个枣内，用小麦糠火烧焦去皮，放青石上打如泥，为小丸如绿豆大，每疼时七丸，开水送下，每天两次。

治胃疼方：

红枣一个去核，白胡桃核七个，包枣内慢火烧焦，为末，酒一盅，冲服。

治气滞胃火上逆呕吐酸水方：

旋覆花四钱（布包），清半夏三钱，细竹茹三钱，广陈皮三钱，炒川朴一钱五分，煅赭石三钱，南沉香五分，姜炒黄连一钱，砂仁二钱，云苓四钱，炒白术二钱，生杷叶三钱（去毛）。煎服。

治胃溃疡胃疼方：

广陈皮三钱，鸡内金四钱，广木香二钱，生玉米五钱，三七参二钱，浙贝母四钱，海螵蛸三钱，拣砂仁二钱，粉丹皮三钱，制乳没各二钱，粉甘草二钱。煎服。如胃出血多者去木香砂仁，加白及片二钱，大小蓟炭各二钱，生地炭三钱，当归身三钱，黄芪五钱；如气虚者野党参三钱，云苓四钱，炒白术二钱；如疼重者加南沉香七分。

治胃疼方：

硫黄五分，红枣一个。将硫黄包枣内慢火烧焦，研末，红糖水冲服。

治气滞呃逆方：

南沉香六分，煅赭石四钱，广陈皮三钱，广白蔻二钱，旋覆花四钱（绢包）清半夏三钱，丁香一钱，竹茹三钱，姜炒黄连一钱，柿蒂七个（为引）。

治呃逆方：

大刀豆子七个，丁香七个，柿蒂七个。煎服。

又方：

用细纸捻通鼻，得喷嚏即止。

治呃逆不止单方：

大刀豆子四钱，丁香二钱，上沉香七钱，柿蒂五钱。

治呃逆日久不愈一连二三十声，用此方：

鲜生姜，捣烂取汁，加真蜂蜜一匙，柿蒂五钱。煎水冲服。

治脾胃虚弱。脾为运化之流，胃为藏纳之府，脾胃受病，运化失职，食欲不振，影响身体健康，以致虚弱身倦、四肢酸懒无力，脉沉细，舌苔淡。此种病常见，宜健胃培土，用六使君子汤加减，方如下：

野党参四钱，云苓五钱，白术三钱，陈皮三钱，半夏三钱，炒川朴三钱，砂仁三钱，鸡内金三钱，木香二钱，山药□。如腹胀胃满、消化不良加焦三仙各三钱；如兼寒、脉沉迟或四肢发凉加炮姜二钱，制附子片二钱；如气虚甚或有自汗加黄芪五钱。

治胃气上逆兼有湿热、呕吐酸水或胸闷作胀饮，入胃，很快即吐，宜健胃得湿、清热降气止呕，处方如下：

清半夏五钱，陈皮一钱，云苓五钱，白术三钱，双花一钱，杷叶一钱，炒川朴三钱，炒枳壳三钱，木香二钱，青竹茹一钱，石斛五钱，赤白芍各三钱，炒吴萸连各八钱。

治脾胃虚弱，土被水侮，湿寒结滞。脉滑苔白厚腻，不思饮食，宜健胃除湿芳香化浊之法，处方如下：

广白蔻三钱，玉米、杏仁三钱，草二钱，半夏三钱，陈皮三钱，炒川朴三钱，木香二钱，广藿香梗二钱，佩兰三钱，云苓五钱，白术三钱，西滑石一钱。

治嗳气、胃满作胀，脾不运行，胃不舒畅，气滞寒凝，或肝胜土衰，以致气逆不降，宜疏肝理脾健胃降气之法，方如下（成人量）：

炒苏子三钱，半夏五钱，木香二钱，炒枳壳三钱，青陈皮各三钱，香附三钱，炒川朴三钱，建曲三钱，双花一钱，煅赭石五钱，云苓五钱，焦山楂五钱，郁金一钱。如系胃寒加丁香二钱；如嗳气重加上沉香一钱至二钱。

治脾胃虚弱，饮食减少方：

明流酒两杯，蜂蜜一酒杯。炖热服之，三两次效。

治脾胃虚弱，气滞寒凝，胃部胀疼，或疼时呕吐酸水，方如下：

制香附四钱，良姜二钱，砂仁三钱，炒川朴三钱，广木香二钱，沉香一钱，炒玄胡三钱，青陈皮各三钱，半夏五钱，九香虫一钱。如寒大者加炮姜二钱。

治胃溃疡作疼，吐酸水或大便有隐血，方如下：

野党参三钱，炒白术三钱，云苓五钱，乌贼骨四钱，木香二钱，鸡内金五钱，炒西大黄二钱，大贝四钱，甘草二钱，三七参二钱，陈皮三钱。如胃出血多者加当归身四钱，黄芪五钱，生地炭四钱，白及四钱，去木香。

治胃溃疡或十二指肠溃疡，经常作疼吐水，处方如下：

西大黄微炒、乌贼骨五钱，三七参三钱，炒玄胡四钱，炒鸡内金五钱。为细末，水法为小丸，每服一钱至一钱半，开水送下，每日两次。

治脾胃虚弱，不思饮食，单方如下：

鲜鲫鱼一条重七八两，白胡椒七个（研），葱白三寸，生姜七片。煮熟食饮汤。

治大人小儿时常吐水作泻或烂嘴，方如下（成人量）：

炮姜炭一钱，制附子片一钱，川椒四钱，苍术炭一钱半，白术一钱半炒，吴萸连各七钱，玉米四钱，炒黄柏一钱，半夏二钱，山药五钱，云苓五钱，通草二钱，灶心土一钱。

大红枣里的新发现

大枣，不仅是滋补佳品，而且也是一味传统中药，具有补脾益胃、养心安神、缓和药性等功效。据研究表明，大枣含有糖类、蛋白质、氨基酸、维生素A、维生素B_2、维生素C以及钙、磷、铁、镁等元素，而这些成分正是人体新陈代谢所必需的物质。随着人们对大枣药理作用的深入研究，又开拓了一些新的用途。如过敏性紫癜，用西药治疗，需三四个星期才能奏效，且容易复发，而改用红枣煎服，每次十五个，一日三次，大都在四天内即能痊愈；对急慢性肝炎或肝硬化患者，每晚临睡前服红枣花生汤（红枣、花生、冰糖各三十克），一个月为一个疗程，降低转氨酶的作用颇为显著。

近几年来，国内外科学家对大枣产生了浓厚的兴趣，原来他们在研究中发现大枣含有一种神秘的物质，名叫环磷酸腺苷（简称 cAMP）它在人体细胞中起着重要的生理调节作用，如能增强心肌收缩力，扩张冠状血管，抑制血小板聚集，可用它治疗冠心病，有效率为百分之九十点八，但维持时间较短。有人做了这样一个试验，将一定量的 cAMP 加到肿瘤培养液中，这时正是在疯长恶变的癌细胞居然停止了生长，甚至还能"改邪归正"转变为正常细胞，但另一些不敏感的癌细胞则仍在继续生长，尽管如此，人们还是看到了曙光。

最近，科学家又从大枣中发现一种与 cAMP 作用相反的物质，叫作环磷酸鸟苷（简称 cGMP），它们在人体内保持着一定比例，如果失调或比值下降，即会患病，如过敏性哮喘便取决于这种变化，若能提高 cGMP 的水平，即可使支气管平滑肌松弛，而起到平喘作用。很多药物之所以能奏效，也是通过调整二者的比例实现的。

耐人寻味的是，cAMP 与 cGMP 这一对矛盾竟与中医的阴阳学说还有着不解之缘。有人认为它们是这一学说的物质基础，甚至明确提出 cAMP 属阴，cGMP 属阳。像牛皮癣是一种阴阳失调的疾病，据测定证明，其上皮细胞较周围正常细胞的 cAMP 较高，而 cGMP 偏低，故导致细胞的异常增生。经试用 cAMP 治疗，确能收到"调整阴阳"的良好效果。

由此可见，cAMP 与 cGMP 即是细胞中的重要成分，又是众多药物发挥作用时的"桥梁"，再则其本身也能治病，而在大枣中二者同时并存，含量极为丰富，这样给人们以新的启示，可从大枣入手，为创制独特的药物开辟途径。

治胃下垂，用复方六君子、理中、益气三方加减，方如下：

黄芪四钱，野党参三钱，当归身三钱，炒白术三钱，陈皮三钱，半夏三钱，升麻二钱，柴胡二钱，炮姜一钱，制附子片二钱，内金三钱，菟丝子四钱，云苓五钱。

治一切胃疼气滞寒凝或饮食积聚，丸药方：

上沉香、广木香、白檀香、制香附、砂仁、炒二丑、炒川朴、半夏、炒玄胡、糖灵芝、制乳没、青陈皮。共为细末，水法为小丸，每服二钱，开水送下。

治寒气结滞胃疼方：

红枣一个去核，白胡椒十个包枣内，慢火烧焦。研细末，姜茶送下，一次服完。

治胃寒气滞，作心吐水或胀疼，外用方如下：

葱连须半斤，萝卜二斤，姜二两，麸子一碗。共炒极热，加醋，用布包好，暖之，防止烫，凉了再换，再暖。

治胃寒作心吐水单方：

核桃两个，慢火微烧，打开食之。

又方：

炒芝麻随即食之。

治胃满作胀吐水，俗说作心，用此单方：

灶心土、烧姜三钱，老豆蔻二钱，炒川朴三钱，木香二钱。煎服。

治因怒气伤肝，乘肺传大肠，以致肠鸣，气走有声，二便或闭，或胸腹胀满：

白术三钱，云苓五钱，青陈皮各三钱，半夏三钱，川朴三钱，木香二钱，麸四钱，苏子二钱，丝络四钱，炒枳壳二钱，制香附三钱，六曲炭四钱，郁金四钱。

治愈孙某某胃出血过多，便隐血，以致贫血，面黄心跳，有时胃疼，食欲不振，脉虚弱无力，宜补虚健胃止血之剂方，如下：

白干参二钱，三七参二钱（研末，冲服），归身四钱，云苓四钱，地榆炭四钱，白术三钱，阿胶三钱，生地炭四钱，黄芪、炒白芍五钱，白及四钱，丹皮三钱，乌贼骨四钱。

此方服三剂血止各症状好转，仍有头晕身倦，改方如下：

上方去三七参、丹皮、白及，加龟板胶三钱，山萸肉三钱，山药四钱，鸡内金三钱。

此方服五剂痊愈出院。

治愈马刘氏胃出血，症状同上，出血多胃疼重方如下：

白干参三钱，三七参二钱（研末，冲服），归身四钱，丹皮三钱，炒白芍四钱，生地炭五钱，上阿胶四钱，大小蓟炭各三钱，云苓四钱，乌贼骨四钱，白及四钱，龟板胶四钱。

此方服两剂血止疼减，仍有心跳食欲不振，改方如下：

原方去大小蓟炭、丹皮、三七参，加佛手三钱，炒白术三钱，柏子仁三钱，丹参三钱。

此方服四剂痊愈出院。

治愈曹某某，胃肠出血，吐泻之血，每次有一碗多之许，血发紫色，有血块颇称沉重，诊治时右寸之脉浮大中空按之无力，乃芤也。口干烦躁不安似有脱象，因身心过劳身虚兼伤，血热妄行，治宜补虚，凉血止血固气之法，宜四生饮，加补血止血之剂方如下：

生地炭五钱，柏叶炭三钱，云苓四钱，白及片四钱，丹皮三钱，炒豆花四钱，地榆炭三钱，山药、西洋参二钱，莲子、阿胶三钱，海螵蛸四钱，三七参二钱。研末冲服，此方服两剂吐泻血均止。

复诊仍有虚弱，食欲不振。

又处一方，补此类健胃以善其后，方如下：

西洋参二钱，茯神四钱，炒白术二钱，山药二钱，莲子五钱，炒白芍三钱，当归身三钱，金石斛三钱，生地炭四钱，远志三钱，龟板胶三钱，炒谷稻芽各三钱。

此方服四剂痊愈出院。

胃寒气滞，温痰郁结，胃功能失调，清气不升，浊气不降，形成呃逆、连声不止，治宜调气健胃、化湿、降逆之剂，处方如下：

旋覆花五钱，煅赭石五钱，清半夏四钱，丁香一钱半，陈皮三钱，上沉香、木香二钱，炒川朴三钱，川牛膝三钱，杷叶四钱（去毛，姜汁炒），柿蒂五钱。如偏寒者加砂仁三钱；如兼热者加炒黄连二钱。

治久病气虚、消化不良、有时胃疼，呃逆发作时，声音低、饮食减少、不能安眠，方如下：

太子参三钱，炒白术三钱，云苓五钱，半夏四钱，陈皮三钱，广木香二钱，丁香、子蔻仁二钱，双花四钱，煅赭石五钱，上沉香□，柿蒂五钱（为引）。如寒大者加干姜二钱。

肝胃有热、胃火上逆、舌干苔燥、心烦不安、脉数有力、呃逆一连数声不止，治宜清热、降逆、调气，方如下：

川黄连二钱，鲜石斛五钱，鲜竹茹四钱，生赭石面、半夏四钱，郁金三钱，炒苏子三钱，青陈皮各三钱，旋覆花五钱，丁香一钱，降香三钱。

呃逆偏湿者，有时发作数天不愈、舌苔白厚腻，治宜芳香化浊利湿、降逆之剂，方如下：

清半夏四钱，丁香二钱，白蔻三钱，□草二钱，玉米五钱，广木香二钱，旋覆花五钱，煅赭石五钱，云苓、陈皮三钱，佩兰二钱，炒枳壳二钱。

附：嗝 噎

嗝噎翻胃初起即是胃病，遂用逍遥散加黄连一钱服下立治，逍遥散能疏通肝木，补脾胃之土，黄连清心热，无枯燥之患。治不得当，土燥而水涸，肾水既结，大肠庚金运水之幽门渐渐细小，水运不通。饮食入胃，气不下运必攻而上吐。

治法：不治上而先治下，用熟地、山萸肉峻补肾中之水以宁心，归身补肝。清心补金生水，玄参清肾中浮游之火。芥子、陈皮祛胃中之老痰，云苓通心交肾，大肠得水相资，通道既宽，舟楫无碍，水火既济，气血充畅，不治胃而胃自疗。

治嗝噎初得，食下即吐或食不下（如系湿寒气滞服之有效），方如下：

金沸草四钱，煅赭石五钱，半夏三钱，陈皮三钱，砂仁二钱，上沉香一钱，玉米五钱，生杷叶三钱（去毛），炒黄连一钱半，炒川朴二钱，通草二钱。

此病有气嗝、痰嗝、湿嗝、酒嗝、年老嗝食，得此病难治。

治嗝噎方：

黄牛乳加白糖，温热服。日服两三次，每天服之能食人乳更好。

治梅核气，嗝噎及喉中结核，如梅杏样、时有时无，西医又说慢性咽炎，方如下：

半青半黄梅杏两个，每个梅杏用大盐二两，盐少不效，腌一日夜晒干再腌再晒，盐水尽完为止。用大铜钱三个，夹盐梅两个，用火麻细线扎紧，装瓷罐内封口埋地下一尺余深，朝阳处，百日取出。如遇患者，每用盐梅一个，分三四次含口内，饮汁，数次效。陈一年再用为最好，越陈越好，俗说药梅子能治梅核气和喉痹均效（癌症无效）。

治梅核气嗝噎泡酒方：

上沉香二钱，广木香三钱，制乳没各二钱，山豆根五钱，桔梗三钱，川连二钱，上血竭二钱，清半夏三钱，方儿茶二钱，六曲炭三钱，炒麦芽三钱，子蔻仁二钱，陈皮三钱，苏梗二钱，荞麦秸炭五钱。共为粗末，好明流酒三斤，药与酒共放瓷瓶内，加温后泡。随忌服之。

治嗝噎，食道癌方：

大枳壳两个，西月石二钱，梅片一钱。将月石、梅片放枳壳内用火麻线扎紧，用新砂锅小火煎数滚服之。服后再用苏子降气汤连服三四剂。

治嗝噎，食后即吐（又说倒食），方如下：

大刀豆一个，瓦上焙焦研末，黄酒冲服。

治嗝噎，不能食、大便干，方如下：

西大黄三钱，用姜汁炒黑色陈仓米一撮，葱白五寸，煎服。

又方：

六君子汤加丁香一钱，半枝莲五钱，上沉香一钱，木香二钱，鸡内金五钱。

又方：

观音救苦丸，每服五钱，开水送下。

又方（得隔丸）：

川朴三钱，枳壳二钱，西大黄三钱，木香二钱，青陈皮三钱，当归三钱，党参三钱，桃仁三钱，槟榔三钱，半夏三钱，炮甲二钱，丹参五钱，全蒌一个。

治食道癌方：

公英一斤，金银花者创地下之根，有如蛋大，瓦上焙干为末，每服一钱，黄酒冲服。

治类嗝噎，反胃作呕，不能饮食（此病系肾阳火衰不能化气所致），方如下：

熟地四钱，山药四钱，云苓四钱，山萸肉三钱，丹皮三钱，泽泻二钱，紫油桂一钱半，制附子二钱，砂仁二钱，川牛膝二钱，陈皮三钱，五味子一钱半，鸡内金三钱。

治急性腹疼、胃穿孔、严重腹疼、作胀或呕吐，中医西医配合治疗，西医补液下胃管，胃汤减压用中药，方如下：

银花二两，大青根二两，白芍二两，黄芩四钱，炒地榆五钱，川朴五钱，乌贼骨二两。煎服。如患者身体不虚弱，亦可加西大黄二两，元明粉五钱（冲服）；如腹疼重者亦可加炒莱菔子四钱，广木香二钱；如病重可与上方同煎服有效，此方能服一至二剂，服后大便能泻两三次，疼止胀消仍服第一方，加炒枳壳三钱或西大黄减半可服一至二剂；如不疼不胀或气虚仍宗第一方，加野党参三钱，山药四钱；如服第一方加西大黄元明粉不泻西大黄可用，治疗此病效力很好主要靠西医配合。

治肠梗阻缓下剂方：

当归、赤芍八钱，西大黄五钱，槟榔三钱，枳壳三钱，地丁三钱，公英三钱，芒硝四钱，川朴四钱，没药三钱，大青根五钱。

治肠梗阻急性腹疼、大便不通、腹胀作呕，宜先用润便缓下剂，方如下：

当归五钱，全蒌一个，郁李仁五钱，麻仁五钱，冬瓜仁五钱，川朴四钱，没药二钱，桃仁三钱，枳实三钱。煎服，加香油、蜂蜜冲服。如病重身体不弱，亦可加西大黄一钱，分两次服；如不用油蜜亦可加元明粉五钱（冲服），莱菔子四钱，与上方同煎服。

治肠梗阻攻下方：

西大黄、川朴、枳壳四钱，莱菔子五钱，槟榔、芒硝八钱（冲服），郁李仁五钱，麻仁五钱，当归五钱，瓜蒌仁皮各五钱。西医配合输液胃肠减压，胃管内注入中药。

治肠梗阻单方：

纯净花生油半斤，一次服完或加蜂蜜，加温服之。

治阑尾炎或阑尾化脓肿疼方（肠痛方）：

金银花、连翘五钱，丹皮四钱，败酱草、公英五钱，地丁五钱，桃仁三钱，红花三钱，生地榆八钱，当归四钱，赤芍三钱，玉米五钱，冬瓜仁五钱，大贝四钱。如化脓加乳没各三钱；疼重加川楝子五钱；如热大加大青根五钱，西大黄五钱。

第六节　赤白痢

痢之为病，由于湿热蕴积，结滞于肠胃之中，多发生于暑天郁蒸之时，或夏末秋初之间，其他时令亦有之，所见不多，因感水湿雨露之气或生冷油腻之物，或时令不正，以致发生此病，赤白相兼，如血如脓重者，如屋漏水里急后重，欲去不去，欲止不止，一日夜下痢数十次，古人有言，痢疾无补法，泄泻无泻法。治痢有四大禁忌：一忌温补，二忌攻下，三忌发汗，四忌分利。宜清湿热导滞气，共病自愈，处方如下：

焦山楂五钱，炒枳壳三钱，槟榔三钱，车前子三钱，甘草三钱，老木香三钱。煎服，古成方当归、白芍各三钱，莱菔子一钱。

服原方分量也很好。

治赤痢里急后得下如脓血方：

白头翁四钱，全当归四钱，炒银花四钱，广木香二钱，川黄连二钱，炒枳壳二钱，生白芍四钱，焦山楂五钱，条芩三钱，白豆花三钱，炒椿根皮四钱。煎服。

治白痢方：

炒川朴二钱，焦山楂四钱，炒槟榔三钱，炒白芍三钱，全当归五钱，炒枳壳二钱，砂仁一钱五分，广木香二钱，川黄连五分，炒吴萸一钱，炒莱菔子三钱。煎服。

治久痢不愈，有时腹疼，下痢赤白，服此方：

炒椿根皮四钱，薄橘红三钱，怀山药四钱，炒白芍四钱，炒吴萸连各七分，砂仁二钱，炒罂粟壳二钱，煨广木香一钱，云苓四钱，石莲子三钱，禹余粮二钱。煎服。

治红白痢外用方：

巴豆一个去皮，绿豆三个，胡椒三个。布包打碎，用圆红枣两个去核共捣为饼，贴脐上，痢止去药。

治小儿痢疾方：

焦山楂二钱，生豆花二钱，广木香五钱，莲子二钱，炒川朴根七钱。如红痢多加白芍一钱半，吴萸二钱，炒川黄连八钱；如白痢多加槟榔一钱，川黄连二钱，吴萸五钱，此方分量适合一至两岁。

治水泻方：

用五钱茶叶（绿茶较好）煮成浓液，日服数次。

又方（成人量）：

山楂一钱切片与红糖煎水，日服两次。

热性毒痢（又称菌性痢），所下之物如鱼肠或似血水，里急后重，下坠腹疼，湿热重，不思饮食，有时作呕，治宜清湿热解毒消导之剂，方如下：

炒金银花二钱，川黄连二至三钱，黄芩四钱，白头翁四钱，白芍四钱，当归五钱，木香三钱，焦山楂四钱，川朴三钱，枳壳三钱，地榆炭三钱，桃仁二钱，黄柏三钱，丹皮三钱。

多年以来用此方治愈热毒菌痢有数十例，服药一至二剂有效，见轻后再随症加减，去黄柏、丹皮、地榆炭、桃仁，加豆花三钱，陈皮三钱，山药四钱。

治白痢疾方：

炒川朴三钱，焦山楂五钱，槟榔四钱，木香二钱，砂仁三钱，炒莱菔子二钱，炒白芍四钱，当归三钱，炒豆花三钱，玉米四钱，云苓五钱，罂粟壳三钱，红糖五钱（为引）。此方治白痢湿寒重者所下白黏液，下坠落腹疼加炮姜一钱半。

治久痢不愈方：

建乌梅七个，炒罂粟壳四钱。水煎，加红白糖服之。

治下痢脓血久治不愈，里急后重，方如下：

炒椿根皮五钱，松萝茶三钱，槟榔三钱，橘红三钱，炒青皮三钱，木瓜三钱，炒川朴三钱，炙莲叶五钱。

治红白痢疾里急后重，多天不愈，服此方：

炒川朴根三钱，焦山楂一钱，炒玄胡二钱，广木香二钱，炒银花一钱，白芍五钱。煎服。如白痢，用红糖五钱，加槟榔四钱；如红痢，用白糖五钱，加川连二钱。

治多年痢疾（名休息痢），久治不愈，腹疼下脓血兼流黄浆，日久不愈，此系平时爱食冷茶水、酒所致，单方如下：

活黄鳝去肠杂，切断放瓦上焙枯成炭，研细末，每服三钱，红糖、陈酒加开水送下，数服痊愈，老幼均效，忌食生冷。

治痢疾多年不愈，下痢乍白乍红、乍轻乍重，每日多次，有时下坠落服药不效，用此方：

鸦胆子去壳，用桂圆肉包好，大人每个桂圆肉包鸦胆子三粒，多则七包少则五包，小儿每包减半，空心开水送下，服后随意食干饭，吃饱也不妨碍，隔日再服一次，忌食生冷，戒腥荤、烟、酒三个月永不再发。

治愈孙某患疾病下痢红白里急后重，每天十余次，三年多不愈饮食减少，面黄消瘦，处方如下：

炒豆花四钱，炒银花四钱，怀山药五钱，炒白芍四钱，老木香二钱半，广陈皮三钱，净归身三钱，建莲子一钱，云苓五钱，炒椿根皮四钱，炒吴萸连各一钱，乌梅三钱。如下痢白脓属虚寒者也可服理中汤加健脾，泻有效，此方三剂效。

治久痢不止方：

大蒜捣烂，敷两足心或贴脐中。

又方：

真乌梅五钱，煎服，加红白糖冲服。

治脾胃虚弱消化不良泄泻方：

炒白术四钱，云苓五钱，泽泻三钱，猪苓三钱，砂仁二钱，陈皮三钱，炒山药五钱，炒扁豆四钱，桂枝二钱，莲子四钱，煨诃子三钱。如湿重加炒玉米五钱；如因伤食加焦山楂四钱，建曲三钱；如胃满作呕加炒川朴三钱，半夏三钱；如气虚加党参三钱。

治伤暑泄泻方：

香薷三钱，扁豆五钱，山药五钱，木瓜三钱，猪苓三钱，西滑石四钱，甘草二钱，云苓五钱，炒白术三钱，乌梅三钱，泽泻三钱，玉米四钱。如胃满腹胀加陈皮三钱，砂仁三钱；如有热泻有黄水加川黄连二钱，鲜莲叶一张。

治脾肾虚泻至黎明要泻一二次微有腹疼方：

煨豆蔻三钱，炒吴萸二钱，炒补骨脂三钱，五味子二钱，莲子八钱，怀山药四钱，炒白术三钱，云苓五钱，炒罂粟壳三钱，砂仁二钱，煨诃子三钱，芡实五钱。如寒大者加紫油桂一钱半。

治虚寒作泻久治不愈，食欲不振，方如下：

野党参三钱，炒白术三钱，云苓四钱，炒山药一钱，炮姜一钱半，砂仁三钱，炒罂粟壳三钱，煨豆蔻三钱，五味子二钱，莲子四钱，乌梅三钱，赤石脂三钱。

治久泻脾虚服药不效，用此方：

土炒白术四钱，土炒山药一钱，煨诃子皮四钱，酸梅三钱，炒罂粟壳四钱，炒石榴皮三钱，五味子二钱，灶心土一钱。

治久泻不止方：

炒车前子四钱，炒白术五钱，炒山药一钱，炒诃子皮三钱，炒罂粟壳三钱，炒秫子（即高粱）一钱。煎服。

治痢疾，不论先寒后热或先热后寒服之均效，方如下：

川常山五钱，槟榔四钱，炒草果仁一两三钱，制首乌四钱，灵仙三钱，野党参四钱，柴胡三钱，黄芩三钱，半夏三钱，青皮三钱，云苓四钱，白术三钱，甘草二钱，酸梅三钱，黑豆一钱（为引）。如久痢加鳖甲五钱；如热重加知母三钱。

治截痢疾方：

炒草果仁一钱半，槟榔三钱，知母三钱，乌梅三钱，甜茶三钱，川常山四钱，大贝三钱。

治痢疾不愈方：

野党参四钱，首乌四钱，炒草果仁一钱，牡蛎四钱，乌梅七个，槟榔四钱，常山四钱，黑豆一钱，红糖一两（冲服）。

治小儿痢疾久不愈用此单方：

青鱼（又名鳖）一个，煮熟食之二三次数。

第七节　腹　痛

腹疼辨证：肚脐上疼者食也，或气沸作疼；如脐下疼，手按之不疼，或其疼多急，或疼如刀割，或吐或泻，或疼甚觉有冷气，皆寒疼也。如按之更疼，冷物慰之不疼或自下而上疼，虫疼也，或痞块疼，如闻煎炒食物气更疼或疼时呕吐青水，或口作渴亦虫疼也。

治酒积腹疼方：

广白蔻二钱，田螺壳二钱，炒葛根三钱，炒二丑四钱，炒槟榔三钱，制香附四钱，炒小茴三钱，茵陈三钱，全当归三钱，广陈皮三钱，广木香二钱，西大黄五钱（酒浸后入），炒川朴二钱。

治湿寒气滞腹痛大便不通丸药方：

制乳没各二钱，血竭花二钱，炒槟榔三钱，巴豆霜二钱（去油），广木香二钱。共为细末，水法为小丸，每服五分，开水送下。

治血分受寒腹痛及妇女寒气凝滞行经腹痛均效方（孕妇忌服）：

制香附四钱，炒玄胡二钱，炒川朴二钱，桃仁二钱，均青皮三钱，炒小茴三钱，炒灵芝二钱，全当归四钱，红花二钱，吴萸二钱，广木香二钱，紫油桂一钱，炒川楝四钱。煎服。

治房事后腹痛方（外治）：

大葱连须三斤，萝卜三斤，生姜四两。打碎共炒，布包分两次熨脐，换脐熨三四次愈。

治男女房事后食生冷受凉腹疼，腹部冰凉，按如坚石，脉象沉迟或四肢厥逆，或无脉疼痛不安，可服此方：

炒吴萸二钱，全当身四钱，炒小茴三钱，紫油桂二钱，炒川朴二钱，炒玄胡三钱，制附子片二钱，炮姜炭二钱，炒补骨脂二钱，炒香附三钱，桃仁二钱，炒槟榔三钱，广木香一钱五分。煎服。

治久泻不止或脾肾虚泻有时腹疼方：

煨豆蔻二钱，炒白术三钱，炒吴萸一钱，炒诃子皮三钱，炒玉米四钱，五味子一钱五分，炒补骨脂二钱，天云苓四钱，怀山药四钱，砂仁二钱，炒米壳二钱，建莲子四钱。煎服。

治男女老幼一切胃腹脐部疼痛不止用此单方：

用食盐一大碗，炒极热用布包好，熨疼处防止热烫，凉了则炒。换三四次即愈，盐走血分，最能软坚止疼，肠梗阻无效。

治男女老幼一切心腹胸胁小腹疝或瘀血作疼，此方调气散滞止疼并治心绞痛，方如下：

炒灵芝、炒蒲黄七钱，元胡、广木香四钱，制没药五钱，炒二丑、香附八钱，郁金五钱，均青皮五钱。共为细末，用好醋加水一半煮透为小丸，每服二钱，开水送下，每日二次。

治肚腹受寒或食生冷，寒气结滞，疼痛不已，命在须臾，迟则难救。此病因下部虚损真阳不足，命门火弱，所致急服，回阳散寒之药其疼自止，方如下：

制附子三钱，均干姜一钱半，炒吴萸珠二钱，紫油桂二钱。研末冲服，每服二钱，开水送下。

治心胃虫疼，滴水入口即吐，或饮水不止或吐清水皆是虫疼，方如下：

鲜葱白汁一杯饮下，随饮香油一杯，少顷即愈，虫化为水。

治男女阴症（又称阴症伤寒），腹疼厥逆，方如下：

干姜五钱，母丁香十个，白胡椒三十粒，白矾三钱。共为末，醋为丸，男左女右，手握药丸放脐上，丹田汗出为效，加麝香三分更好。

治结核性腹膜炎，疼胀不严重，腹部紧胀，方如下：

夏枯草、大青根、金银花五钱，连轺三钱，内金四钱，大贝四钱，木香二钱，青陈皮各三钱，川朴三钱，元毛四钱，当归四钱，丝络四钱，建曲三钱，川楝子五钱，全蒌□。如有热，加地骨皮四钱。

治寒中三阴（又名阴症伤寒），腹疼欲死，外用方如下：

白胡椒四十九粒，连须葱头四十九个，共捣如泥加百草霜一撮，再捣均分两块摊布上，贴脐用布固定。

治寒气结滞腹胀疼痛，大便不通方：

制乳没各四钱，血竭花二钱，槟榔五钱，木香三钱，元胡四钱，巴豆四钱（去壳，去油）。共为细末，水法为小丸，每服五至七分，开水送下，不效再加少许。

治身受寒热或食后劳动或多食不消，以致大便闭结不通、小便短湿，腹胀疼痛难忍，不叫摸按，腹部坚硬如石可用承气汤加减泻之，方如下：

西大黄、炒枳实四钱，川朴根三钱，槟榔三钱，桃仁三钱，木香三钱，元明粉四钱（冲），炒二丑七钱。

治寒气凝滞腹疼胃满或妇痛经方：

制香附四钱，炒元胡三钱，川楝子四钱，炒小茴二钱，青皮三钱，木香二钱，川芎二钱，当归三钱，桃仁三钱，红花二钱，灵芝三钱，官桂三钱，炒川朴三钱，没药二钱。如寒大者加炒吴萸二钱。

治酒积腹疼方：

广白蔻三钱，田螺壳三钱，炒槟榔三钱，炒小茴三钱，炒吴萸二钱，炒川朴三钱，炒葛根三钱，木香二钱，炒二丑五钱，炒西大黄五钱，乌药二钱，官桂二钱。

治阴症受寒（又名夹色伤寒），重者男子肾囊内缩、女子乳头内缩，外用方：

生姜半斤，大葱一斤，萝卜二斤，全切碎炒半热放碗内，用布包两包放肚脐熨之，凉了再换再熨。

治阴症伤寒服药方：

炒白术、炒吴萸珠三钱，上肉桂三钱，丁香一钱。

治严重的阴寒症，很快就要伤亡，用此方：

高丽参三钱，炒白术、制附子片五钱，炮姜五钱，紫油桂五钱。

治寒中三阴，阴症伤寒，腹内急热、四肢厥逆、无脉、口紧失声、唇青、男子肾萎缩、女子乳头缩，或男女交合后气绝疼症，急用葱熨脐方：

连须葱白二斤微捣，炒热分两包，轮换熨肚脐下，久久俟暖气透入自愈，并用葱白三寸，酒煎服灌之阳气即回，此华佗救急方也。

治寒气结滞、腹胁阵发性疼痛，有时骤然发作，方如下：

制香附四钱，炒灵芝三钱，炒木香三钱，炒枳壳三钱，炒玄胡三钱，青陈皮各三钱，炒川朴三钱，炒小茴三钱，制没药三钱，炒川楝子五钱，焦山楂、炒麦芽三钱，槟榔五钱。

治虫疾腹疼，乌梅丸加减方：

建乌梅、川椒二钱，细辛一钱，制附子片一钱半，槟榔五钱，木香三钱，川黄连一钱半，黄柏二钱，炒玄胡三钱，野党参三钱，全当归三钱，桂枝尖一钱半，甘草二钱。

第八节　膨　症

鼓胀辨证：手指按之下陷不起者，水鼓也；按之随手即起者，气鼓也；周身老黑色皮肉有紫黑色斑点者，血鼓也。身大热如火者难治，身发寒如青者难治，四肢发黑者难治，腹胀脉大心绝者难治，阴茎肿者难治，唇黑脾绝者难治，缺盆平心绝者难治，手足心平肾绝者难治，肚脐翻突肺绝者难治，泻后有青筋起来难治，大便滑泻者难治，周身有破皮者难治，先起于四肢后归腰腹者难治。先起于腹后散手四肢者易治。

治水蛊方，手指按之，下陷不起者，处方如下：

雄猪肚一个去净内垢，老丝瓜半条，土狗子十个，小黑公牛粪一泡，紫背浮萍一个。以上各药共装肚内，以麻线缝好，放新砂锅内加水用桑柴火煮烂去净浮油，煮好去药，将肚湿水洗净用竹刀切片，仍入原汤中，再加赤茯苓皮、大腹皮、生姜皮、陈皮、生桑皮各三两，甘遂（面包煨）、大戟（面包煨）、芫花（醋炒）各三钱，文武火再熬数流通滚，原汁熬到约有一大碗，将药渣去净，猪肚与汁分两次服完，听其自泻，其水由大小便出，其蛊自消，服药之后，须照法忌盐酱一百二十天，每月以秋石代盐。

治水蛊外用方：

大田螺四个（去壳），大蒜五个（去皮），车前子三钱。共为细末，为饼，贴脐中以带缚定，水从小便出，渐消。

治水蛊又外用方：

商陆根二钱，葱白三钱，捣烂贴脐上，日满开盐法，鲫鱼一斤，食盐一斤半，用黄泥包好，慢火煅一周时，去泥，鱼盐共研细，将此盐用完再食生盐。

治气蛊，按之随手即起者，处方如下：

雄猪肚一个（去净内垢），大癞蛤蟆一个，拣砂仁一钱（研），老丝瓜半个，破烂鼓皮一块（手大），紫背浮萍一钱（烧焦）。以麻线缝好，入新砂锅内加水，用桑柴火煮烂，去净浮油，照治水蛊煮法煮好去药，将肚洗净用刀切片，仍入原汤中，再加紫油柱、台乌药各五钱，鸡心槟榔、枳壳、大腹皮、上沉香各三钱，芫花（醋炒）、大戟（面包煨）、甘遂（面包煨）各二钱，冰片二钱，研细，用文火再熬滚，原汁熬至约有一大碗，将药去净，猪肚去汤分为两三次服完，梅片、沉香二味研末后入，不宜见火，临服时和猪肚并食之，服后大便泻下为效，其蛊自消，忌盐，照前水蛊开盐法。

治气蛊又方：

内金三钱，拣砂仁三钱，上沉三钱，陈皮五钱。共为细末，每服二钱，姜汤送下。

治气蛊又方：

大癞蛤蟆一个，砂仁不拘多少。为末，将砂仁装蛤蟆内，令满满，缝好口，用黄泥封固，炭火煅红去泥，冷凉研末，分三天服完或每服亦可，陈皮、香附各二钱，煎水送下，并治小儿疳积亦效。

治血蛊，周身老黑色，内有紫黑斑点者，处方如下：

雄猪肚一个去净内垢，茜草一钱，雄鸡屎四钱（炒焦），紫背浮萍一钱，老丝瓜半个。各药共装肚内，用麻线缝好，照前水蛊煮法煮好去药将肚用刀切片，仍入原汤中，水蛭二钱（烧枯存性），干漆三钱（煅至烟尽），炒□虫、真花蕊（石研）、上血竭各三钱，红花、降香各五钱，甘遂（面包煨）、大戟（面包煨）、芫花（醋炒）各二钱，照前文火煮好去药食肚饮汤分为二三次服完，服后以大便下黑水为效，其蛊自消，忌盐一百二十天，照前法开盐。

治各种鼓胀方：

轻粉二钱，巴豆四钱（去壳去油七次），生硫黄一钱。共研细末成饼，以棉花片敷脐上，每天两次。

治心腹胀满及不服土方：

苍术炭二钱，陈皮三钱，川朴五钱，半夏三钱，合香二钱，枳壳二钱，香附三钱，大腹皮三钱，建曲三钱，乌药二钱，甘草一钱，砂仁二钱，木香二钱，姜三片，枣二个，灶心土三钱。煎服。

治肿胀胃满，小腹冷疼，属于虚寒者用此方：

炒苍、白术各三钱，木香二钱，川朴二钱，砂仁二钱，黄芪三钱，制附子一钱，干姜一钱半，椒目二钱，葶苈子三钱，泽漆三钱，陈皮三钱，大腹皮四钱，桑皮四钱，云苓皮四钱。

治胀满及单腹胀方：

野党参三钱，云苓五钱，白术四钱，广陈皮三钱，木香二钱，砂仁二钱，川朴三钱，大腹皮四钱，泽漆三钱，猪苓二钱，槟榔三钱，青皮三钱，山药五钱，二丑七钱。

治伤食胀满方：

藿香二钱，砂仁三钱，川朴三钱，云苓四钱，苍术炭三钱，枳实三钱，青皮三钱，陈皮三钱，木香二钱，麦芽三钱，山楂三钱，丝瓜络四钱，内金三钱。

治脾肾虚弱，心腹坚胀，四肢浮肿，小便不利，虚寒者用此方：

制附子片二钱，紫油桂一钱半，木香二钱，川朴二钱，椒目二钱，陈皮三钱，泽漆三钱，砂仁二钱，白术三钱，云苓四钱，大腹皮五钱，薏苡仁五钱，车前子四钱，黄芪四钱。

治浊气胀满胁疼方：

川术三钱，木香二钱，苍术炭三钱，草豆蔻二钱，建曲三钱，香附三钱，枳壳二钱，大腹皮四钱，当归三钱，泽漆三钱，青皮三钱，干姜一钱半，广陈皮三钱。

治血鼓、虫鼓、单腹胀方：

白术一钱，雷丸三钱，白薇三钱，甘草一钱，槟榔四钱，陈皮三钱，西大黄五钱，丹皮四钱，二丑六钱，莱菔子四钱，红花二钱，桃仁二钱，当归一钱。

泻后再服药，处方如下：

野党参三钱，云苓五钱，白术四钱，山药二钱，薏苡仁一钱，陈皮三钱，甘草一钱。煎服。

治单腹胀、鼓胀、虚中兼滞，胸膈闭塞，四肢消瘦，腹胁隐疼，处方如下：

高力参五钱，库黄芪一钱，云苓一钱，炒白术一钱，苍术炭八钱，陈皮八钱，半夏七钱，制香附八钱，炒山楂肉八钱，炒薏苡仁八钱，酒白芍八钱，川连四钱，苏子五钱，莱菔子五钱，上沉香二钱，广木香五钱，均干姜三钱，泽漆七钱，炒草豆蔻四钱，炒川朴五钱，中等瓜蒌两个。制瓜蒌法：将瓜蒌两个切去盖去仁，用川椒四钱，与蒌仁和均分装瓜蒌内，仍盖好，用纸糊再用黄胶泥包好，慢火煅至烟尽，俟冷去净泥用药。以上共为细末，另用荷叶三大张，大腹皮一钱，煮黄米二钱，煮数滚去荷叶，大腹皮用黄米为丸，如桐子大，每服三钱，开水送下，每日两次。

治胸满腹胀，因脾土衰弱，肝木气旺，木来克土故也，甚至身面黄肿亦有不黄肿者，宜健脾培土之剂，方如下：

苍术三钱（用淘米水泡一日一夜，晒干炒透，成炭存性），拣砂仁一钱，甜酒曲二钱，姜川朴根一钱，甘草五钱，皂矾三钱（醋泡晒干，隔纸煅存性）。共为细末。泡好面馍加醋少许为丸，每服三钱，开水加酒半杯送下，日服二次。

治各种鼓胀及单腹胀、蜘蛛痞蛊四肢消瘦处方如下：

甜大云二钱，红枣半斤，青矾半斤共入罐内，慢火煅至烟尽，炒麦芽一斤，香附一斤（童便制）。共为细末，食馍为丸，如桐子大每服三十丸，开水送下，每日两次，忌盐腥冷。

治气鼓肿胀腹水方：

甘遂五钱（面包煨），二丑一钱，葶苈子五钱（微炒），上沉香三钱，毛珀四钱，内金四钱，炒川朴根四钱。共为细末，水法为小丸，每服一钱，开水送下，效。

治单腹胀方：

鲤鱼一条重半斤之谱，巴豆十四个，不去皮，鱼去肠鳞，将巴豆装鱼肚里用水煮，不用盐，煮好去巴豆，吃鱼服汤。

治单腹胀外用方：

西月石五钱，阿魏五钱，干酒半斤，中等猪尿泡一个（羊尿泡一个亦可）。将二味为末，纳入猪尿泡内，再加干酒扎紧口。用法：将装好的猪尿泡令患者仰卧，用带缚于患者脐上药酒慢慢吸收完腹胀自消。

治气蛊胀满，腹胀如鼓，方如下：

莱菔子二钱（研末），再加鲜白萝卜三斤，与莱菔子共捣烂取汁，将砂仁一钱浸汁一夜捞出晒干（再浸再晒七次为度），再加陈皮一钱，鸡内金一钱，上沉香三钱。同砂仁共为细末，每服二钱，米汤送下。

治一切诸气为病，肿胀疼痛，宜木香流气饮，处方如下（单腹胀鼓胀参考方）：

即六君子汤加沉香、木香、丁香、肉桂、香附、草果、紫苏、青皮、川朴、枳壳、槟榔、文术、大腹皮、木瓜、木通、大黄、白芷、寸冬。

治单腹胀或黄肿方：

陈红枣四钱，茵陈二两，炒皂矾三钱，陈石灰五钱。用砂锅煮枣食之，分二三天食完。

治水肿或慢性肾炎、腹胀如鼓，如服其他药不效，服此方：

甘遂五钱，葶苈子五钱，二丑八钱，西大黄五钱（酒炒），广木香四钱，槟榔五钱，炮甲三钱，牙皂一钱，陈皮五钱。共为粗末，用荞麦面包好，慢火烧黄去面，共为细末。水法为小丸，每服一钱，开水送下每早服之，一日一次，服面子亦可，忌盐腥冷，孕妇忌服。

治腹胀作满，不能食消胀单方：

椿树子一钱，陈萝卜壳一钱，丝瓜络一钱，炒麦芽五钱，陈皮三钱。煎服。

治鼓胀、单腹胀方：

炒白术二钱，云苓二钱，木香二钱，砂仁三钱，鸡内金五钱，陈皮五钱，炮甲二钱。煎服。

治湿肿水肿方：

西大黄八钱，炒二丑六钱，川朴根二钱，炒枳实三钱，大腹皮三钱，广陈皮三钱，生玉米八钱，泽泻三钱，冬瓜皮五钱，猪苓三钱，拣砂仁二钱，防己三钱，炒白术三钱，云茯苓五钱。煎服。

治湿肿虚肿方：

冬瓜皮五钱，腊肉皮一两。煮数滚食皮饮渴，两天服一次，三五次即效。

肝硬化腹水治愈病案一则：

佳宋氏，女，43 岁，十八里人，患肝硬化高度腹水，腹胀如膨，已数年，肚大青筋，卧床不起，肚脐突出寸许，饮食欠佳，食后腹胀更甚。在乡治疗数百次不效，患者与 1962 年冬，入本院治疗，诊断为肝硬化腹水，给服平肝培土消肿利水剂百余剂，效果不显著，因家务过重，又自认病重不易治愈，而终日忧虑悲伤等情况，以后改服消胀调气解郁活血剂逐渐好转，又服百剂之许痊愈出院。因此方有效记之，做参考，药方如下：

广木香一钱五分，炒枳壳二钱，鸡内金四钱，红花二钱，桃仁二钱，当归三钱，炒二丑四钱，大腹皮三钱，炒冬瓜皮五钱，云苓五钱，炒白术四钱，拣砂仁二钱，广陈皮四钱，丝瓜络四钱。煎服。有热时，加粉丹皮三钱；无热时，加炮姜一钱，有时加郁金三钱。

治气蛊肿胀及单腹胀方：

赖毒蛤蟆一个，赤小豆一两，白酒一斤半，陈便壶一个，用无病者使的便壶为佳。将上三味药装便壶内用荞麦面封口用麻秸火慢慢烧半小时，泡一昼夜将酒滤出，每温一酒杯，每天两次，能饮酒者也可每次饮两杯。

治肿胀腹水方：

蝼蛄三个（焙干去头足），甘遂四分（面包煨之）。共为细末，一次服完，开水送下。忌盐生冷腥晕。

治水膨方：

黑皮西瓜半个切开去穰，内装独头蒜半斤，拣砂仁三两，将西瓜合好，用胶泥包好，慢火煨焦去泥共为末，水法为丸，每服三钱，一天两次，五七天见效开水送下。

治单腹胀方：

赖毒蛤蟆一个，用砂仁装满，俟蛤蟆胀死，或阴焙干均可，共为细末，每服一钱，黄酒冲服，有效。

治单腹胀，服其他药不效，用此方：

炒白术一两，云苓皮一两，云茯苓一两，广木香二钱，拣砂仁三钱，广陈皮五钱，大腹皮三钱，鸡内金五钱，炒建曲四钱，丝瓜络五钱。煎服。如腹水者加半边莲一两，炒冬瓜皮一两，汉防己三钱；如气虚者加生黄芪五钱；寒大者加炮姜炭一钱。

治膨腹胀水方：

甘遂二钱，研末，公猪腰子两个，用竹刀切开，将甘遂末撒猪腰内，煮熟，食猪腰子并汤服之。忌盐、生冷、腥晕。

治各种盅胀，服其他药不效，可服此方：

云茯苓五钱，云苓皮五钱，鸡内金四钱，五谷虫四钱，苍术炭三钱，红花二钱，六曲炭三钱，拣砂仁二钱，炒川朴三钱，广陈皮三钱，桃仁二钱，焦三仙三钱，炮甲一钱五分，紫油桂一钱，大腹皮三钱。煎服。两三次效。

治各种盅胀肿病外用方（不服药能治愈）：

轻粉二钱，巴豆二钱（去皮油），硫黄一钱。共研成饼，先用细棉花一片，放脐上再将药饼放脐上一小时自泻，能泻三四次去药饼。

治血膨方，此药或因跌闪瘀血凝滞，或瘀血不行，致成膨胀，与其他肿胀治法不同，宜活血皮瘀消肿法，方如下：

全当归五钱，川芎二钱，红花二钱，桃仁二钱，川牛膝三钱，京赤芍三钱，炒枳实三钱，水蛭二钱，炮甲一钱，鸡内金三钱，炒川朴二钱，广木香二钱。煎服。服后即下血，再服血再下而愈，再服八珍汤以善其后。

附：水 肿

水肿之病，《内经》曰：诸湿肿满，皆属于脾。脾主水谷，虚而失运，水湿停留，大经小络尽皆腐浊，津液与血悉化为水故面目、四肢均肿，凡水肿病与脾肺肾三经有关，盖水为至阴，其本肾，其标在肺，水本畏土，故其制在脾，如肺虚则气不化，精而化水，脾虚不能治水而反克，肾虚则水无所主，而妄行，水不归经，则逆而上泛，故传入于脾，而肌肉浮肿，传于肺，则气喘急，虽分而言之，三脏各有所主，然合而言之，总由阴胜之害，而病本皆归于肾。《内经》曰：肾者胃之关也，关门不利，故聚水而从其类也。《内经》曰：

膀胱者，州都之官，津液藏焉，气化则能出矣。夫所谓气化者即肾气也，即阴中之火也，阴中无阳，则气不能化，因此水道不通，溢而为肿，肿胀之病，皮厚色苍者属气，皮薄色泽者属水，上肿曰风，下肿曰水，故治肿者必先治水，治水者必先治气，若气不能化，水不能利，故病水肿者，脾必虚，治肿需要从健脾为主，大抵水肿多由肝胜脾虚，肝胜则触怒作胀，脾虚则饮食不化而生湿，湿郁则化为水，以致全身浮肿，本当利水以消肿，但肿、热太甚，内而膀胱，外而肾囊，相连紧急，道路阻塞，脾虚不能健运，水溢于皮腹，得按多凹按之如泥，病久所按之处，青红陷下，肌肉如腐，重者皮破出水，起泡湿烂，如肿甚者，可泻大便以逐水，为防泻下人虚损要边泻边补，治宜硝黄二丑加消肿利水之剂，补宜参术芪加健脾利湿之剂，如肿不甚，只宜利水消肿以治标，培土健脾胃利湿以治本。而水有阴阳之别，阳水多外因或涉水冒雨，或感风寒暑，湿露。湿热内郁，水道阻塞，外攻肌表，以致外肿内胀，其肿先现上体，其脉沉数，发热烦渴，尿赤便秘，治宜四磨饮、五苓散，再加消肿清热，除风利湿之剂。

阴水多内因，饮水茶酒、饥饱劳役房事或多食鱼肉等因脾肾虚弱，脾虚不能制水，肾虚不能主水，以致外泛作肿，内停腹胀，先肿下身，其脉沉迟，身冷不渴，溲清小便多，大便溏，治宜实脾饮加，消肿温化培土之剂，或小便照常，时清时黄，有时微黄不涩，亦属阴水，宜五苓散加砂仁、川朴、木香、大腹皮、陈皮等，不可骤补，有的患者唯面与足肿，早是面甚，晚则足甚，面肿为风，宜白蒺藜、防风、杏仁、坤草、葶苈子、蝉蜕、陈皮、桑皮、麻黄；足肿为水，宜防己、木瓜、云苓、白术、泽漆、车前子、猪苓、防己等；如水肿兼咳嗽者须理肺气，宜麻黄、前胡、蒌仁、杏仁、桑皮、葶苈子、石膏、白豆蔻、甘草等；如小便不利，宜木通、云苓、白术、泽漆、车前子、猪苓、防己等；如面目浮肿，此气虚也，面为诸阳之会，气聚不下，停滞上焦而为肿，治宜健脾固气，利湿为主，宜二陈汤、五皮饮加薏苡仁、山药、黄芪、砂仁、泽漆、白术等；足肿、腿足作肿，因湿热而肿者，其色红肿，宜清热利湿，活络健脾之剂，亦有脾虚作肿者，其色白肿，当健脾固气利湿为主，宜参术苓、黄芪、牛膝、防己、薏苡仁、木瓜、陈皮、砂仁等；还有脾虚气滞不行，久肿皮破出水者难治，如皮肿者易治，肉肿者难愈。四肢，脾之脉络也，脾有瘀滞，则气血不调，以致四肢作肿，滞于血者，则肿疼不移，四肢浮肿治宜行血活血健脾利湿之剂，宜川芎、当归、赤芍、秦艽、川断、防己、木瓜、地骨皮、丝瓜络、苓皮、白术等；滞于气者，则俯仰不便，治宜调气，活络健脾消肿之剂，宜丝瓜络、陈皮、大腹皮、广木香、云苓、白术、木瓜、川朴、建曲、泽漆、桂枝、桑皮等；肿胀之病，唯水肿难治，患水肿者，必真火衰弱，不能生脾土，故水无所摄，泛溢于肌肉之间，治肿之法，必须用助脾扶火之剂，宜健脾化湿利水温阳等法，宜五皮饮五苓散加减为最好，五皮饮以皮治脾不伤中气，五苓散内有肉桂能助阳化水，火暖则水流，白术健脾土，出实自能治水，朱云苓、泽漆、利水渗湿，按五皮饮治水肿，能祛风胜湿，地骨皮退热益阴，大腹皮下气行水，云苓皮渗湿健脾，生姜皮辛散助阳，在应用时有五加皮易陈皮，罗氏以五加皮易桑皮，此二方为治肿之效仿，临症加减要适当，运用时要灵活，以下有加减法：

如胃满脾虚腹胀加砂仁、川朴、广木香、建曲、丝瓜络、内金；如水肿胀重者，五皮饮、五苓散可并用，另外有何症，再加对症之药治疗；如湿胜脾虚加苍术炭、薏苡仁、山药、鸡内金、砂仁；如气过虚者加野党参、黄连、砂仁；如上身肿，宜五皮饮加杏仁、苏叶、防风、荆芥、蝉蜕、白芷，宜汗解而肿自消；如上身肿宜利小便，五皮饮、五苓散可并用，再加木瓜、防己、薏苡仁；如脉沉迟，小便自利，不渴为阴水，属于虚寒宜五皮饮加干姜、制附子片、白术、椒目、砂仁、木香、云苓，虚甚者加黄芪，宜健脾祛寒，其肿自消；如脉沉数，烦渴便涩为阳水或兼湿热，宜五皮饮、四苓散再加车前子、西滑石、通草、黄柏、栀子、薏苡仁以清热利湿，共肿自消；如脉弱体虚，胃满腹胀，宜五皮饮加野党参、白术、云苓、炮姜、制附子片、砂仁、山药、内金；如脉实体健，腹满肿胀，宜五皮饮加川朴、广木香、枳实、建曲、麦芽、莱菔子、丝瓜络、云苓、白术、冬瓜皮等；如小便点滴不能，气喘不渴，宜滋肾丸加减。

治久病气虚，恶寒畏风，宜五皮饮加黄芪、桂枝、白芍、附子片、防己、木瓜等。

如水肿鼓胀，单腹胀之末期，久治不愈，腹胀如鼓，宜可用济生肾气丸加减治之。

济生肾气丸为治肿胀之圣药，它主要能收摄肾气，温阳化水，使水不泛滥小便利，沟渠通，水无泛，溢之虞也，谓益火之源，以消荫翳耳，肾开窍于二阴，肾气化，则二阴通，二阴闭，则胃满腹胀。故曰：肾者胃之关也。关门不利故聚而从其类也，夫关门何以不利以阴中无要靠肾脏的气化，若有肾阳不足，不能化，溢而为肿，治肿唯壮命门之火，滋肾中之火，使下焦之正气，关门利，水道通，何肿之有。因此必须用济生肾气丸，治肿胀鼓之末期，是最妥善的方剂，此方补而不滞，通而不泄，为治肿胀之效方。盖肾为先天生气之源，补命门则元气复而后天胃气有所本，土旺能生金，水安则火息，而肺气亦得舒畅矣，故济生肾气丸，对治水肿鼓胀，实为三经悉治之方，明薛立斋善用此方，随病加减，确有过人之处，此方必须多用云苓、车前子，以利水从小便下，肾之关门不开，非附子、肉桂回阳助火，以蒸发肾气，则关何以开也，肾关开得云苓、车前子、牛膝利水之功，水俱下矣，又恐过于利水则伤阴，又用熟地、猪苓、山药、丹皮以佐之，则利中有补，阳得阴生，则火无火亢之虞，土有升腾之益，主要有补土助阳化气之作用，《内经》云：诸湿肿满，皆属于脾。脾阳不振，湿邪自胜，肿本乎湿，胀由乎气，俟其便通，则腹不坚，溺长则湿才退，肿自消，胀亦可平，以下有治水肿腹胀各方剂。

治水肿胀满，面目肿甚，喘咳初得，急性肾炎，用此方：

金银花三钱，生麻黄二钱，杏仁三钱，防风三钱，甘草二钱，陈皮三钱，大腹皮四钱，蝉蜕四钱，薏苡仁三钱，白术三钱，紫苏二钱。煎服。有热者加石膏三钱。

治急性肾炎，肾囊肿方：

生麻黄、杏仁、金银花、薏苡仁、桑皮、大腹皮、苓皮、泽漆、车前子、陈皮、甘草。

治水肿腹胀，小便不利方：

云苓五钱，白术三钱，泽漆三钱，陈皮三钱，大腹皮四钱，葶苈子二钱，二丑四钱，冬瓜皮一钱，木通二钱，猪苓三钱，车前子三钱，广木香二钱。煎服。

治脾肾虚寒，面目足肿，腹胀中满，大便不爽，小腹冷疼服方如下：

炒苍白术各三钱，云苓五钱，泽漆三钱，砂蔻仁各二钱，大腹皮四钱，陈皮三钱，紫油桂一钱，干姜一钱半，川朴三钱，黄芪四钱，苓皮五钱，防己三钱，丝络四钱，薏苡仁五钱。

治大腹水肿，气息不通，命在旦夕，用此方效（《千金要方》）：

西牛黄五钱，紫油桂一钱，椒目二钱，炒二丑四钱，昆布二钱，海藻二钱，葶苈子三钱（另研末）。共为细末，炼蜜为丸，如桐子大，每服三十九，日服两次，开水送下。此方煎服亦可用原方分量，西牛黄用二钱，研细冲服。贞观九年，汉阳王患水肿，医所不治，服此方日夜尿斗余，五六日即愈。

治水肿，全身肿胀，数月不愈，口不渴，皮毛出水，按之如泥，真水鼓起也，处方如下：

云苓一钱，白术四钱，王不留五钱，车前子五钱，葶苈子四钱，大腹皮四钱，泽漆三钱，陈皮三钱，紫油桂一钱，云苓皮五钱，甘草四钱，木瓜三钱。

治腹部初起方：

冬瓜皮一钱，云苓四钱，苓皮四钱，炒薏苡仁八钱，白豆蔻二钱，炮姜一钱半，淡附子片二钱，怀牛膝三钱，防己二钱，车前子三钱，陈皮三钱，炒山药四钱，泽漆三钱，内金四钱。

治水肿腹胀胃满方：

葶苈子（微炒）四钱，杏仁三钱，桑皮四钱，椒目二钱，炒二丑四钱，泽漆三钱，猪苓二钱，砂仁二钱，陈皮三钱，大腹皮四钱，防己二钱，薏苡仁五钱，炒白术四钱，云苓四钱，苓皮五钱，坤草四钱。

治十种水肿方：

炒二丑五钱，木通二钱，炒白术四钱，桑皮四钱，陈皮四钱，云苓八钱，木香二钱，桂心一钱半，木瓜二钱。

治水肿胀满，小便不利，恶寒无汗，食欲不振，方如下：

生麻黄二钱，附子片一钱半，细辛五钱，云苓五钱，白术三钱，陈皮三钱，姜皮三钱，苓皮五钱，大腹皮四钱，桑皮三钱，丝络四钱，甘草一钱。煎服。成人量。

治腹水、胀满、偏热者，用此方：

五加皮三钱，地骨皮四钱，大腹皮五钱，苓皮五钱，防己三钱，海金砂三钱，葶苈子三钱，上沉香一钱半，广木香一钱半，冬瓜皮一钱，姜皮五钱，坤草四钱，陈皮三钱。此方亦可加云苓五钱，白术四钱；如胃满胀重者加砂二钱，川朴二钱。

治湿寒水肿，月余不愈，腹胀如鼓，周身均肿，服健脾利水消肿不效，以后用攻下利湿消肿剂很效，泻后随服补剂，以培脾土，处方如下：

西大黄六钱，炒二丑八钱，川朴根三钱，大腹皮五钱，陈皮四钱，薏苡仁八钱，泽漆三钱，桑皮四钱，冬瓜皮五钱，云苓皮各六钱，防己三钱，木瓜三钱，炒白术四钱，猪苓三钱，丝瓜络五钱。煎服。此方不可多服。

治水肿鼓胀方：

黑皮西瓜一个（拣小的）切开去壤一半，内装独头蒜，半年砂仁二钱，将西瓜合好，用泥糊好，用麦糠慢火烧焦去泥，共为细末，水法为小丸，每天两次，五七天见效，忌盐。

治湿肿虚肿方：

冬瓜皮一钱，腊肉皮一钱，煮数滚，食皮饮汤，二三天服一次，三五次即效。如食后作泻，亦可分两次服。

治肿腹胀水方，或肾炎久肿不愈，均可服此方：

甘遂二钱（研末），公猪腰子一对，切开去筋膜，将甘遂末撒猪腰子内，煮熟食腰子并服汤。忌盐、生冷。

治水肿方如下：

鲜葫芦四钱，公猪肉，煮熟食肉服汤，每天一次，多食几次。忌盐。

治急性肾炎，尿血腰陷，口干舌燥，脉数，方如下：

生龟板二钱，生地五钱，生白芍五钱，茅根二钱，双花一钱，杜仲五钱，三七参二钱，车前子四钱，草薢三钱，黄柏三钱。

治水肿胀，小便不利，恶寒无汗，食欲不振，虚寒兼湿者或属阴水服之效，处方如下：

炒白术四钱，云苓皮各五钱，大腹皮四钱，姜皮二钱，麻黄一钱半，甘草一钱半，桑皮四钱，木瓜三钱，制附子片一钱半，丝瓜络一钱，广陈皮四钱，泽漆三钱。煎服。

治愈刘闰女 12 岁，患肾炎水肿，面部肿，尿如血水，鼻衄咳嗽发热，脉数，舌干燥不渴，食欲不振，用此方：

荆芥二钱，防风三钱，二花四钱，连翘三钱，杏仁三钱，黄柏二钱，前胡二钱，云苓皮各四钱，桑皮四钱，大腹皮三钱，蝉蜕三钱，地骨皮三钱，草薢三钱，茅根五钱。煎服。

此方服两剂，热退嗽轻，红尿、鼻衄均止，肿消大半，改方如下：

云苓皮各四钱，桑皮四钱，陈皮三钱，大腹皮三钱，地骨皮三钱，白术三钱，薏苡仁四钱，泽漆二钱，杏仁二钱，二花三钱，连翘三钱，草薢二钱，杜仲三钱，坤草四钱。

此方又服两剂，热退肿消，仍有食欲不振，改方如下：

上方去二花、连翘、草薢，加枳壳二钱，建曲三钱，山药三钱。

改方又服两剂，痊愈出院。

治一人虚寒肿胀用水，久治不愈，服此方：

黄芪五钱，野党参三钱，炒白术四钱，云苓皮各四钱，炒杜仲五钱，陈皮三钱，川朴三钱，怀山药四钱，桂枝三钱，猪苓三钱，大腹皮五钱，制附子片二钱，防己三钱，泽漆三钱，丝络三钱。煎服。

服此方对消肿有效，仍有时闷气，心里难过，很严重，改方如下：

原方去丝瓜络、大腹皮，加上沉香八钱，细辛一钱，柏子仁三钱，辽五味一钱半。

服此方以后，闷气、咳嗽、难过均减轻，仍服原方加减痊愈。

治大腹水浮躁，小便赤涩方：

苦葶苈子四钱，杏仁三钱，云苓皮各五钱，桑皮四钱，大腹皮五钱，冬瓜皮一钱，陈皮三钱，车前子三钱，红枣七钱，坤草五钱。

治水浮肿驱水方：

土狗二十个（焙焦去头足），甘遂四钱（面包煨），炒二丑六钱，元明粉四钱，干姜一钱半。共为细末，每服七分，不泻再加三分。

治愈王某，女，8 岁，患水肿，肿消后，小便如血水，二剂痊愈，方如下：

草薢二钱，黄柏一钱半，栀子二钱，木通一钱，山药三钱，云苓三钱，杜仲二钱，泽漆二钱，桑皮二钱，丝瓜络二钱，炒白术一钱五，茅根四钱。煎服。

治愈黄某，患肾炎水肿，肿消以后，蛋白仍高，服方如下：

云苓三钱，白术二钱，山药三钱，薏苡仁四钱，坤草三钱，杜仲三钱，莲子二钱，地骨皮二钱，陈皮二钱，金樱子三钱。服三剂，化验正常。

治阴水肿胀，因脾肾虚弱，湿寒停滞，小便多，大便溏，宜实脾饮加减，处方如下：

制附子二钱，均干姜一钱半，炒白术四钱，拣砂仁三钱，大腹皮四钱，木瓜三钱，云苓四钱，木香二钱，炒川朴二钱，丝瓜络四钱，党参四钱，炒山药五钱，薏苡仁四钱，红枣五枚（为引）。如肾虚者，亦可济生肾气丸或同服，互相参考。

治阳水肿胀，因湿热内郁，水道阻塞，宜清热利水剂，方如下：

西大黄五钱，元明粉三钱（冲服），炒二丑五钱，云苓四钱，白术三钱，泽漆三钱，猪苓二钱，苓皮四钱，木香二钱，大腹皮四钱，坤草四钱，地骨皮三钱，青陈皮各三钱，茅根五钱。

辨鼓胀与水肿：内因各殊而外形相似，有其易辨者，如先腹大，后四肢肿为胀症，先头足肿，后腹大是水病，但腹肿四肢不肿，为胀症，脐腹四肢均肿是水也，皮厚色苍白一身均肿，或自上而下为胀病，皮薄色白，或自上而下是水也，胀病有肿有不肿，肿病有胀有不胀，皆当分辨，先胀于内，后胀于外者多实，先肿于表，后肿于里者多虚，小便黄赤，大便秘结者属实，小便清白，大便溏泻是属虚。如因食积而肿胀者，治宜广木香、川朴、砂仁、槟榔、枳壳、建曲、麦芽、陈皮、大腹皮；如因气满而肿胀者，治宜青陈皮、香附、木香、沉香、芦荟、栀子、枳实、丝瓜络；如胖人肿胀者，治宜胃苓散加广木香、丝瓜络、大腹皮；如瘦人肿胀兼有热者，治宜六君子汤加地骨皮、栀皮、白芍、香附、冬瓜、川朴；如白人肿胀是气虚，治宜六君子汤加黄芪、砂仁、川朴、丝瓜络、山药、大腹皮。

补肾中之火，能治久病水鼓，脾胃之水实益初病之水肿，阴肿，男子阳物肿，女子阴门肿皆阳虚肝气旺，肾气不泄，治宜泄肝补肾为主，用药以柴胡、栀子、白芍、当归、云苓、青皮、香附、白术、山药、广木香、丝瓜络、车前子等。

囊肿阴肿，如因脾虚作肿，当用实脾燥湿之剂，炒苍白术、炒吴茱萸、小茴、川楝子、广木香、薏苡仁、泽漆、云苓、青陈皮、大腹皮、牡蛎。如尻肿亦肝肾病也，治囊肿之药亦可用；如红肿去吴茱萸，加栀子、金银花；如肿处不红湿冷不用吴茱萸好；如疝气坠疼，亦可加荔枝核、橘核、海藻、川楝子。眼胞上下肿，因肝脾虚弱，心不愉快，怒气不能消，饮食减少，消化不良，治宜调气和肝健脾之剂，宜二陈汤加当归、白芍、栀子、蝉蜕、蒺藜、菊花、云苓、青皮、广木香、防风，以上症状亦可用逍遥散加减。

子肿：怀孕身面四肢浮肿，因脾虚受孕或身体虚弱，以致浮肿，治宜安胎健脾消肿之剂，如安胎饮加野党参、陈皮、砂仁、莲子、山药、黄芩、大腹皮、桑皮。

大概肿病属脾虚者多，因脾虚不能运气，则气滞而作肿，丹溪曰："气虚不补，何由以行治肿当利水培土，健脾而固气。"治胀宜调气，消胀而开郁，此治肿胀之大法也。

肾脏性水肿症状：先由面部浮肿，颜面褐黑色，小便混浊或发白色，有时腰疼，上眼睑形如卧蚕，这是肾性水肿必浮肿的症状。

心脏性浮肿症状：心跳难过，颜色苍白，四肢酸懒，先自足肿，或头晕失眠，肝脏肿大，皮色苍黄或色暗，肝区有时作疼，小便微黄，胃部有压迫感，先自腹肿。

如肝硬化肿胀，腹筋起，静脉曲张或有蜘蛛痣，舌苔厚腻，食后作胀等。

脾脏肿大，俗说痞块，在左胁下，有一块按之作疼，发断头热，腹水很满，肺气肿，主要咳嗽痰喘闷气难过，亦有胸部皮外肿者，或胸疼痰多，虚肿湿肿，先自腿足，次及全身均肿。症状：食后胃胀，身倦或吐酸水。缺乏营养浮肿，头晕身懒无力，全身均肿，小便频或多，用豆汁红糖饮之牛骨髓、丝瓜络、红糖，煎服，多食有营养之食物。

治水肿蛊胀方：

炒二丑七钱，甘遂五钱（去心，面包煨）广木香二钱，炒食宿葶苈子五钱，青木香三钱。共为细末，每服□，壮人能服□，飞罗面打糊为小丸更好，白开水送下，忌油盐腥冷百天。

治慢性肾炎方：

草薢三钱，石韦二钱，车前子三钱，薏苡仁三钱，山药五钱，白术三钱，云苓□。

治气虚脾湿下肢作肿方：

黄芪一至二钱，防己三钱，薏苡仁一钱，山药一钱，云苓一钱，白术四钱，陈皮三钱，木瓜三钱，牛膝三钱，泽漆三钱，砂仁、苓皮八钱，丝络五钱。如腹水加大腹皮五钱，炒冬瓜皮一钱；如有热加地骨皮四钱；如兼寒者加桂枝三钱。

治慢性肾炎水肿，久治不愈用此方：

牛肉一斤，红糖四钱，煮熟食肉并服汤，一般牛肉也可食，数次效，加冬瓜皮二钱更好，食肉服汤不吃冬瓜皮。

治愈屈王氏，脾脏肿大，腹胀如鼓，五年未愈，颇称沉重，脉沉迟，身懒食减，服此方：

全当归四钱，京赤芍三钱，川芎二钱，炒鳖甲五钱，炒龟板五钱，炒三棱一钱、炒文术三钱，炮甲二钱，桃仁二钱，红花一钱半，炒槟榔三钱，炒白术三钱，鸡内金四钱，广木香一钱半。煎服。如发热者加地骨皮三钱，丹皮三钱；气血虚者去槟榔，加生黄芪四钱，怀山药四钱；如腹水者去川芎、赤芍、槟榔，加五皮饮四钱、苓散等；如不腹水原方有效，此方每天服一剂，服七天后，每二天服一剂；如不服汤药，每天可服五香丸二钱，姜汤送下，每天也能服两次，早晚各一次，服两天汤药，吃一次丸药。

此病俗说，大肚子痞，治愈很慢，能服十余剂逐渐好转，有服百余剂者（有服五六十剂痊愈者）此病服药多少不等，因得病天数及身体情况不同，大多数以此方为主，治愈共有十余例，所用之药于此方大同小异，希望临症时还要灵活运用，随症加减，因此方有效，记之以做参考。

五香丸能消一切积滞及胃疼腹胀均效，主要成分：糖灵芝半斤，香附米半斤，黑白丑各一两。制法：共为细末，一半慢火炒熟，一半生用调匀，醋糊为小丸每服二钱，姜茶送下，早晚各服一次。

治肾病综合征方：

甲珠三钱，天冬三钱，二花四钱，桑皮四钱，苓皮五钱，薏苡仁四钱，泽漆二钱，木通二钱，荆芥二钱，五加皮三钱，山药五钱。水煎。每日一剂，分两次服，至蛋白消失为止。如有感染加土茯苓五钱，连翘三钱，甘草二钱；如浮肿者丝络四钱，白茅根五钱；如体虚加黄芪四钱，党参三钱，龟板四钱。

治慢性肾炎方（大人量）：

西大黄一钱，瓦上焙干，研末分六包，用鸡子一个去清，大黄末一包装鸡子内摇动慢火烧熟食之，每天二次，七日为一个疗程。

治缺乏营养肿方：

黄豆二钱，核桃二个，芝麻五钱，煮熟食之或研为细末成饼蒸食之。

又方：

黄豆泡打汁，煎开加红糖饮之。

急性肾盂肾炎症状：尿频、尿急、尿疼、发热、寒战、腰疼、慢性肾盂肾炎、低热、腰酸尿混浊、有臭味、有轻度浮肿，急性肾盂肾炎，主要是肾与膀胱，湿热蕴积，因此治疗原则，以清热利湿为主。

治急性肾盂肾炎方：

黄柏三钱，知母三钱，金银花五钱，土茯苓五钱，土牛膝三钱，败酱草五钱，萆薢四钱，连翘四钱，薏苡仁五钱。如热大者加生地三钱，炒栀子三钱；如气虚加太子参四钱，山药一钱；如胃满加陈皮三钱。

治慢性肾盂肾炎方：

熟地四钱，杜仲五钱，山药五钱，猪苓三钱，丹皮三钱，泽漆二钱，云苓五钱，金银花五钱，连翘三钱，石斛四钱，莲子五钱。

治慢性肾炎水肿，反复发作，久治不愈用此方：

火头鱼一条，重半斤之谱，去肠杂用芒硝一钱，装鱼肚内，鱼口内通春条一个。如指粗用纸将鱼包三层，用水湿慢柴火烧熟，随意食之，如吃完照样再烧再吃，不忌盐，此方很有效。

肾炎水肿，上身肿，其他处不甚肿，唯有头部肿到巅顶，按之头皮作疼，有时心中难过，头部肿治愈的很慢，治宜五皮饮加除风之剂：

蝉蜕一钱，钩藤四钱，白芷三钱，菊花三钱，杏仁三钱，炒蒺藜四钱，陈皮三钱，桑皮三钱，大腹皮四钱，苓皮五钱，川芎二钱，云苓五钱，防风三钱。

附：黄疸、肝硬化腹水

黄疸

黄疸一症《内经》有详细记载，张仲景继之分为五种，《圣济总录》分为三十六黄，《巢氏病源》分为九疸十黄，从各家著作来看祖国医学历代有关黄疸的文献，医家很多，对于治疗记载，极为丰富，但是散见在各家著作。专书讨论尚不多见，分析黄疸的病因，不外内伤外感和湿热，初得时似感冒微热身倦，胃满食减，有时作呕。黄疸分为阴黄、阳黄、谷疸、女劳疸、酒疸、黄汗、胆黄等。总而言之，黄疸之病，多因太阴脾经，脾不胜湿，郁而生热，湿热郁蒸与胃之浊气相并，上不得越，下不得泄，熏蒸遏郁，浸于肺则身目皆黄。《内经》云："湿热相争，民当病瘅是也。"

阴黄症状：因寒湿伤中身无热，手足冷、大便溏有时腹疼面色黄而晦暗，口不渴，食欲不振，神志困倦，多由内伤不足或真阳素虚或病后过食生冷，阴寒凝结以致脾肾交伤。与阳黄有许多不同之处，大概阳黄热胜多实，阴黄湿胜虚、汗出染衣，黄如姜汁，为黄汗；胸胁刺疼，胃满作呕，寒热往来或高热，身目均黄为胆黄，西医名胆囊炎；《内经》云："谷疸之病，寒热不食，食即头眩，心胸不安，久久发黄为谷疸。"治宜消食化滞，而佐宜清热利湿之剂或茵陈蒿汤加减。因酒而病者，则为酒疸，《金匮》云："心中懊侬而热，不能食，时欲吐，名曰酒疸。"治宜解酒毒消食滞利湿热或用葛花解酒汤加减。因房劳伤肾而得者为女劳疸或酒后入房脾肾交伤，阴精耗而阳火抗，症状为额上黑、微汗出、手足心热，薄暮发热恶寒，膀胱急少腹满，小便自利，大便黑时溏。因女劳而成疸者，瘀血不行也，又名黑疸，种种症状皆膀胱蓄血，甚者瘀血之久，大腹尽满而成蛊是先后天根本俱败矣，故曰腹如水者难治。虞天民云："若此病肾精久虚，元气虚极者，必须壮水为主佐人参以培元气，随症再加清热利湿之剂，标本同治或可收功，统言疸症，清热化湿利水为主，兼养胃气及解郁和肝之法，因伤食者，消其食积，因伤酒者，解其酒毒，因瘀血者行其瘀血，虽有汗吐下之法，而汗法不可轻用，即下法，亦法慎施。"所以古人云："治疸症忌大汗下及温补破气等剂，不可不知。"

夫杂病之发黄，多由于湿伤寒之发黄，多由于热湿则黄色暗，热则黄色明，湿则鱼腥酒内所化，故胀满而不甚渴，热在辛散燥烈之所致，故烦躁而不安宁，胀满者以平胃散为主，加以清热利湿之剂，烦躁者栀子豆豉汤为要，佐以清热之味，如知母、寸冬、甘葛、花粉皆能以滋阴，栀子、黄芩、黄柏、黄连皆能抑阳，苍术、云苓、秦艽、薏苡仁、车前子皆以除湿也。至于食疸则枳实、莱菔子、麦芽、建曲、川朴必不可缺；酒疸则解醒茵陈、五苓之中再加白蔻、甘葛；女劳疸虽有矾硝石散不如发黄汤，易生地、车前子、牛膝为佳。阴黄肢冷脉微者附子理中汤加茵陈，此先贤微妙之法也，盖此病受补者少，不受补者多，作渴者难治，不渴者易疗。久治不愈，中满腹胀，或成不治之症矣。还有黄疸不治之症寸口无脉，逼出冷汗形如烟熏、摇头直视，环口黧黑，汗出如油发黄，久黄变黑，均为难治。

黄如金黄而明者生，如熏黄而暗者死，舌上无苔者生，苔黄而焦黑者死，此治黄疸各种类型之大概，以下有药方可用临床参考。治阳黄方剂宜茵陈五苓散或栀子柏皮汤加减。如热重大便燥，小便不利或腹满作胀，宜茵陈蒿汤加减。

治阳黄初得常用方剂如下：

茵陈、栀子、云苓、白术、泽泻、猪苓、车前子、萹蓄、郁金、青皮、枳壳、建曲、大青根。如热重者加胆草、黄芩、黄柏、去建曲；如胃作呕加川朴、陈皮；如胁疼加川楝子；如作渴加花粉。

治急性传染性黄疸肝炎，如热重小便不利，大便干燥、口干腹满作胀可用此方如下（成人量）：

西大黄、炒枳实、栀子、茵陈、白术、云苓、郁金、川朴、泽漆、青皮、萹蓄。此方不可多服只可服一至二剂。

治黄疸发热，口干作渴，方如下：

茵陈、云苓、白术、泽泻、栀子、板蓝根、金银花、花粉、萹蓄、连翘、木通、黄柏。如胃满加川朴、枳壳、青皮。

治急性黄疸，湿重热轻，化疸汤加减，方如下：

茵陈、薏苡仁、炒苍术、云苓、猪苓、泽漆、栀子、陈皮、车前子、枳壳、通草、郁金。如食滞胃满加焦三仙；如因酒积成疸者加白蔻、葛根；如女劳疸加当归、赤芍、红花。

关于急性黄疸肝炎有许多偏热，如湿大、黄疸重，服药效力不好，很快发展成腹水，胀满或鼻衄，腹部胀按之软胀气少，腹水重就是前贤所说的诸腹胀大，皆属于热，也符合这种病的急性。黄疸、肝炎、腹水，大多数有热，脉小数，舌质红紫或苔微黄或干，胃满腹胀如腹部软，神清或者能治愈，治宜清热利水，消胀化湿和肝之法，方如下：

茵陈、栀子、黄芩、地骨皮、大青根、云苓、白术、泽漆、猪苓、车前子、大腹皮、青陈皮各、炒枳壳、萹蓄、丝络。如腹胀重加建曲、木香，去黄芩；如大便干燥亦可加西大黄、芒硝；如小便不利加木通、葶苈子；如湿重加苍术炭、薏苡仁；如热重加胆草、黄柏；如鼻衄加茅根；如久病胀满不消，气虚土弱加太子参、山药。

治急性肝炎、黄疸最高，发热腹水作胀方如下（成人量）：

茵陈、栀子、黄芩、胆草、黄柏、木通、车前子、大腹皮、云苓、泽漆、猪苓、青陈皮各、薏苡仁、枳壳。如热重加川黄连。

治急性无黄疸型急性肝炎。症状：厌油不食，胃满作呕，不发热，黄疸不高，转氨酶偏高，身倦。此种病符合谷疸，因脾胃虚弱，消化不良或过食生冷，治宜健胃消导利湿方如下：

炒川朴、焦山楂、建曲、内金、炒枳壳、云苓、白术、泽泻、陈皮、茵陈、炒谷麦芽、薏苡仁。此方分量适合四至八岁儿童。

对急性黄疸肝炎有一种最难治愈的症状：黄疸高、湿热重、烦渴腹胀，心中难达，如吃蒜刺疼，脉数舌干，苔黄厚腻，此病乃湿热严重，黄毒内陷最为难治，如服药不效很快发展成腹水胀满，虽然腹水不重，胀满不安，腹部紧张，如腹膜炎状就是西医所说的急性重型肝炎，因湿热重，黄毒内陷，破坏肝细胞组织，这种病最为难治，伤亡很多，病到严重末期，神昏，舌苔焦黑，小便不利，遇到此病数例，就治愈一例。

对此病治法，主要清热解毒保肝，利湿之剂，选用以下药物，辨证施治。

胆草、栀子、川黄连、金银花、大青根、青陈皮各、莱菔子、云苓、枳壳、郁金、大腹皮、地骨皮、车前子、木通、鳖甲、公英、地丁、萹蓄、泽漆、丝络、内金、败酱草、薏苡仁、黄芩。如大便燥加西大黄、川朴根。临床选择加减灵活运用，以参考方为基础，鼻衄加生地、茅根草；作渴加花粉。

治黄疸湿浊者重，不论阴黄阳黄，如舌苔白厚腻，均可用芳香化浊法，处方如下：

苍术炭、白蔻、佩兰、广藿香、杏仁、薏苡仁、通草、半夏、陈皮、云苓、川朴、滑石。如白腐舌苔，湿寒重者，加干姜。

即使不是黄疸，只要湿浊重，有白厚腻舌苔，均可用芳香化浊法，治疫黄及流行性黄疸方：

金银花、连翘、栀子、茵陈、赤苓、黄连、萹蓄、苍术炭、青皮、木通、甘草，姜、枣（作引子）。

治内伤黄疸，久治不愈，宜内消黄疸汤加减，方如下：

炒白术、云苓、薏苡仁、茵陈、车前子、栀子、鸡内金、泽漆、青陈皮各、大青根、金钱草。

治各种黄疸单方：

皂矾，鸡蛋一个，打一小口将皂矾放入鸡子内用面包好，烧熟去面皮食之。

治黄疸又单方：

将茵陈煎数滚，去茵陈，用水打嫩荷包鸡蛋两个，食之并服汤。

治三十六种黄疸方，久治不愈用此方：

鸡蛋一个连壳烧成炭存性为末，开水兑黄酒送下，每次一个，每天一次，三次至七次效，服后鼻内有水出焉。

治内伤黄疸，面目均黄，微见黑痣，烦渴腹满，脉弦数用此方：

当归、白芍、党参、云苓、白术、半夏、大青根、丹皮、栀子、柴胡、青皮、茵陈、甘草、金钱草。如热大者，加川黄连；如湿重者，加薏苡仁、通草。

治阻塞性黄疸病，两三个月黄色不退，食欲不振用此方：

生鸡内金、苍术炭、西大黄、炒川朴、炒枳实、青陈皮各、郁金、赤苓、泽漆、车前子、茵陈、栀子、金钱草。如热大者加黄柏、木通；如胁疼加川楝子、木香。

治急性黄疸外用方：

苦丁香七个研磨为细末，加麝香少许用细锣底包好，闻入鼻内，闻后喷嚏，鼻内流出黄水，水尽自愈，三日后再闻一次。

治急性黄疸方：

苍耳子、薄荷、木通、茵陈、砂仁。煎服。如小便赤色如血者，加川黄连（同煎）。

治阴黄，湿重无热、小便利、大便溏，有时腹疼，处方如下：

茵陈、附子片、干姜、云苓、白术、陈皮、川朴、半夏、薏苡仁、通草、泽漆。此温阳化湿，如有热加栀子去附子片。

治阴黄胃满腹胀方：

苍术、云苓、陈皮、半夏、砂仁、薏苡仁、泽漆、茵陈、干姜、炒神曲、炒麦芽、山药。如腹胀有水者加二丑、车前子、丝瓜络。

治阴黄胃满，不思饮食，食后作胀，用此方：

炒川朴、砂仁、木香、鸡内金、焦三仙、白术、干姜、云苓、茵陈、青陈皮、泽漆。

治虚阳上泛，湿热不重，小便不黄，但面目微黄，体倦无力，方如下：

野党参、云苓、白术、陈皮、当归、白芍、秦艽、薏苡仁、山药、茵陈、甘草、大青根。

治急性肝炎，多天不愈，胃满作呕，食欲不振，用此方：

茵陈、栀子、西大黄、炒川朴、半夏、云苓、青陈皮各、大枣三个、糯米一撮。

治虚寒黄肿久治不愈以致贫血，头晕心跳，身倦无力，用此方：

皂矾（煅成赤珠）、当归（酒浸，好面包一个烧焦）、砂仁、百草霜。共为细末，枣肉为丸，每服一丸，红糖水送下。

治黄疸方，不论阴黄阳黄服之均可，久治不愈用此方：

炒苍术、炒白术、木贼、菊花、甘草、茵陈、青皮、炒栀子、山羊肝一个去胆。将药为细末、羊肝加醋少许，揉成块用纱布包好，放砂锅内加水慢火煮一小时，勤翻动取出晒干为细末，水法为小丸，每服一丸，糖水送下每天两次。

治黄汗方：

黄芪、白芍、桂枝、茵陈、甘草、陈皮、云苓、白术、黄柏。

治黄汗及诸黄方：

甜瓜蒂三个，丁香三个，红小豆三个。共为细末，外用，如豆大，吹入两鼻内，流出黄水自愈。

治谷疸加减茵陈平胃散方：

炒川朴、陈皮、炒苍术、云苓、半夏、焦三仙各、茵陈、泽漆、猪苓、内金。如有热加栀子。

治谷疸发热，胃满便燥，食即头晕，遍身均黄，小便不利用此方：

西大黄、炒枳实、川朴、栀子、黄芩、木通、陈皮、白术、云苓、麦芽、茵陈、莱菔子。

治谷疸脾胃虚，胃满腹胀方：

炒白术、云苓、青陈皮各、砂仁、炮姜、炒谷稻芽各、鸡内金、香附、川朴、茵陈、薏苡仁、建曲。如滞重胃胁作疼者加广木香、枳壳。

治酒疸热重者。酒疸之黑与女劳疸之黑，殊不相同，女劳疸为肾气所发，酒疸乃荣血腐败之色。酒疸之黑色，犹带微黄，不如女劳疸之际纯黑也，治酒疸方如下：

柴胡、黄芩、栀子、半夏、茵陈、葛根、白豆蔻、泽漆、赤苓、黄柏、薏苡仁、通草。

治酒疸面目黑黄内有瘀血者，用此方：

当归、川芎、生地、赤白芍各、桃仁、红花、丹皮、香附、柴胡、黄芩、半夏、青皮。

治酒疸作呕胃有湿痰者，用此方：

杏仁、陈皮、半夏、大贝、白豆蔻、薏苡仁、云苓、白术、茵陈、柴胡、栀子、双花。

治女劳疸（即黑疸），虚者宜补肾中之气，缓缓治疗，处方如下：

云苓、山药、薏苡仁、陈皮、广木香、芡实、川牛膝、野党参、白术、车前子、炒枣仁、当归、杜仲。

治女劳疸属于实者，用此方：

当归、川芎、白芍、生地、丹皮、元胡、丹参、红花、香附、郁金、柴胡、青皮、半夏、黄芩。

治女劳疸（即黑疸），如瘀血重者，用此方：

煅皂矾、元明粉。共为细末，冲服，每次一钱。如兼热重，加茵陈、西大黄、栀子、黄芩，煎服冲；如兼湿重者，加川朴、苍术炭、广木香、薏苡仁、青陈皮各，煎服，冲上药面每次服一钱。

治女劳黑疸，肌肤舌质尽黑，手指映日俱暗，久病虚弱者用此方：

熟地（砂仁拌之）、炒杜仲、炒枸杞、茵陈（炒黄）、制附片、煅牡蛎、菟丝子、陈皮、山药、白术、云苓、泽漆、沙苑。

治女劳黑疸方：

猪油、乱发，煎至发枯，取油，用碗在贮食物中，可以用油者，此油代之。

治五种黄疸单方如下：

满天星（又名金钱草）、猪瘦肉，用砂锅煮熟，食肉并服汤三四次效。

治急性黄疸肝炎单方（不论大人、小儿服之均效三鲜汤方）：

鲜茵陈、鲜萹蓄、车前子。如无鲜品干的也可。成人量，小儿酌用。

治急性黄疸，《金匮》云：黄疸之病，当以十八日为期……反极为难治。色如烟熏，目神暗青，黄危症也，喘满烦渴不止，心胸如吃蒜刺疼黄毒入内危症也。面色黧黑，冷汗如油，阴黄危症也。

行疫病发黄名疸黄，伤人最暴。肝脏有病，小便先黄，无苔者轻，有苔腻、苔重、焦黑者死；不渴者易愈，作渴者难疗；急性转慢性还能治愈，慢性转急性多伤亡。

以上选集这些治各种黄疸肝炎有许多方剂，临床应用时须要对症加减，因病有七情六气之感，病非一端，温凉寒热之性，药非一类，所集以上方剂，问病发药，要对症治疗。这些药方，治黄疸急性肝炎，大多数有效，再根据脉症，舌苔辨证施治，随有加减灵活运用，以作临床参考。治小儿急性黄疸肝炎，另立二方介绍如下：小儿患此病与成人大同小异，不外伤食感冒和湿热偏热症状，脉弦数，舌红无苔，胃满或作呕。主要症状：小便黄赤色，大便灰白色兼湿者，舌苔白薄，脉搏少缓，热不明显，小儿患此病较多，治愈得快，服药效力好，三五剂愈。

治小儿黄疸肝炎，湿热相兼者宜茵陈、苓散加减方：

茵陈、云苓、白术、泽漆、猪苓、焦山楂、车前子、青陈皮各、枳壳、大青根。如伤食重加内金、炒麦芽；如热重加黄柏。

治小儿急性黄疸肝炎，偏热者脉弦数，舌无苔，宜茵陈蒿汤加减方如下：

茵陈、栀子、连翘、双花、木通、枳壳、萹蓄、车前子、建曲、内金、黄柏、云苓。如大便躁干加西大黄；如作渴加花粉；如热熏口干鼻衄可用龙胆泻肝汤加减。

此二方治小儿急性黄疸肝炎常用有效方剂三五剂即愈分量适合四至七岁。

肝硬化腹水

祖国医学对此病记载很早也很多，不过名称不同，单腹胀气血肿胀等，此等症状多数都是肝"变硬"的描述，《内经》水胀篇，腹胀身皆大色苍黄或色暗，腹筋起。这把肝硬化引起的黄疸和门静脉循环障碍引起的静脉扩张写得清清楚楚。《金匮》水气篇，肝水者其腹大不能转侧，胁下腹痛或胃疼消化不良。这样记载不但描述了肝硬化腹水，并指出因病而起腹水。朱丹溪有"其皮间有红缕赤痕者，此血肿也"的记载，蜘蛛痣的描述是腹部胀大时，古人对肝硬化早期症状观察，《丹溪心法》中如火郁疼多是肝硬化的症状，有黄疸的多数归到黄疸的文献中，总之对肝硬化早期诊断缺乏系统的整理，但从临床体验来说古人在这方面的治疗是有丰富经验的，所以我们对早期的肝硬化治疗多数采用调和肝解郁之法，从中医诊断上讲早期肝硬化腹水，古人多数没有明确的诊断，如果进一步从临床上研究却能一致起来，譬如逍遥散能和肝，因肝有郁火胸肋闷疼等。常用之方，单腹胀每用逍遥散加减收功，这是借着现代医学诊断通过治疗明确起来的一点收获，从而进一步地认识到研究祖国医学中西医密切结合对治疗是有显著的成绩。

历代医学家对这种病的治疗都是根据临床症状按阴阳虚实寒热决定治法。

对肝硬化腹水的治疗古人有阴水阳水之分明，脉论之数大有力为阳水，沉细迟微为阴水。还要根据各地生活情况的不同，李东垣、赵献可等前贤的主张，阳水以胃苓散加减清热利尿，健脾消胀等法，古人指出肝病必然传脾，健脾是含有预防的意义；阴水以肾气丸加减，得肉桂、附子温，其气乃行，张仲景曾说阴阳相得其气乃行大气一转，"其气乃散"这几句话的意思是寒水膨满得温药自然消散，临床体验多掌握了这一点，治腹水的大法已掌握了。严重的如腹胀严重者可重用消胀培土之剂，这是急则治其标的办法，应法掌握的是腹水消去大半的时候即当变方治本，对治疗阴水的办法腹水虽然严重用肾气丸还是有效的，服药后小便增多，肿胀自消不必用泻药。

对慢性肝炎早期治疗，根据右肋胀疼，消化不良，口干，身倦，多本肝郁治法，以逍遥散加丹栀清热解郁养脾疏肝健胃，虚弱正气未恢复可用六君子加减善改调理。如果肋疼没有没除根仍用逍遥散加减调治，休养愉快慢慢痊愈，以上是治慢性肝炎及肝硬化腹水治疗之大概以做参考。

无黄疸型传染性慢性肝炎症状：胁疼腹胀，食欲不振，疲乏无力，有时发热，口干身倦，肝大和肝功能异常，化验多见谷丙转氨酶偏高等现象，其特点为发病较缓、病程较长。经常缠绵复发，根据祖国医学用辨证求因的方法，认识无黄疸型传染性慢性肝炎的发病学主要先有肝脾肾脏腑功能失调，并有风热之邪，与急性黄疸之肝炎有所区别，所以治疗时重则调理机体，兼以驱除外邪采用以扶正为主驱邪为辅的办法，往往取得很好的疗效。

初得慢性肝炎症状：胁疼作胀，胸闷不舒，消化不良，头晕，身倦，舌质红、苔白，脉弦滑。此属肝郁气滞，重者气滞血瘀，治宜疏肝理气健胃之剂，方如下：

柴胡二两，栀子三两，白芍三两，云苓四两，白术三两，当归三两，郁金三两，青陈皮各三两，广木香二两，川楝子四两，板蓝根四两，丹参四两，鸡内金三两，夏枯草五两。

慢性肝炎症状：口苦咽干，面红目赤，胁疼发热，小便短涩，大便干燥，舌苔少、舌尖红、脉弦数有力。此属气郁化火，肝胆郁热，治宜清肝降火之剂，方如下：

胆草二两，黄芩三两，栀子三两，白芍三两，生地三两，车前子三两，板蓝根四两，当归三两，青陈皮三两，云苓三两，白术三两，广木香、黄连二两。

慢性肝炎症状：胁疼如刺，疼处不移，入夜更甚，胁下或有痞块，二便不爽，舌质紫暗，脉沉。此属气滞血瘀，治宜调气化瘀，方如下：

当归三两，赤芍三两，川芎二两，桃仁二两，红花二两，郁金三两，炮甲一两，元胡三两，木香二两，川楝子四两，青皮三两，丹皮三两，丹参三两，大青根七两。

慢性肝炎症状：胁肋隐疼，时作时止，心情不畅有时燥热，头晕眼花，饮食无味，二便不畅，脉虚弱或细数，舌光红无苔，治宜养柔肝法，方如下：

南沙参四两，寸冬三两，生地三两，枸杞二两，制首乌三两，白芍三两，鳖甲四两，川楝子四两，夏枯草四两，石斛四两，山药四两，当归三两，板蓝根八两，丹参五两。

慢性肝炎症状：两肋隐疼，头晕目眩，失眠多梦，耳鸣咽干，齿龈出血或有时鼻衄，五心烦热，舌红，脉沉细小数。此属肝肾两亏，治宜滋肾水涵木之法，方如下：

生地四两，山药二两，云苓五两，丹皮三两，泽漆三两，白芍四两，炒黄柏三两，枸杞五两，鳖甲二两，茅根二两，龟板二两，败酱草八两，大青根四两，丹参五两。

妇女慢经肝炎兼经不正常症状：发断头热，胁疼少腹疼，时轻时重，头晕身倦，月经或前或后，经色紫，有血块或两乳胀疼，舌质红，脉滑数。此属肝火旺或兼气郁，治宜和肝清热调经之剂，方如下：

当归三两，川芎二两，白芍三两，柴胡二两，丹皮三两，夏枯草四两，云苓三两，白术三两，丹参三两，青陈皮各三两，郁金三两，广木香二两，川楝子四两。如脉沉细虚弱无热者可用养血补虚柔肝法治之。

慢性肝炎，久治不愈，反复发作，病程中出现初期肝硬化症状：不腹水、胃满胁疼，身热疲倦或寒热往来，食欲不振，口苦咽干，小便黄，大便燥，舌苔白黄或厚腻，脉弦数。此属湿热郁于血分，肝气不和，以致转变肝硬化，治宜清热解郁和肝之剂，宜逍遥散加减（最好以下有加减法），如一般症状逍遥散去薄荷，加青陈皮各三两，广木香二两，夏枯草四两，枸杞三两，鳖甲四两，太子参三两，大青根五两，内金三两；如发热加丹皮三两，栀子三两；如头晕头疼加石决明四两，菊花三两；如腰疼加杜仲四两，巴戟天三两；如肩背疼加寄生三两，秦酒三两；如肝区疼加川楝子四两，元胡三两，香附四两，广木香二两；如食欲不振或腹胀加建曲二两，川朴三两，麦芽三两，去柴胡薄荷；如鼻衄牙龈去柴胡薄荷，加茅根、生地四两，藕节七个；如热重再加黄柏三两；如神经衰弱失眠去柴胡薄荷，加远志枣仁四两，龟板四两，牡蛎四两；如腹水肿胀者，另用肝硬腹水鼓胀方治之。

治肝气郁滞作疼或慢性肝炎作疼均效方：

夏枯草、炒青皮四两煎水，如体虚者，加瘦猪肉，同煮当茶饮之并食肉，此肉药能补肝血、缓肝火、疏肝气、散肝风、止肝疼。

治肝硬化腹水、胀满如鼓有胀气有水，食欲不振服其他消胀利水剂不效，服加重剂，方如下：

炒白术、云苓、苓皮、炒冬瓜、丝瓜络、炒二丑、焦三仙各四两，泽漆三两，猪苓三两，椒目二两，大腹皮□，生桑皮五两，炒川朴三两，广木香二两，内金四两，青陈皮各四两，防己三两。如有热者地骨皮四两；如无热加桂枝四两，砂仁二两。

肝气横逆或胆囊炎右胁和胃部有剧烈疼痛，按之疼甚，呕吐或咳嗽，有时发热恶寒，小便黄，不能食，脉沉弦小数，治宜和肝止疼清热剂，方如下：

当归三两，赤白芍各三两，柴胡三两，黄芩三两，川楝子五两，制没药三两，桃仁三两，红花二两，青皮三两，元胡三两，香附四两。

此方与治肝脓肿互相参考。

肝硬化腹水胀满，初期偏热者症状：不断发热，有时寒热往来或有时发高热，烦躁不安，口干作渴，肝区作疼，腹水病情正在发展，《内经》曰：诸腹胀大皆属于热，火逆胜而精血伤。根据《内经》旨初病必有热，因七情之气郁于内而发热，热在肝脾，治之必先疏肝以快脾，肝木之气，得以舒畅脾得肝气之和，消化力增加，津液充足，血运畅行，肝为藏血之脏，脾为血之源，血郁既散气以畅行无阻，有何胀满之患哉，如胸满气粗，腹壁胀甚舌干红或苔黄，边尖有颗粒丘疹，大便干燥，小便赤色，脉弦数或沉弦有力或衄血下丘，齿龈出血，此症变化较快，很快可能发生危险，治宜清热水消胀利水调气解郁凉血等法方如下：

胆草三两，栀子三两，黄芩三两，地骨皮四两，青陈皮各三两，生龟板五两，牡励五两（先煎），云苓一两，白术四两，泽漆三两，大腹皮五两，苓皮一两，丹皮三两，桑皮四两，白芍四两，当归三两，板蓝根五两。如热大者加川黄连二两，黄柏三两，鳖甲四两；如肝区刺疼加元胡三两，川楝子五两；如腹水胀满重者加车前子三两，木香二两，枳壳三两，二丑五两，木通三两；如头晕鼻衄加茅根草一两，藕节一两，三七参面（冲服）；如精神烦躁、狂乱不安、舌干黄或脉数，加西角二两，金银花五两，连翘四两；如另体不甚虚弱亦可加西黄五两，元明粉四两（冲服），炒枳实三两下之。

肝硬化腹水、胀满、有热兼湿者很多，并发黄疸，此病变化很快，最难处理最为严重。

发热，全身腹疼，腹水胀满，烦躁不安，口干不欲饮，面胸手部发现有蜘蛛痣或鼻衄，食欲不热肠，小便黄赤色，大便干燥，舌白厚腻或口干舌燥，治宜清热行气利水和肝去瘀消胀之剂，使气行热退，水利胀减，症状得以缓和，再用疏肝保肝培土利湿之剂，以善其后，处方如下：

云苓一两，白术四两，泽漆三两，猪苓三两，木通二两，大腹皮五两，丝瓜络五两，板蓝根五两，内金四两，茵陈一两，栀子三两，黄柏二两，地骨皮四两，青陈皮各三两，薏苡仁三两，败酱草五两。发寒热往来加柴胡三两，鳖甲五两，去木通丝络；如大热作呕加川黄连二两，竹茹四两，半夏三两，去木通；如胀重加焦三仙各四两，炒二丑七两，去木通。

肝硬化延长不愈，气血两亏，腹水胀满，体虚消瘦，脉沉细无力，舌苔微白、有齿痕或舌胖大，心悸自汗，胃胁胀疼，食欲不振，种种虚像，治宜归芍六君子或归脾汤，加健胃消胀之剂，补脾胃助元，选用以下药品：

野党参四两，炒白术三两，云苓五两，陈皮四两，砂仁二两，川朴二两，木香二两，大腹皮四两，椒目二两，内金三两，山药四两，泽漆三两，车前子三两，丝络五两，冬瓜一两，薏苡仁四两，苓皮五两，干姜三两。如肾虚者加黄芪四两，当归三两；如寒大者加制附子三两；如有虚热者加地骨皮三两，丹皮三两；如肿胀者加二丑八两，炒莱菔子二两。

治妇女肝硬化腹水胀满、胁疼、发断头热或有时寒热往来，选用以下药品：

当归四两，白芍三两，柴胡二两，云苓三两，鳖甲四两，泽漆三两，车前子三两，青陈皮各三两，内金三两，丹皮二两，大腹皮四两，败酱草二两，桑皮四两，郁金三两，木香二两，丝瓜络五两，大青根五两。如腹水重者加冬瓜一两，椒目三两，葶苈子四两，去柴胡、郁金；如肿胀者者加炒二丑一两，苓皮五两，去柴胡、郁金；如气虚者加黄芪四两，野党参三两，山药四两；如发热者加地骨皮三两，栀子三两。

此二方治肝硬化腹水胀满是常用之方，互相参考，随症加减灵活运用，效力很好以做参考。

治肝脾肿大作疼方：

鳖甲七两，龟板一两，内金五两，炮甲二两，党参四两，木香二两，白术三两，丹参五两，文术三两，当归四两，山药五两，桃仁三两。

消胀利湿解郁丸，此丸治慢性肝炎及肝硬化胀满胁疼、湿寒气滞瘀血消化不良等，处方如下：

全当归二两，川芎一两，赤白芍各一两，桃仁七两，红花八两，炒二丑八两，制香附一两，糖灵芝七两，炒元胡七两，青陈皮各一两，川楝子一两，建曲一两，木香七两，云苓二两，白术一两，板蓝根一两，鸡内金一两，泽漆八两，猪苓七两，丹皮一两，薏苡仁一两，败酱草一两，丹参一两。以上共为细末，水法为小丸或炼蜜为丸亦可，每服三钱，开水送下，每日两次。

治肝硬化瘀血症、腹水胀满，祖国医学说："肝藏血、脾统血、气行则血行，气滞则血瘀。"此说法是很对的，有瘀滞就是血行受阻，以致腹部青筋怒胀，肝脾因而随之肿大，这是血气流行，失去通畅的能力，因此血瘀不行，肌肉消瘦，腹部胀大，形成腹水，青筋外露，头面胸手部出现有红斑赤缕，即现代医学所说的蜘蛛痣，有鼻衄、齿衄、呕血、下血等症状，脉弦大有或弦犵，舌红、干瘦或光紫不润。

治宜化瘀清热活血消胀利水等方如下：

当归四两，川芎二两，桃仁三两，红花二两，郁金三两，鳖甲五两，大腹皮四两，泽漆三两，广木香二两，青陈皮各三两，炮甲一两，鸡内金三两，败酱草五两，大青根七两，丹参五两。如肝区疼重者加炒元胡三两，炒香附三两，川楝子四两；如热大者加栀子二两，湖黄连二两；如鼻衄加茅根草一两，三七参面一两（冲服），藕节一两；如腹水胀满重者加西大黄四两，二丑五两，川朴三两（身体虚弱者不可用）；如脾虚全身浮肿加白术四两，云苓一两，桑皮四两，丝瓜络五两，临症加减、灵活运用以做参考。

以上各种治无黄疸型慢性肝炎或初期肝硬化腹水法，主要根据患者具体症状，病情单纯者可用一方，病情复杂者或选用二方加减或综合使用，临症时主要认准主症和舌苔脉象，体质脉症有不符合者可舍脉从症或舍脉从舌，急则治其标，缓则治其本的各种办法，处方选用与肝脾肾三脏有关药物疗效显著，还要灵活运用疏肝养阴健脾丸，此丸治慢性肝炎久治不愈，肝脾肾虚弱或有虚热，食欲不振，头晕身倦等，处方如下：

夏枯草二两，炒杜仲二两，猪苓一两，枸杞八钱，炒白术二两，当归参二两，云苓二两，白术一两，山药二两，青陈皮各二两，太子参二两，鸡内金二两，炒鳖甲二两，炒枣仁二两，远志二两，广木香一两，生地二两，川楝子二两，丹皮一两，柴胡一两，郁金一两，煅龟板二两，制香附一两，大青根三两，骨皮一两，丹参二两。以上共为细末，水法为小丸或炼蜜为丸亦可，每服三两，开水送下，每日两次。

治肝硬化腹水胀满，腹胀如鼓，坐卧不安，饮食不下，服汤药外，另服此散剂消胀，方如下：

上沉香、广木香二两，制香附三两，炒菜菔子三两，炒青皮三两，上麝香五两。共为细末，装瓷瓶内五至七日，开水送下，每天两次，消胀效力很好。

治肝癌方肝癌初起，右肩胛部及右脘紧张微疼，触胁则咳嗽作疼，有时皮腹表面稍微赤或浮肿，药方列后：

炒白芍一两，全当归一两，蜜银花一两，柴胡三两，生栀子三两，浙大贝四两，制乳没各二两，炮甲、粉甘草二两。煎服。如热大者加川黄连；胃满者加广陈皮。

肝脓肿症状：肝区疼痛发热，胃满作呕，有时寒热往来，触胁则咳嗽，肝部作疼，皮腹表面稍微发赤或浮肿，小便黄，亦有并发疸者，处方如下（与上方互相参考）：

当归三两，赤白芍各三两，柴胡三两，栀子三两，连翘四两，金银花一两，公英五两，夏枯草五两，黄芩三两，郁金三两，元胡三两，制乳没各三两，大贝四两，川楝子四两。如热大者加川黄连二两，如有黄疸者加茵陈一两。

右胁胀疼，有时胀疼，此乃郁结，亦疏肝解郁之剂，方如下：

大全蒌一个（捣烂），川楝子五两，青皮三两，元胡三两，木香二两，红花二两，片姜黄二两，枳壳二两。煎服。有热者加栀子三两。

治慢性肝硬化腹水胀满方：

活鲫鱼一条重四五两，去肠连鳞，红饭豆，赤小豆一两至二两放鱼肚内用面包之烧熟去面、鳞、药，食鱼四五次效。

肝昏迷是一种肝脏病的热邪病毒，湿痰气滞，虚实寒火，血瘀等各种并发症。有初期发现的，也有末期发现的，如初期发现肝昏迷者，实症多或兼有热，末期发现的肝昏迷者，虚症多或兼有湿痰，是一种很严重的病，在治疗上很难掌握。肝昏迷分虚实两种，但虚者少、实者多，虚者就是阴虚气虚，实者属于风火湿痰血瘀属于风火搧动者，出现四肢抽搐，唇口牵动，神志不宁，面红目赤气粗口臭，谵语摇头，舌红苔黄或焦黑，因肾阴不足，不能滋荣肝木，则肝邪旺盛，内风动扰清窍闭塞以至出现昏迷抽搐。

治实性肝昏迷，宜平肝息内，生津润燥，透窍宁神，清热化痰之剂方如下：

羚羊钩藤五两，菖蒲二两，石决明八两，栀子三两，胆草二两，生地三两，大贝四两，草决明四两，郁金三两，全虫三两，白僵蚕三两，蜈蚣二条。如热大者加川黄连二两，另服安宫牛黄丸或服熊胆三至五钱。

虚性肝昏迷就是气血两亏脾阻失运，肝阴竭绝出现体温下降、神倦气怯，颜面苍白，四肢厥逆，指甲青紫，舌瘦色青、质淡而干，脉沉细无力，治宜补气养阴，扶正固脱之剂，处方如下：

高丽参二两半，黄芪四两，制附子一两半，龙牡各四两，远志三两，柏子仁二两，枣仁三两，山药四两，毛珀二两。有热可不服。

治血虚方：

当归身三两，白芍三两，猪苓二两，生地三两，枸杞二两，龟阿胶各三两，寸冬三两，茯神四两，菖蒲二两，远志二两，野党参三两，丹参五两。

此二方互相参考，灵活运用，另服至宝丹。

湿痰阻塞清窍，湿浊不化，痰声，以至肝气郁结，神智昏迷，舌苔晦暗白厚腻或腐浊，治宜利湿化浊祛痰解郁开窍之剂，方如下：

天竺黄二两，胆星二两，菖蒲一两，川贝三两，橘络三两，薏苡仁四两，通草二两，神曲四两，白豆蔻二两，石决明五两，远志三两。如有热者加竹茹四两，栀子三两，羚羊四两，另服宝丹。

因血瘀气滞者，血瘀由于气滞故气行则血行，气滞则血凝，由气滞而血瘀者则兼热，由湿胜而血瘀则偏寒，血行障碍，阻塞经络，心神蒙蔽，气血混乱，以致昏迷。主要特征：舌青唇黑或见黑色粪便，苔黯厚腻，脉沉迟无力，治宜行活血，化瘀开窍之剂方如下：

当归三两，赤芍三两，川芎二两，桃仁二两，红花二两，郁金三两，菖蒲二两，远志三两，木香二两，鳖甲四两，西大黄三两，丹参三两，青皮三两，板蓝根五两。

治肝癌方：

当归四两，赤白芍各三两，丹参四两，桃仁三两，红花三两，海藻四两，郁金三两，文术□，夏枯草一两，香附三两，金钱草一两半，半枝莲一两，内金五两，炮甲三两，云苓四两，土元二两，大贝四两。有热者加栀子三两，鳖甲五两，去云苓。

治肝癌有腹水胀满用此方：

云苓一两，冬瓜皮一两，金钱草一两半，半枝莲一两，鸡内金五两，车前子四两，大腹皮五两，郁金三两，木香三两，炮甲二两，海藻四两，猪苓一两，丹参五两，土元二两，文术□。

附：胆结石

初得时右胁下扇动作疼，次及胸背隐疼，亦有面目和小便均发黄色，因胆气上逆，胆中凝结成石，胆汁外溢，上入血管，以致作疼，胆汁色黄，自血中排泄而出，因此遍身均黄，小便特甚。当用芒硝下之，下后见到坚硬的燥粪，要略有大黄硝五汤服之亦效。祖国医学认为，肝热之病，小便先黄，肝胆同处，肝热胆亦热。西医论胆结石，因胆口炎肿，胆汁上逆，大抵胆石为病，胸肋无有不结疼者，治宜大黄硝石汤，栀子大黄汤，茵陈汤择而用之，随症加减，未有不效者，或单用芒硝一两冲服之，或茵陈五苓散同服，以下有治疗胆结石方。

胆结石症状：右胁和胃部胀疼，发热恶寒，食欲不振，有时自汗发生黄疸，小便黄，大便燥结成剧烈疼痛，治宜清热解郁，镇疼利湿之剂，处方如下：

胆草三两，栀子三两，黄芩三两，柴胡三两，白芍三两，炒玄胡三两，川楝子四两，制香附三两，炒青皮三两，没药三两，郁金三两，西滑石四两，金钱草二两。如黄疸重者加茵陈一两，黄柏二两；如胁疼重者加茄沉四两，桃仁二两半，赤芍三两。

治胆结石又方：

柴胡三两，黄芩三两，白芍四两，元胡三两，青皮三两，川楝子五两，炒麦芽一两，广木香二两，片姜黄二两，元明粉三两（冲服），当归三两，丹皮三两，灵芝二两。如有黄疸者加茵陈一两，栀子三两。

治胆结石散剂方：

西滑石三两，火硝三两（隔纸煅慢火纸焦为度），郁金三两，元胡三两。共为细末，每服五两，开水送下，每日两次。

治胆囊炎及结石通用方：

西大黄四两，元明粉四两（冲服），炒枳实三两，桃仁二两，赤白芍各三两，炒元胡二两，金钱草二两，金银花五两，连翘三两，栀子三两，黄芩二两，炒川楝子四两，郁金三两，公英四两。如有黄疸加茵陈八两。

肝气横逆或胆囊炎肝脓疡剧烈疼痛，肝区皮外有肿形，按之疼甚作咳呕吐痰，有时发热恶寒，小便黄，不能食，脉沉弦小数，治宜和肝止疼清热之剂，方如下：

当归三两，赤白芍各三两，柴胡三两，黄芩三两，栀子三两，川楝子五两，制没药三两，桃仁三两，红花三两，木香二两，元胡三两，香附四两，郁金三两。此方与肝脓肿方互相参考。

胆囊炎症状：胃胁胀疼或呕吐或寒热往来，有的发生黄疸，方如下：

柴胡三两，栀子三两，黄芩三两，胆草二两，赤白芍各三两，青皮三两，二花五两，川楝子五两，当归三两，桃仁二两，红花三两。如疼重加元胡三两，没药三两；如大便干加大黄四两，元明粉四两；如有黄疸加茵陈一两，黄柏二两；如兼腹膜炎加大青根五两，公英五两，败酱草一两，夏枯草五两，去黄芩、胆草。

治胆结石胁疼，寒热往来，小便黄，方如下：

嫩小麦苗（正二月采之佳），晒干，研细末，每服二至三两，白糖送下，水法为小丸亦可。

慢性肝炎和肝硬化，肝阴虚发热，经常舌无苔，舌红齿痕，出血或鼻衄，服药无效可食脚鱼随意食之。

治肝硬化初期，腹水不重作疼方：

炒鳖甲二两，嫩麦苗四两（正月底二月初采之佳），杞果一两，夏枯草二两，大青根二两，内金一两，当归一两，白芍一两，丹参一两。共为细末，水为小丸，每服三两，开水送下，每日两次。

慢性病毒型无黄疸肝炎，体弱身倦，食欲不振，肝区有胀疼感，治宜保肝解毒利湿之剂，方如下：

大青根五两，败酱草四两，金银花五两，公英五两，柴胡二两，茵陈五两，薏苡仁五两，白术三两，郁金三两，云苓一两，当归三两，白芍三两，夏枯草一两，云苓一两。

患者王某某，残废军人，患肝硬化高度腹水，腹胀如鼓，食欲不振，有时呕吐，服药无效，久治不愈。转来我院时，病情已十分严重，昼夜不安，脉象虚弱，舌苔白厚，大便溏，小便频，多因气虚中满，脾土失职，气不运行，以致腹胀如鼓，肝脏病，以热症兼湿者为最多，王某某之病，诸多虚象兼有湿寒，所用方剂宜培土温阳，化湿消胀为主，处方如下：

炒白术四两，云苓一两，陈皮四两，大腹皮五两，桑皮四两，丝瓜络一两，山药一两，鸡内金四两，炮山甲二两，砂仁三两，桂枝三两，炒川朴三两，炒二丑八两，苓皮六两。煎服。

此方服三剂，大便三天共四次，腹部稍软，饮食好转原方去炮甲、二丑，加炮姜二两，泽漆三两，改方又服五剂，腹胀好转，饱含增加，各方面缓和，患者怕吃药要求停药，观察三四天再吃，停药四天患者要求服成药，改服丸药治膨胀肿病，有制成的消胀利水丸，每服三十丸，开水送下，两天服一次，共服三次，大便每日两次，大有好转，肿胀消去三分之一，饮食虽然增加，总是吃不多，又服汤药处方如下：

野党参三两，炒白术四两，云苓五两，大腹皮五两，陈皮三两，炒川朴三两，煅砂仁三两，木香三两，丝络一两，鸡内金四两，桑皮四两，炒冬瓜皮一两，紫油桂二两，泽漆三两。煎服。

患者服此方后，饮食增多，食后不胀，肿胀逐渐好转，以前怕吃中药，因服此方有效，很相信中药能去病，每天都要求服中药，此方共服五剂，肿胀消去过半，饮食睡眠精神各方面都好，唯有腹胀尚未完全消失，改方仍按第二方加减如下：

上方去肉桂、桑皮、冬瓜皮、川朴，加当归四两，白芍三两，广木香二两，鳖甲四两。

改此方后患者又服四剂，各方面更好，仍照原方两天服一剂，又服四剂，逐渐好转，停药观察数天，病情继续减轻，腹部胀满消去十之七八，仍然虚弱，改服济生肾气丸加减，处方如下：

车前子加倍，生地四两，猪苓三两，山药五两，云苓一两，丹皮三两，泽漆三两，肉桂二两，制附子二两半，车前子五两，丹参五两，川牛膝三两，砂仁二两，川朴三两，丝瓜络五两，鸡内金三两。煎服。

服此方后效果很好。两天服一剂，此方共服七剂，又停药一周，腹部肿胀完全消失，如常人。因久病气血仍虚，还有肝脏肿大，肝功能未恢复正常，仍服上方加减，上方加当归、鳖甲，健脾保肝之剂方如下：

野党参三两，云苓三钱，白术三钱，陈皮三钱，当归四钱，白芍四钱，鸡内金三钱，鳖甲四钱，夏枯草五钱，枸杞三钱，龟板五钱，牡蛎四钱，丝瓜络四钱，山药二钱。煎服。

此方又服十剂，肝区疏畅，饮食如常，又改方如下：

上方去丝瓜络，加杜仲五钱。

此方服十剂，肝功能化验转氨酶高一点，西医说："无大问题。"许可出院，出院后访问多次均好，没有其他变化（共服药四十剂）。治愈许多例肝硬化腹水，均没有王某某严重，他服药不多，痊愈彻底，无后遗症，因患者有一条最大的优点：心中愉快。他自省转回亳县，已到危险期，但谈笑如常，毫不考虑自己的病重，像这样的患者不多，他住院几天以后，无论哪一次和他谈话，他总是很愉快，我对他说："你的病能治好。"他说："医生治病，总希望病人好。"他总说自己的病没有希望，多天吃不下饭，如何能好，我给他讲："你有能够治好的条件，就是你心中愉快，能听医生的话，能吃药，再一点你的病虽重，并不复杂，症状、脉搏、舌苔都符合你的病，因此说，你的病能治好。"以后病真正痊愈了，我在初治此患者，思想未完全解放，不愿叫患者服泻药，以为患者身体虚弱，自服三四次泻药后，才基本上好转，如不服泻药，不一定能好这么快，服泻药还是能起到很大作用，常说："治肝硬化腹水都是补补攻攻。"补补攻攻也是治肝硬化腹水的一种办法。

这是治愈王某某肝硬化腹水小结以做参考。

治愈董宋氏，年43岁，十八里人，患肝硬腹水，腹胀如鼓，数月不愈，肝脐突出寸许，不思饮食，食后腹胀更甚。在乡治疗多次不效，患者于1962年冬入院治疗，诊断为肝硬化腹水，中西医配合治疗，打针服中药，消胀平肝健脾利水之剂，服药百余剂，无显著疗效。因服药很多不效，访问患者家中情况，一话说就哭，自从她丈夫去世不久，就得此病，自得此病，自觉病重，不易治愈，终日忧虑悲伤，这样一说，知她病属七情，肝气郁滞以后服疏肝解郁，调气消胀活血之剂，宜消透散加调气、解郁、消胀之剂，效力很好，方如下：

当归四钱，赤白芍各三钱，柴胡三钱，青陈皮各三钱，郁金三钱，鳖甲四钱，鸡内金四钱，云苓一钱，红花二钱，广木香二钱，白术四钱，大腹皮五钱，丹参四钱，炒二丑二钱，桃仁二钱，香附三钱。煎服。

此方服五剂仍不见效，只有腹胀少软，饮食增加少许，原方加上沉香一钱，二丑改为一两半，又服五剂，大有好转，腹胀逐渐见效，复诊，患者说："服药很多就不见轻，现在吃的药是对症啦！"患者要求不改方，仍照第一方去木香，二丑改为一两，又服五剂，剂剂有效，停药观察四天，仍然好转，患者还是要求服原方，仍宗上方加减：

当归四钱，赤白芍各三钱，郁金四钱，木香二钱，青陈皮各三钱，云苓一钱，白术四钱，鸡内金四钱，鳖甲四钱，龟板一钱，大腹皮一钱，二丑一钱，川芎二钱，香附四钱，丹参五钱，桃仁二钱。煎服。

此方服六剂，各方面好转，腹胀消去十之六七，饮食增加，仍照原方又服四剂，虽然好转，腹胀还未消完，患者仍要求服第一方，去红花加香附四钱，二丑改为五钱，连服四剂很好，腹水胀减去十之八九，各方面好像痊愈，对消胀利水解郁，第二方不如第一方效力好，患者的自觉好了，就是周身瘫懒无力，饮食吃不多，有时肝区有点疼，又改方补虚，健胃和肝之剂，改方如下：

当归三钱，白芍三钱，野党参三钱，云苓五钱，白术三钱，青陈皮各三钱，老木香二钱，川楝子四钱，炒川朴三钱，鸡内金四钱，鳖甲四钱，丹参四钱，夏枯草五钱，郁金四钱，川芎二钱。煎服。

此方服四剂，停两天再服，再停再服，此方先服十七剂，症状基本消失，彻底痊愈出院。

此病共住院十一个月共服药两百余剂，虽然治愈，服药很多，因以前所服之药均是治标没有治本，治愈此病用二丑比较多，每剂一至二两，效力较好。

治病不能粗枝大叶，要学追根求源的办法，在临症治疗中，必须掌握发病的原因，患者情况，身体强弱，要观察脉搏、舌苔，通过望、闻、问、切各方面细心检查，对症下药，不致有误。对此病以前的治疗，服药很多不效，是没有详细诊断没有掌握着真正得病的原因，致患者服药不效。延误患者，这是医生的责任，以前所服之药，大多数是消胀、利水均是治标没有治本，因此服药不效，问患者家中情况，终日悲伤忧虑，知她病中七情在后，改服逍遥散加解郁、和肝、调气，消胀等都是治本的办法，很快痊愈，治病要详细检查，要追根求源，用药要灵活，治肝硬化腹水之法，大多数用逍遥散加减为主，特别是对妇女的肝硬化效力好，再一个用到扣静脉肝硬化腹水有效，对高度腹水胀满，如身体不甚虚弱，用二丑一至二钱，它有消胀、利湿、缓泻的功能，此药不唯治肝硬化腹水，对肾炎腹水也是有效之药，它还能消湿肿、散积滞，为逍遥散治肝硬化腹水配合药，方如下：

鸡内金四钱，大腹皮三五钱，桑皮四钱，青陈皮各三钱，丝瓜络一钱，鳖甲四钱，丹参五钱，二丑一钱，冬瓜皮一钱，广木香三钱。如有热亦可加地骨皮四钱，丹皮三钱。

如小便不利，加车前子四钱，泽漆四钱；如肝硬化腹水久治不愈诸多虚象，虚症多兼湿寒，治宜可以用湿补之剂；如气虚寒在中焦，宜用理中汤加减，温脾，化湿以消肿胀；如肝肾虚寒在下焦，宜用济生肾气丸加减，温肾，化气其肿胀自消。这些治肝硬化肝水的方法，也不是什么验方，只是个人常用药方之大概，记在这里以做参考，临床时还要随症加减，灵活运用。

治愈周某，患肝硬化腹水，数月不愈，身体虚弱，食欲不振，脉搏弱小数，口干舌绛，有时鼻衄，以致消化道出血，出血多很严重，自汗、难过，治宜补虚养阴止血之剂方：

白干参三钱，白及五钱，生地炭五钱，阿胶三钱，黄芪一钱，山药一钱，莲子一钱，地骨皮四钱，藕节二钱，三七参粉一钱半（冲服），夏枯草一钱，茅根一钱。如隐血重加地榆炭五钱，海漂硝三钱。

此方服五剂，血止各方面病情好转。复诊，改方如下：

黄芪一钱，白干参二钱，云苓一钱，白术三钱，山药一钱，泽漆三钱，薏苡仁一钱，当归参四钱，炒内金四钱，地骨皮三钱，陈皮三钱，夏枯草一钱。

此方服大剂，腹水、胀满减轻一半，饮食增加慢慢好转。复诊又改方，宜周正培土之剂，改方如下：

上方去薏苡仁、陈皮、冬瓜皮，加当归身四钱、白芍四钱、大青根五钱、龟板一钱。

服此方效力很好服八剂，腹水、胀满完全消失。复诊仍然气血有点虚弱，肝功能还没有恢复正常，又改补虚保肝养阴之剂，以善其后，方如下：

当归身四钱，白芍三钱，白干参二钱，黄芪五钱，云苓一钱，白术三钱，夏枯草一钱，鳖甲一钱，丹参一钱，大青根五钱，枸杞三钱，内金三钱，陈皮三钱。

此方共服十剂，各方面如常人，痊愈出院。

治愈张某某，年三十余岁，在学校搞炊事工作，急性黄疸肝炎和肝昏迷及腹水。初起急性肝炎，黄疸最高，发热，胃满作呕，小便赤，大便燥，脉弦数，舌质红，食欲不振，肝区缓疼，用一般治急性肝炎的办法，初服茵陈、栀子、大黄汤加减，服两剂以后，又服茵陈五苓散加清热健胃和肝之剂，共服药二十余剂，黄疸完全消失，小便不黄，饮食正常，基本痊愈，因偶然感染，发高热，并发肝昏迷，神志不清，二便失禁，脉弦数无力，有痰、烦躁，治宜清热透窍，和肝之剂，方如下：

真羚羊□（末，先煎），双钩藤二钱，菖蒲二钱，石决明一钱，栀子三钱，郁金三钱，全虫三钱，白僵蚕三钱，生地三钱，大贝四钱，朱茯神一钱，金银花五钱，连翘四钱，川连三钱。煎服。

此方两剂，并服至宝丹两粒，每天一粒，开水化送，服药后昏迷缓解，热退神清，很快又转为急性腹水，下肢均肿，此病因前得黄疸肝炎时，黄疸虽然消失，肝脏肿大，还未根除，黄疸愈后，很短时间又感风邪高热，并发肝昏迷，因多次肝脏受到压迫，此病种种原因，以致很快转变为肝硬化腹水，发热，鼻衄，口干，食欲不振，腹胀胁疼，小便黄频，大便干，脉小数，舌苔干黄，有时烦躁不安，诸多热象，治宜清热消胀利水和肝之剂，方如下：

胆草三钱，栀子三钱，丹皮三钱，地骨皮四钱，大腹皮一钱，生地四钱，云苓一钱，白术四钱，大青根五钱，郁金三钱，川连三钱，泽漆三钱，车前子四钱，青陈皮各三钱，枳壳三钱，丝瓜络一钱。煎服。

此方服四剂，发热减轻，食欲增加，腹胀如鼓，改方如下：

上方去胆草，丹皮加西大黄八钱，鸡内金四钱，二花一钱。

改此方服两剂，各方面好转，仍有肝胜脾虚气不运行，腹胀积水没有完全消失，改用健脾消胀利水化湿之剂，方如下：

当归四钱，白芍四钱，云苓一钱，白术四钱，青陈皮各三钱，地骨皮五钱，栀子四钱，泽漆四钱，薏苡仁一钱，大青根一钱，车前子四钱，冬瓜皮一钱，丝瓜络一钱，大腹皮一钱，鸡内金四钱，猪苓三钱，木通三钱。煎服。

此方服四剂，腹水胀满消去一半，各方面减轻，逐渐好转，患者要求照此方多服几剂，照方又服四剂，停药观察一周，腹水胀满消去十之七八，食后不胀，二便如常，脉象虚弱，改用补虚健胃，培土疏肝之剂，方如下：

野党参四钱，当归四钱，白芍三钱，云苓一钱，白术四钱，山药四钱，川朴三钱，木香三钱，夏枯草五钱，青陈皮各三钱，鳖甲四钱，丝瓜五钱，龟板一钱，郁金四钱。

此方共服七剂，腹水胀满完全消失，饮食正常，能食易消，还有肝脏肿大，没有恢复正常，患者自认为痊愈，要求出院，回家休养。肝脏肿大没有根除，因此病程中出现感冒高热，并发肝昏迷，很快又转高度腹水，种种严重症状终于治愈，因此病复杂严重，治愈的又快，共服药四十余剂，记之以做参考。

治愈闫某某，肝硬化腹水胀满，发热鼻衄，牙齿出血，有蜘蛛痣，偏热有瘀血症状，《内经》提出诸腹胀皆属于热。此病多由怒气伤肝，气滞血瘀，脾气爱湿，阳气不能流行，腹水作胀，脉象沉数，舌干燥边红，治宜清热化瘀消胀利水和肝之剂，方如下：

当归四钱，赤白芍各三钱，栀子三钱，丹参四钱，地骨皮五钱，三七参二钱（冲），云苓一钱，牛膝三钱，丹参五钱，鳖甲一钱，败酱草一钱，内金四钱，青陈皮各三钱，大腹皮一钱，茅根草一钱，生地四钱，郁金四钱。煎服。

此方服四剂，鼻衄齿出血减轻，腹部仍然胀满，改方如下：

原方去茅根草，加冬瓜皮一钱，二丑八钱，广木香三钱。

此方又服四剂，鼻衄止腹部，食后不胀，原方又服三剂，腹胀有效，食欲增加停药二天，复诊各方面好转，虽然好转，腹部仍胀，又改方消胀利水之法，方如下：

云苓一钱，白术四钱，大腹皮一钱，桑皮四钱，川朴三钱，鸡内金四钱，丝瓜络一钱，车前子三钱，青陈皮各三钱，大青根一钱，木香二钱，泽漆四钱，枳壳三钱，地骨皮一钱，苓皮一钱。

此方服四剂，症状大有好转，腹部胀感、肿胀逐渐均消，照方又服五剂，肿胀消失大半，饮食如常，自觉身懒无力，肝区有时胀疼，改方如下：

照第二方去枳壳，加野党参三钱，当归三钱，建曲四钱。

此方又服四剂各方面都很好，继续服此方共服十二剂，肿胀消去十之八九，自言与无病时一样，没有什么不好的感觉，自此停药观察十余天，仍然很好，经西医检查化验，肝脏仍然有点肿大，无大问题，可再服几剂，疏肝补虚，解瘀之药，防止复发，方如下：

当归四钱，白芍三钱，青陈皮各三钱，夏枯草五钱，云苓五钱，鳖甲四钱，龟板一钱，山药五钱，大青根八钱，内金四钱，太子参四钱，枸杞四钱，丹皮四钱，丹参五钱。煎服。

此方两天一剂，共服九剂，基本痊愈出院。

初治此病，甚为严重，偏热有蜘蛛痣，鼻衄、腹水、胀满等，此病治愈的很快又彻底，无后遗症，因此人得病不久，随病随治，身体不虚弱，营养不缺乏，共服药五十余剂，彻底痊愈。治此病多例，均没有这一例好得又快又彻底，记之以做参考，患者自1960年治愈，今已十余年身体很好。

鼓胀与单腹胀，都是气虚中满，因脾土失职，肝气郁滞，或七情内伤，六淫外侵或失饥伤饱，劳役过度，气不运行，致使痞闷胀满，《内经》云："寒气在上，聚而不散，则成胀。"又曰："胃中满则成胀。"自此看到胀病与肝脾胃有关，寒多热少，虚多实少，胀者心腹胀满，皆在于脏腑之外，排脏腑、护胸胁、胀皮腹，故名曰胀，按之随手而起，为气为实，按之下陷而软，为虚为寒，按之如泥，凹而不起为水肿，如色苍黄，腹筋起，胁下胀疼，为肝硬化腹水。前贤言红斑赤痕，即现代医学所说的蜘蛛痣，又说面色萎黄，有蟹爪纹路将成血蛊，祖国医学对此病的记载还有很丰富的经验，就是名称不同。单腹胀、气鼓、血蛊等多由怒气伤肝，气滞血瘀，脾气受湿，阳气不能流行，积于中宫，清浊之气，不能分化，日渐胀满，土气耗乏，肝木乘机以侮土，脾日以弱，肝日益强，其胀成矣。此病外坚满而中空，其形如鼓，故名鼓胀。四肢消瘦，胀唯在腹，其胀大如箕，是为单腹胀，此脾胃病也，与肝肾有关，夫脾胃为中土之脏，为仓廪之官，其脏受水谷，有坤顺之德，化生气血，使脾胃强健，随食随化，保胀之有，唯不善调，七情六欲，劳役以有过度，脾土受伤，转输失职，正气不行，清浊相混，乃成此病。虚胀阴寒为邪，吐利不食，或进胀时减，按之不陷而软，实胀阴热为邪，身热咽干常胀作疼，按之下陷而硬，大概胖人气虚多寒湿，瘦人血虚湿热，都因脾虚失运，盖脾居中能开心肺之阳，降肝肾之阴或由内伤外感，脾阴受伤，痰饮结聚，饮食之精华不能传布，上归于肺下注膀胱，故浊气在下，化为血瘀，郁久生热，热化为湿遂成鼓胀，既得此病。必须绝酒色，断厚味，忌盐酱，清心寡欲，淡食养神，以助治疗，如在中焦当以脾胃为主，宜理中汤加黄芪、砂仁、川朴、木香、陈皮、麦芽、内金等，如在下焦，当以肝肾为主，治宜熟地、山药、猪苓、桂心、云苓、附子片、当归、陈皮、砂仁、大腹皮、白术、冬瓜皮等，如有气滞不能纯补，可佐以辛香，如广木香、川朴、香附、建曲，如水道不利，湿气不行，则当健脾以利湿，而佐以淡渗，如云苓、白术、山药、薏苡仁、泽漆、大腹皮、丝瓜络、防己等，如妇女鼓胀以逍遥散加减，多加解郁、调气、消胀、健脾之剂，如脉实体壮者或可攻之，泻后可随服被药，如补气，必须加川朴、砂仁、陈皮、建曲等。按之不疼为虚寒，宜附子理中汤，或六君子汤加减；按之作疼，或胀甚为实，或兼气滞，宜平胃散加调气，消胀之剂，如木香、枳壳、槟榔、莱菔子、建曲、麦芽、川朴等。如胖人腹胀宜平胃、五苓同服，再加消胀、健胃之剂；如瘦人腹胀，宜五皮饮加白术、云苓、川朴、青陈皮、内金、白芍等，有热者加川黄连，如因虚蓄血而腹胀者，宜抵挡汤加减，如因食积而腹胀者，有热者用木香、槟榔丸加减，有寒者用川相、砂仁、木香、陈皮、香附、白术、云苓、麦芽、建曲、内金等，因大怒而腹胀者，宜木香、香附、枳实、芦荟、郁金、青陈皮、川朴等。还有虫客于肠胃者，侵入血脉之中，营卫之气为虫积所阻，血脉壅塞，饮食不化，腹渐胀满，肝脾之气，不得运行，此为虫蛊。致使各脏腑肿胀，症状如下：心烦胀满，肝胀胁疼，脾胀呕哕，肺胀咳喘，肾胀腰背疼，大肠胀，肠鸣、泄泻；胃胀作疼吐水；小肠胀少腹坚疼；膀胱胀，小便癃闭；三焦胀、气满皮腹；胆胀口苦，胁下胀疼。虚胀者补之湿之，实胀者攻之消之，此病如至末期，腹满胀深之时，按之如石，弹之如鼓，皮腹坚而光润，足附面浮肿，按之不实，二便不利，唇紫面黑，此时肝脾之气，不能运行，坚结不化，大腹积水，日甚或日，气逆胸闷，动则作喘，如不先逐其水则心肾阳气有灭绝之虞，治宜大剂，参术芪以救其本，再加桂附助阳化湿或兼温泻消胀，以治其标，此乃治鼓胀之大概，病情有所不同，治法各异，总而言之，病成单腹终非吉兆，以上治法，只是做临床参考，还需要灵活运用。以下有治鼓胀诸方，以做参考。

治鼓胀腹大，筋露囊茎均肿，积水不化，处方如下：

桂枝三钱，白术三钱，云苓四钱，泽漆三钱，大腹皮四钱，陈皮三钱，防己三钱，砂仁二钱，椒目二钱，葶苈子三钱，车前子三钱，二丑五钱，广木香二钱，内金三钱，炒川朴二钱。

第七节　泌尿生殖系

治小便火结不通方（如系久淋不可服）：

细生地三钱，寸麦冬三钱，细木通二钱，车前子三钱（布包），泽泻二钱，扁蓄三钱，瞿麦三钱，通草五分，赤茯苓四钱，滑石二钱，甘草梢二钱。煎服。如有火热者加炒栀子二钱；刺痛者加海金沙三钱。

治气虚小便不通方：

当归身一两，野党参三钱，生龟板一两，黄芪四钱，春柴胡二钱，川升麻一钱，毛珀一钱（研末，冲服）。煎服。

治小便不能方：

公鼠粪二钱（两头尖者是）。研末酒调敷脐下，一寸三分至五分，自愈。

治五淋通用方：

葵花根五钱。煎数滚饮之即效（久淋不可服）。

治小便血脓小腹作痛方：

川牛膝五钱，炮山甲一钱五分，制乳香二钱。煎服。

治一人小便闭塞不通，腹坚如石，腿裂出水，饮食不下。数剂利水药不效，而又能增加呕吐，后用此方效：

盐炒知母一两，酒炒黄柏一两，紫油桂二钱。共为细末。团成小丸，每服三钱，开水送下，服二三次。前阴如刀刺火烧之疼，尿出很多如沙石样小便，小便火结不通之症治愈。

治气血两亏及老人小便不通方：

生龟板一两（先煎），熟生地各六钱，云苓四钱，泽泻二钱，粉丹皮二钱，山药四钱，萸肉二钱，紫油桂八分，川牛膝二钱，当归身三钱，炒白芍三钱，炒车前子三钱（布包）。煎服。

治五淋白浊尿管刺痛方：

生熟地各三钱，炒杜仲三钱，莲须三钱，泽泻二钱，云苓四钱，山药四钱，草薢四钱，炒黄柏二钱，金樱子三钱，粉龙骨三钱，苏芡实四钱，栀子炭三钱。煎服。琥珀一钱五分（研末，冲服），如疼甚者加海金沙三钱。

治老人气虚尿血疼痛方：

草薢四钱，莲须二钱，炒黄柏二钱，云茯苓四钱，泽泻二钱，熟地四钱，粉丹二钱，怀山药三钱，萸肉二钱，川牛膝二钱，炒车前子三钱（布包），当归身四钱，真龟板胶三钱（另化）。煎服。

治肾虚遗精方：

金樱子四钱，锁阳二钱，龙骨三钱，炙远志三钱，云苓四钱，熟地三钱，山药四钱，莲子三钱，粉丹皮二钱，萸肉二钱，榧子三钱，炒杜仲三钱，煅牡蛎四钱。煎服。

治阳起精流或见色流精方：

盐炒补骨脂二钱，榧子三钱，盐炒益智仁一钱，盐炒黄柏一钱，煅龙骨四钱，炒杜仲四钱，煅牡蛎粉四钱。煎服。

治疝气睾丸肿疼方：

炒小茴三钱，川楝子四钱，荔枝核五钱，广木香一钱五分，均青皮三钱，制香附三钱，橘核四钱，炒杜仲四钱，炒芦巴二钱，海藻三钱。如肾虚者加熟地三钱，萸肉二钱；如疼甚者加炒玄胡二钱；如寒大者加炒补骨脂二钱；如有热者炒黄柏一钱五分；如睾丸积水加五苓散。

治疝气肿疼方：

老丝瓜半个去子皮，瓦上焙焦研末，温酒冲服，三四次愈。

肾有水脏之称，它有管理全身水液功能，主要靠肾脏的气化，有了这种气化作用，才能将水液分布排泄各走其道，若是肾阳不足，不能化水，可使水气停滞，小便不利，发生急慢性肾炎，面部及全身浮肿，腹水腹满等。此病反复发作，不易除根，此病主治肾阳化水其肿自消药方列后。

治慢性肾炎方：

炒杜仲四钱，炒白术三钱，天云苓四钱，生苡仁五钱，生桑白皮四钱，紫油桂一钱五分，拣砂仁二钱，泽泻三钱，汉防己三钱，广陈皮三钱，大腹皮三钱，云苓皮五钱，丝瓜络三钱。煎服。忌盐腹冷。肿甚者加炒瓜皮五钱；腹胀者加炒二丑四钱，川朴根一钱五分；气虚者加生黄芪五钱；有热者加地骨皮三钱；如肾气虚或服此方见效，以后可服肾气丸加减也是治本病的办法；如头顶面部肿甚者亦可加活血除风剂。

写此方只是做参考，还要灵活运用，随症加减（成人量）。

治愈隆某患淋浊小便不通，服中西药无效，以后住院利尿，有尿就放导尿管，不能自便，如此数天，大便闭结，又是灌肠又是导尿。西医治疗两星期小便仍然不能，每天自大便排泄下如膏脂，白浊之类一二次，所下不多，共病二十余天，病势逐渐转重，请余诊治时，脉象沉细无力，喘促自汗，四肢浮肿，不思饮食，颇称沉重。余诊为二便传送排泄，全靠自然气化肾开窍于二阴。主要治法，宜滋阴补肾助阳化气，方列于后：

大熟地五钱，当归身四钱，甜大云二钱，龟板胶三钱，泽泻二钱，川牛膝二钱，川萆四钱，怀山药四钱，萸肉二钱，云苓四钱，紫油桂一钱，莲须二钱，粉丹皮三钱。煎服。

此方服三剂，每天一剂，服两剂小便稍通，大便有稀屎，患者自觉减轻。

复诊脉稍缓和，汗止，精神较好，宗前方去连须大云，加炒杜仲四钱，制附子片一钱五分，又服两剂，二便均通，大便次数多，无膏脂浊类。仍宗前方去附子片、川萆，加云补骨脂一钱一分，益智仁一钱五分，莲子四钱，此方又服三剂，二便正常，停药五天，各方面都很好，就是有点虚弱，患者要求还要服药，又开一方，仍宗前方加减，方如下：

大熟地四钱，萸肉二钱，云苓四钱，泽泻二钱，川牛膝二钱，山药四钱，丹皮二钱，炙远志三钱，紫油桂一钱，五味子一钱，云补骨脂一钱五分。煎服。

此方服四剂痊愈，因病重服药有效，记之以作参考消息。

第八节　头风、头痛、眩晕

头风、头疼属痰属热、风、湿、气，或兼气虚、血虚，因风而疼，谓之头风必眩晕。因热而疼晕者，则烦渴；因气郁而疼晕者，志不伸；因痰而疼晕，则呕吐痰涎；因湿而疼晕者，则头重不起；因虚而疼晕者，动则更疼。

《医宗金鉴》中有："头痛眩晕死证：真头脑痛朝夕死，手足厥逆至节青，泻多眩晕时时冒，头卒大痛目瞪凶。"是说真头痛，痛至脑内，手足青冷至肘膝之节，朝发夕死。凡头痛眩晕，时时迷冒，及头目卒然大痛，目视不见，或泻多之后，皆凶证也。

荜茇散、芎芷石膏汤

头痛防风热荜茇，湿盛瓜蒂入茶茗，风盛日久三圣散，内服芎芷石膏灵，芎芷石膏菊羌藁，苦加细辛风防荆，热加栀翘芩薄草，便秘尿红消黄攻。

一切头风兼热者以荜茇散防之，即荜茇一味为末，用猪胆汁拌过防之作，立愈。一切头风兼湿者以瓜蒂松萝茶二味为末防之，出黄水立愈。头风风盛时发，日久不愈则多令人目瞀，以三圣散防之，方在中风门内。用芎芷石膏汤即川芎、白芷、石膏、菊花、羌活、藁本也，苦痛者加细辛；风盛目瞀加防风荆芥穗；热盛加栀子、连翘、黄芩、薄荷、甘草，大便秘小便赤加消黄攻之自愈也。

雷头风寒，头面起疙瘩，耳闻雷鸣者，是此病也，方如下：

鲜莲叶、梗各五钱，苍术二钱，升麻二钱，菊花五钱，白芷二钱，钩藤五钱，石决明五钱，橘红三钱，天麻二钱，蔓荆子二钱，薄荷二钱。煎服。

治阴虚头疼，终日似疼非疼，此肾水不足，虚火上冲作疼，处方如下：

玉竹、熟地、山药五钱，山茱萸四钱，川芎三钱，天麻二钱，龟板当归三钱，寸冬三钱，玄参三钱，杜仲五钱，牡蛎四钱，五味子一钱半。煎服，服药后头疼更甚，再服即愈。

治偏正头疼方：

炒苍耳子四钱，蔓荆子二钱，川芎二钱，白芷二钱，菊花三钱，菖蒲二钱，桑叶二钱，天麻二钱。有热者加生石膏四钱；有寒者加辽细辛一钱。

治偏正头疼外用方：

硫黄一钱，真川椒三钱（去子）。共为末，二味调匀成小饼，左疼塞左鼻，清涕从右鼻出，右疼塞右，正疼左右俱塞，清涕流尽即愈。

治头疼作呕，疼重时似发昏厥，不是脑炎，不是脑瘤，发热不高，是痰热郁，处方如下：

川芎三钱，赤芍三钱，桃仁三钱，红花二钱，细辛一钱，当归二钱，生石膏七钱，菊花三钱，生姜五片，小红枣三个，连须葱白三钱，好茶叶三钱（为引），当门子（冲服）。

治阴虚阳亢头疼，宜滋阴和阳法，方如下：

制首乌四钱，山萸肉三钱，枸杞三钱，川芎二钱，炒白芍三钱，陈皮三钱，苍耳子二钱蔓荆子二钱，川牛膝二钱，石决明五钱。

治气虚兼风痰头疼方：

太子参三钱，云苓五钱，白术三钱，陈皮三钱，半夏三钱，天麻二钱，龟板、荷花、菊花三钱，川芎二钱。如痰多者加制白附子二钱；如兼热者加黄柏二钱。

治风火头疼方：

白菊花五钱，白芷三钱，薄荷二钱，石决明五钱，炒苍耳子四钱，防风三钱，生石膏五钱，桑叶二钱。如热重加栀子二钱；如疼重加辽细辛一钱。

治头响方：

当归三钱，川芎二钱，生地三钱，蝉蜕四钱，菖蒲二钱，陈皮三钱，郁金三钱，远志三钱，辽细辛一钱，牛膝三钱，鲜莲叶梗二尺。

治阴虚水亏，头疼眩晕，用方：

炒杜仲七钱，山药、熟地四钱，山萸肉三钱，天麻二钱，煅磁石三钱，当归四钱，炒白芍四钱，川芎二钱，龟板五钱，牡蛎四钱，煅石决明五钱。如疼重胃满加陈皮三钱；如失眠加炒枣仁四钱；如有虚热加丹皮三钱。

治肝肾虚弱头晕疼方：

炒杜仲、黑豆、龟板、夏枯草五钱，山萸肉三钱，天麻二钱，远志三钱，陈皮三钱，炒枣仁五钱，菖蒲二钱。煎服。

肝阳上亢，痰火郁结，气滞不行，头晕目眩，治宜平肝，调气，化痰郁之剂，方如下：

石决明、龙齿五钱、郁金四钱，钩藤五钱，天麻二钱，海浮石四钱，青陈皮各三钱，大贝四钱，半夏三钱，沉香一钱，双花三钱，竹茹三钱。

眩晕之病：诸风掉眩皆属肝经，头为六阳之首，耳、目、口、鼻皆属清空之窍，所患眩晕者，非外来之邪，乃肾水不足，而邪火上冲于脑甚则有昏厥，跌仆之虞。有夹痰夹火阴虚之别，有治胆治肝治胃之分，如阴虚阳亢能转高血压病。火盛者用羚羊、栀子、玄参、莲叶、丹皮、桑叶以清之；痰多者必理阳明以消痰，如竹沥、姜汁、菖蒲、川贝、瓜蒌仁、橘红之类；阴虚者必从肝治，补肾滋肝，育阴潜阳用龟板、牡蛎、熟地、山萸肉、归身、白芍、天麻、钩藤、石决明、菊花。诸滋阴肝胆有热眩晕方：

石决明四钱，炒栀子三钱，赤白芍各三钱，山萸肉三钱，天麻二钱，钩藤四钱，菖蒲二钱，炙远志三钱，丹皮三钱。如热大者加真羚羊二钱。

治眩晕单方：

不见天羊羔一个，去肠杂，煮熟，随忌食之。

治眩晕单方：

腊肉炒鹅蛋一个，每天一次，七次效。

治眩晕上盛下虚，磁朱丸方（有配好成药）：

真磁石（煅七次，研细末），朱砂（研细末），六曲炭。共为细末，炼蜜为丸，如桐子大，每服三十九，开水送下。

治阴虚眩晕方：

煅磁石三钱，炒杜仲五钱，川天麻二钱，远志三钱，钩藤三钱，炒白芍三钱，山萸肉三钱，龟板、牡蛎五钱，辽五味一钱，炒枣仁四钱，川牛膝二钱，丹皮三钱。

头疼眩晕方可相参考。

第九节　高血压、心脏病

高血压病发生的原因，大多数属肝肾阴虚，根本在肾，变动在肝，肝藏血，肾藏精，如肝肾阴阳失调，肝郁化热，由热生痰或湿痰气滞，清气不升，浊气不降，肾水亏不养肝，以致阴虚阳亢，血压增高。症状很复杂，头晕、头疼、耳鸣、心悸、失眠，或四肢发麻、神经失常。这都是高血压先期症状，还有高血压脑病等，以下有治高血压的方剂列后。

高血压病有各种症状，中医辨证施治，如肝胆上亢，头晕头疼，面红目赤，大便干燥，舌红或苔黄腻，脉弦滑有力。宜平肝清热，降压，方如下：

龙胆草三钱，石决明、龙齿五钱，栀子三钱，黄芩三钱，川黄连一钱半，钩藤五钱，夏枯草、牡蛎五钱，郁金三钱，川牛膝三钱，赤白芍各四钱。如大便干燥加西大黄四钱。

高血压如阴虚不足，耳鸣心跳，失眠，头目晕，视力模糊，舌质红或无苔，脉弦细，小数无力，治宜滋阴疏肝，方如下：

生地四钱，枸杞三钱，丹皮三钱，石斛五钱，白芍四钱，夏枯草五钱，生龟板、生牡蛎五钱，炒杜仲五钱，草决明四钱，夜交藤四钱，煅磁石四钱。

高血压病因湿浊痰火郁结引起者，症状有眩晕、耳鸣、吐痰、作呕、舌苔白腻、不思饮，治宜芳香化浊、利痰降火、化湿之剂，方如下：

半夏四钱，陈皮三钱，白蔻三钱，云苓、玉米、木香二钱，双花四钱，佩兰三钱，大贝四钱，郁金三钱，海浮石三钱，砂面七钱（冲服）。

治高血压脑病、神昏、谵语、烦躁不安，有时痰鸣呕吐，方如下：

真羚羊角三钱（末，先煎），龙齿五钱，石决明、天麻二钱，双钩藤、生地五钱，丹皮三钱，黄芩三钱，栀子三钱，郁金三钱，菖蒲二钱，陈胆星二钱，牛黄二钱，朱砂□。共为细末，冲服。

治高血压头晕失眠方：

龟板、夏枯草、生地五钱，牡蛎五钱，大贝五钱，桑寄生四钱，莲子心三钱，菊花四钱，黄芩三钱，蚕沙四钱，蒺藜四钱，川牛膝三钱。

治高血压单方：

牙猪胆一个，用绿豆装满，不要流出胆汁，俟胆汁浸完，用时放锅内蒸熟。每次吃绿豆三十粒，开水送下，每天一至二次。猪胆能找到黑猪白胆为更好，一般猪胆也可。

治高血压单方：

绿豆、红枣、蜂蜜适量，加水煮数滚，枣去皮核，一次服完，并服汤，每天一次。

治高血压单方：

芹菜一斤，取汁，每服三酒杯。

治高血压外用方：

吴茱萸五钱（为末），醋调敷两足心，用布固定。

冠状动脉硬化心脏病，是由于血压长期增高，引起管壁增厚，使管腔狭窄或堵塞，影响心肌血液供应不足，以致产生心肌缺血缺氧，即引起心绞痛。如冠状动脉硬化，使管腔高度狭窄或堵塞，使部分心肌持久性缺血，而发生坏死，表现为心肌梗死。此病多发生在中老年人，动脉硬化有各种类型，其中最严重的是动脉粥样硬化，它是由胆固醇脂浸透和集积到血管的内膜，使血管壁变厚，血液不畅通，从而易发生血栓，尤其是发生在比较细的动脉，也就是心脏的冠状动脉，和脑动脉等，所以成了心肌梗死。脑血栓发病的原因是血压和血液中胆固醇中性脂肪（甘油三酸酯）浓度等具有重大影响，动脉硬化多发生在血管枝处和弯曲部，形成脑血栓，导致脑血管痉挛和脑出血、脑血管意外等。

治冠状动脉硬化、冠心病发作时，先服冠心苏合丸一丸，含舌下缓解后，另服汤药，方如下：

薤白四钱，瓜蒌仁皮各三钱，郁金四钱，降香三钱，丹参、赤芍三钱，当归四钱，红花三钱，毛冬青、桃仁三钱，元胡三钱，芎二钱。煎服。如气虚加白晒参三钱；如有虚热口干加丹皮三钱；如服此方闷疼减轻去薤白、元胡，加制首乌四钱，柏子仁四钱，橘络三钱；如食欲不振加陈皮三钱。

心绞痛症状：胸骨后或心前区阵发性疼痛、胸紧闷，有时放射至左颈、左肩和左臂内侧，突然发作时间多数三至五分钟，一般不超过十五分钟，疼时急用硝酸甘片一片，含舌下，疼即可止，另服中药，方如下：

炒灵芝三钱，生蒲黄三钱，炒元胡三钱，制没药二钱。煎服。如服此方疼不止可加当归三钱，赤芍三钱，郁金三钱，制香附三钱，桃仁三钱。此二方合为一方煎服有效。如疼不严重，单服灵芝、蒲黄各三钱（微炒）有效。

治心肌梗死，最严重时剧烈疼痛、四肢厥逆、出冷汗、面色苍白或口唇指甲青紫，严重时出现休克、血压下降、脉搏细速或无脉，至此严重时期用中药可服参附汤加减，处方如下（四肢厥逆、休克可服此方）：

高丽参五钱，制附子四钱至五钱，煅牡蛎五钱，龙骨四钱，黄芪五钱，柏子仁四钱，丹参五钱。

如服此方缓解各症状好转，以后再服药可仍用上方加减或用冠心病的药方加减服之。

治动脉硬化方：

制首乌四钱，枸杞三钱，丹参、地龙二钱，当归四钱，川芎二钱，生地三钱，赤芍三钱，桃仁三钱，红花三钱，天麻二钱，丹皮三钱，核桃仁二个，冰糖五钱。煎服。

心脏病阵发性心跳过速，心律不规则，因供血不足，头晕力倦，治宜宁神补心之剂，方如下：

甘草四钱，白晒参二钱，寸冬四钱，辽五味一钱，柏子仁四钱，煅龙牡各四钱，桂圆肉三钱，龟板、丹参四钱，茯神四钱，炒枣仁四钱，远志三钱。

治心脏病，因血瘀气滞、血不充畅、头晕胸闷、舌质有瘀血点、脉搏缓，或心律不规则，宜活血理气之剂，方如下：

丹参一钱，赤芍四钱，当归四钱，川芎二钱，郁金四钱，木香二钱，桃仁二钱，制香附三钱，橘络三钱，柏子仁四钱，毛冬青、丹皮三钱，红花二钱。

第十节　心力衰竭

由于各种病因，使心肌收缩功能不足，不能将心内血液全部挤出，而发生血液循环障碍，临床上即出现心力衰竭，常因风病，有风湿性、血压性、动脉硬化性，和肺源性心脏病等。根据心力衰竭，发生的部位不同，一般可分为左心衰竭和右心衰竭。其症状有，突然发作、呼吸困难、心闷、喘、出冷汗、面色苍白、四肢厥逆、口唇、指甲青紫、气急、心悸、烦躁不安或无脉，舌苔滑白。中医辨证施治，如脾肾阳虚治以温阳益气强心止汗剂，方如下：

红参五钱，制附子四钱，黄芪、云苓五钱，炒白术四钱，柏子仁四钱，五味子二钱。如汗多加煅龙牡各五钱。

治心脏病，因劳心过度、神经衰弱、胸闷、心跳、难受、口唇青紫、四肢厥逆，有时出冷汗，或肿，脉沉细无力，似有脱象，宜补虚强心之剂，方如下：

当归身五钱，白干参二钱，黄芪、山药、茯神、炒白术三钱，炒枣仁四钱，桂圆肉三钱，柏子仁二钱，远志三钱，丹参五钱，毛珀二钱，五味子二钱。如不发热仅以上症状，宜可加制附子二钱；如咳嗽加百合五钱，紫菀四钱；如有虚热舌干加寸冬四钱；如肿严重加陈皮三钱，防己三钱，玉米五钱，去山萸肉、桂圆肉、丹参；如胸闷喘满有痰加川贝三钱，瓜蒌仁三钱，苏子二钱，上沉香四钱，去丹参、桂圆肉、山萸肉。

此方是治心脏病属于虚性者，总的加减法，对症加减参考方。

治脏燥病，此病因忧郁悲伤、思虑过度、情志不遂、由内热生痰、津液干枯，以致烦躁不安、耳鸣、舌燥，或精神失常、脉搏细数、便秘，宜养阴清热、解郁、宁神、化痰之剂，方如下：

石决明、龟板、牡蛎五钱，青龙齿五钱（以上四味先煎），郁金、生地五钱，丹皮三钱，青皮三钱，枣仁四钱，远志三钱，大贝四钱，赤白芍各四钱，木□三钱，朱砂□（冲服）。如热大加黄连二钱，栀子二钱，去牡蛎；如大便秘结加西大黄五钱。

治脏燥病，神经有时失常、心跳、失眠、烦躁不安，方如下：

牙猪心一个，朱砂面（放猪心内）再加桂圆肉五钱，适量加水，煮数滚，食猪心并服汤，桂圆肉亦可食之，分两次食完，食七个，为疗程一个。

心脏衰竭、惊悸怔忡、精神恍惚、常见异物、恐畏心跳、失眠健忘、有时难过、食欲不振等，治宜补虚强心宁神镇静、养阴之剂，方如下：

野党参三钱，当归身四钱，龟板、牡蛎五钱，朱茯神五钱，远志四钱，柏子仁四钱，炒枣仁五钱，五味子一钱，丹参五钱，毛珀二钱，橘络三钱，朱砂面（冲服）。如兼虚寒有汗者加制附片二钱；有虚热加寸冬二钱。

风湿性心脏病，是心脏病中常见的一种病，多由于风湿病反复发作未能及时控制，造成瓣膜畸形，产生瓣膜狭窄或关闭不全。轻者无症状，重者活动后有气急心悸或夜间阵发性呼吸困难等。治宜化瘀活血，除风湿之剂，方如下：

当归四钱，赤芍三钱，川芎一钱，丹参五钱，桃仁二钱，红花二钱，郁金三钱，秦艽三钱，玉米五钱，云苓、防己三钱，鸡血藤二钱，橘络三钱。

治神经官能症方：

青龙齿五钱，郁金三钱，菖蒲二钱，朱茯神、珍珠母、五味子二钱，夜交藤四钱，黄连一钱，石决明五钱，上沉香一钱，寸冬四钱，远志三钱，炒枣仁五钱，丹皮三钱，朱砂面（冲服）。

治神经衰弱、头晕失眠、有热者服之效，方如下：

生地一钱，寸冬三钱，炒枣仁五钱，远志三钱，夜合花三钱，五味子一钱，郁金三钱，龟板、牡蛎五钱，山萸肉三钱，灯心五钱，生百合□，煎服。

治胆固醇及血脂高，方如下：

玉米五钱，制首乌五钱，寄生四钱，生地三钱，焦山楂五钱。

又方：

大蒜能降胆固醇，随忌食之。

又降胆固醇方：

白干参一钱，茵陈三钱，泽泻二钱。

又方：

白僵蚕三钱，金樱子三钱。煎服。

又方：

芹菜根、大枣同煮，吃枣服汤。

治神经官能症、头晕疼、肝肾虚弱、肝阳上亢，龙胆泻肝汤加减，方如下：

胆草二钱，栀子三钱，丹皮三钱，赤白芍各三钱，郁金三钱，钩藤四钱，石决明五钱，牡蛎五钱，龟板、青皮三钱，生地三钱。如热大者加羚羊三钱。

治老年人，手动脉硬化方（手会不由自主地抖动起来，不能写字）：

当归三钱，赤芍三钱，桃仁二钱，红花钱、地龙三钱，制首乌三钱，丹参、夜交藤三钱，生地三钱，防己三钱，忍冬藤五钱，鸡血藤三钱，鲜桑枝三钱。煎服。

第十一节　虚　劳

经文最详，考《内经》，论五脏之损，治各不同，前人有：上损从阳，下损从阴之议，急见中气，俾饮食增，而精血旺，以致充血生精，而复其真元之气，平补足三阴。男子脉大为劳，虚极亦为劳。阳虚生外寒，故寒热往来，即是外寒。阴虚生内热，发热不作渴或失眠盗汗，皆系阴虚，久则体虚形瘦，至于出汗一层。又有阴虚阳虚之说，自汗盗汗之别，盗汗属阴虚，自汗属阳虚，又有表虚自汗，内热自汗，治虚劳出汗之法，不外滋阴、宁心、安神、兼气血双补、止汗以收敛浮越之正气，其病自愈。又说阴虚阳必凑，故发益汗、脉细而数、舌赤少津、神烦不寐。治宜当归六黄汤加地骨皮、麻黄根、牡蛎。

阳虚，阴必盛，故发热自汗或四肢厥逆，脉虚无力，心跳气短，治宜黄芪建中汤。重者，加制附子片一钱半或用芪附汤或真武汤均有效；还有温热合邪者，汗出不止，以羌活胜湿汤，随症加减；又有身热自汗，心烦口渴，脉有力，故名内热自汗，宜加减白虎汤治之；又有痰症冷汗自出者，宜理气降痰之法，痰去汗自止，有用固涩之药；汗更多者，止可理心血，宜大补黄芪汤加炒枣仁四钱，有热者加石膏五钱。

治虚汗自汗，诸药不效，用此方：

朱茯神五钱，炒枣仁五钱，炒柏子仁三钱，珠寸冬三钱，连轺心三钱，生龙骨五钱，生牡蛎五钱，双桑叶一钱，山药五钱。

治阴虚盗汗方：

熟地四钱，山萸肉三钱，山药四钱，龙牡各四钱，龟板五钱，杜仲四钱，黄芪五钱，远志五钱，白芍三钱，当归身四钱，茯神四钱，莲子四钱，知母二钱。热大者加黄柏二钱；如失眠加炒枣仁四钱。

治阴虚自汗方：

生黄芪五钱，白干参三钱，粉龙骨四钱，煅牡蛎、麻黄根三钱，炒白术三钱，当归身四钱，浮小麦、炒枣仁四钱，炒白芍四钱，云苓四钱，山药□。有热者加地骨皮三钱；如兼寒四肢厥逆加附子片一钱半。

治阴虚盗汗或自汗，用方：

黑豆五钱，小麦壳、桂圆肉二钱，龙骨四钱，牡蛎五钱，五味子一钱，柏子仁三钱，炒枣仁四钱，西洋参二钱。如有热加生地四钱。

治盗汗自汗，外用药方：

五味子二钱，枯矾一钱。共为细末，用口水调，男病用女津、女病用男津，为并贴肚脐上用布扎好，对时一换。

第十二节　肺痨，肺痈，肺痿

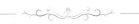

肺痨又名肺结核，有发热盗汗，咳嗽吐痰带血或有黄点血丝，或有肺腐败物，或吐臭痰，或胸部隐痛等症状，颇称难治，方列于后：

金银花八钱，浙贝母四钱，炙紫菀四钱，生玉米四钱，生百合四钱，寸麦冬三钱，地骨皮二钱，粉桔梗三钱，北沙参三钱，云茯苓四钱，炒瓜蒌仁三钱，怀山药四钱，白果仁七个（为引）。如热大者加天门冬二钱，知母肉二钱；如失血多者加三七参二钱，荆芥穗炭三钱，白及片三钱，藕节七个；如汗多者加浮小麦一把。

治虚痨咳嗽、发热吐血方：

南沙参四钱，寸麦冬四钱，生百合□钱，粉丹皮三钱，炒阿胶二钱，川贝母二钱，炙紫菀四钱，天门冬三钱，生地炭三钱，白及片二钱，荆芥炭三钱，炙冬花三钱，怀山药四钱，藕节七个（为引）。吐血不止加三七参二钱；久嗽者加五味子一钱五分；热大者加栀子炭二钱；失眠者加炒枣仁三钱，炙远志三钱；胸部疼者加金银花五钱。

治咳嗽吐血胸部作疼方：

羊肺一个煮熟，三七参一钱五分，白及三钱。二药共为细末。羊肺一个分三次，蘸白及三七参面，一天吃完，每次一钱五分，每天吃羊肺一个，三次愈。

治肺结核补肺散方：

西洋参四钱，大珍珠一分，白及片四钱，生玉米五钱，川贝母四钱，金银花八钱，鹅管石二钱，川百合四钱，粉桔梗五钱。共为细末，每服一钱，开水送下，或用生玉米一两煎水送更好，常服有效。

久病痨疾而名曰瘵，瘵者败也，气血两败之忌也，有阴虚贫血者，有阴虚积热者，肌肤甲错，目黯无光，宜补虚养阴清热之药治之，痨瘵病人至大便作泻，则难治矣，如不泻能食，尚可用药，审其人热之大小，身体强弱宜黄芪鳖甲散加减，如热微体弱，宜人参养荣汤加减，如骨蒸痨热加青蒿、鳖甲、地骨皮、银柴胡、胡黄连，治虚痨热大，身体不甚虚弱，宜柴胡清骨散加减，方如下：

银柴胡三钱，秦艽三钱，青蒿四钱，鳖甲八钱，炒栀子三钱，丹皮三钱，地骨皮三钱，山药五钱，云苓五钱，内金三钱，陈皮三钱，黄芪五钱。热大者加湖黄连二钱。

治肺结核，发热盗汗，咳嗽吐痰，带血或痰内有黄点血丝，或有肺腐败物或吐臭痰，或胸部隐痰等症状，脉浮大无力，舌干或绛。此病很难治愈，宜补虚清热养阴，化痰平喘，方如下：

南北沙参各五钱，夏枯草、山药、上银花、玉米、百部三钱，白及四钱，紫菀四钱，瓜蒌仁三钱，生地炭四钱，阿胶三钱。热大者加地骨皮三钱，知母二钱。

治肺结核单方：

紫皮独头蒜，黄牛肉一斤，用砂锅煮烂，食肉，蒜并，温服，尽量常吃。

治肺结核，身体虚弱，发热自汗，咳嗽吐血，养阴清肺，止血之剂，处方如下：

北沙参五钱，生地炭五钱，栀子三钱，丹皮三钱，东阿胶三钱，白及片四钱，柏叶炭三钱，寸麦冬三钱，鲜藕节□，广三七参面一钱（冲服），夏枯草八钱，黄芪八钱。如痰多加川贝三钱，瓜蒌仁三钱，去荆芥炭；如失眠加炒枣仁五钱，茯神五钱去荆芥炭。

治肺结核咳嗽吐血，X线片显示空洞性肺结核，低热，有时自汗，补肺散方：

白干参、白及面三两，制首乌、生百合、净玉米、桔梗、川贝母、冬虫草、上金银花、土元五钱，甘草五钱，大珍珠二钱。共为细末，每服一钱至二钱，开水送下，如配丸药，炼蜜为小丸，每服三钱，开水送下，日服二次。

治肺结核，久治不愈，身体虚弱，脉细小数，无力，有时低热自汗，方如下：

小白鸡一只斤重之许，去肠杂，蛤蚧一对，银耳一钱，百合一钱，将三味药，入鸡肚内，煮数滚，银耳、百合并服汤，分三次食完，或分两天食完，不食蛤蚧。鸡、蚧尾慢火焙焦，研面，另冲服，或分二次服。如痰多加川贝母三钱。

治吐血效方：

南沙参五钱，生地炭、柏叶炭三钱，寸冬五钱，藕节、阿胶三钱（另炖），白及、三七参面一钱（冲服），丹皮三钱，川牛膝三钱。热大者加栀子炭三钱。

治肺结核，身体虚弱，有时发热，咳嗽吐血，方如下：

百部三钱，阿胶三钱，紫菀三钱，鳖甲四钱，胎盘粉三钱，黄柏二钱，藕节、夏枯草、山药、大贝五钱，生地炭五钱，北沙参五钱，海藻三钱。煎服。

治阴虚火旺，无水以制，用滋阴降火之法，方如下：

龟板、知母二钱，黄柏（盐水炒）二钱，生地四钱，牡蛎四钱。

治房痨伤肾，腰酸体倦，头晕失眠，盗汗或自汗，饮食减少，有时喘嗽，宜滋阴补肾，方如下：

熟地四钱，山萸肉三钱，云苓五钱，山药五钱，丹皮三钱，泽泻二钱，龙牡各四钱，远志三钱，炒杜仲五钱，龟板胶三钱，五味子一钱，归身三钱，大云二钱。失眠加炒枣仁五钱；气虚加黄芪五钱。

治愈李某，年十四，患肺结核，咳嗽、发热、自汗、吐痰腥臭，有时吐血，年余不愈。卧床不起，骨瘦如柴，大小便时不能下床，危险至极。请余诊治时，脉象细弱，言语无声，每天饮清面汤半碗，处方如下：

金银花、生百合、怀山药蛋、夏枯草、南北沙参五钱，浙贝母五钱，生黄芪五钱，紫菀四钱，鳖甲五钱，生地炭五钱，茯神五钱，三七参、白果二钱。煎服。

此方服五剂，病情好转。

复诊宗前方，加瓜蒌仁三钱，桔梗二钱。

此方又服四剂，较前更好，各症状减轻，停药三天。

又服方如下：

南沙参四钱，北条参四钱，寸冬四钱，金银花五钱，生苡仁、鳖甲五钱，怀山药、茯苓五钱，紫菀四钱，生百合、浙贝母五钱，阿胶三钱，白桔梗三钱，百部二钱。煎服。

此方又服五剂，饮食增加，能坐起吃饭，言语有声，吐痰无臭气。

上方去桔梗、百部，加东阿胶三钱（另化，冲服），生黄芪四钱，辽五味八钱。又服三剂，逐渐好转，能下床，能慢慢走，虚汗，停药观察一星期，以后又服补虚抚痨养阴之剂，十余剂痊愈。

治肺痈溃后咳嗽不止，脓血，痰不尽，形气虚赢者，宜养阴化痰清肺之剂，方如下：

百合、紫菀四钱，冬花三钱，川贝三钱，桔梗二钱，北沙参五钱，瓜蒌仁三钱，寸麦冬四钱，地骨皮三钱，银柴胡三钱。此类自汗加生黄五钱，牡蛎四钱，山药四钱，玉米五钱。

肺吐脓血多者，午后身热烦躁，宜千金鲤鱼治之，方如下：

金色活鲤鱼一尾约半斤之许重，贝母四钱（研末先），将鱼连鳞剖去肠杂，勿用水洗，将贝母末渗在鱼肚内，用线扎之，加童子便半碗，鱼浸童便内加水少许，煮至鱼眼突出为度。少顷取出去鳞骨、取净肉，入童便内再煮，肉与童便分二三次一日食完其功甚捷。

凡治肺痈者，唯以身温脉细，脓血胶黏，痰血鲜明，饮食甘美，脓血渐止，便润者为吉，若手掌粗，溃后六脉洪数，气急颜红吐污浓，败血懒食，大便结燥者为凶，肺又有三不治：吐臭痰久如梗米饭者不治，呕脓血不止者不治，两颧发赤者不治。

治肺痈肺痿通用方：

大瓜蒌一个开一口，内有子多少，用杏仁多少，去皮尖配入封好，外用黄胶泥包好慢火烧红至无烟，用碗盖之存性，候冷去泥，加真川贝照瓜蒌子数配入，共为细末，临睡时服，每服二钱，白蜜调匀，灯心少许，煎水送下，或炼蜜为小丸，每服三钱，开水送下，每天二次。

肺痈，因肺脏蓄热，复伤风邪郁久成痈，胸部隐痛或两肋骨疼，初起发热咳嗽，有时自汗或舌下发生如豆大一粒，或两胁微疼，恶寒脉数似类伤寒，咽干不渴，咳时喘满吐稠黏黄痰兼臭秽脓血，如未溃时乘脓未成风郁于表者，治宜疏散之法，方如下：

银花、公英五钱，败酱草五钱，玉米、地丁三钱，大贝四钱，连翘四钱，牛蒡子三钱，冬花三钱，甘草二钱，桔梗二钱。如热大者加花粉三钱。

肺痈如咳嗽有微热胸中烦满，宜千金苇茎汤加减治之，方如下：

苇茎五钱、玉米，冬瓜仁五钱、大贝四钱、桔梗三钱、甘草二钱、银花五钱、连翘四钱百合，牛蒡子三钱、瓜蒌仁皮各三钱。

肺痈如气喘满，身不能卧者，急服葶苈大枣泻肺治之，方如下：

苦葶苈子五钱，红枣五枚，重者加倍。

治肺痈不论溃后初起，服之均效，方如下：

大元参一钱，天冬、桔梗五钱，甘草三钱，金银花、大贝四钱，玉米、瓜蒌仁四钱，公英五钱。

治肺痈溃后胸膈隐疼止，口燥咽干，烦闷作渴，吐稠痰或脓血腥臭，自汗，失眠，此系痈痰不尽又兼气虚，宜补虚养阴化痰之剂，方如下：

生黄芪、南沙参五钱，桔梗二钱，大贝四钱，玉米四钱，山药四钱，冬瓜仁四钱，瓜蒌仁四钱，百合四钱，甘草二钱，知母二钱，金银花二钱。如热重加地骨皮三钱、如嗽重加冬花、紫苑、杷叶各三钱；如吐脓血多者加白及四钱，阿胶三钱，寸冬四钱。

第十三节　痹　证

痹者闭也，由风寒湿三气合杂而为病，风热肢节走疼，《内经》谓之贼风，后人谓之疼风，又名白虎历节风。其中分表里寒热，宜因脉辨证而药之，如久疼必入络，可随症加入水、木瓜、牛膝、桑枝、蒺藜、钩藤、红花、赤芍、鸡血藤、夜交藤、当归、丝络、虎骨、灵仙，这些药最能舒筋、活络、止疼，但风为阳邪盛者，其疼甚苦，为疼痹；湿邪盛者，其疼重着，为著痹，故曰：三痹，感病之邪，又说风湿性关节疼、历节风、流火，皆行痹之俗名也，这些名词可作参考。总而言之，痹症不外乎风寒湿三气，混合之说，《内经》云：则阳命曰风，则阴命曰痹。治风寒湿痹的治法不外乎三痹汤、独活寄生汤、小续命汤加减治之，此三方除风、利湿、疏通经络，活血止疼，使气血得以流行舒畅，其疼自愈，治此病亦不可过用祛风之药，恐伤阴增病，此三方中以小续命汤加减为最好，加减法如下。

风盛行痹倍防风，寒盛疼痹倍附子，湿盛著痹倍防己，行痹以羌活防风为主，疼痹以麻黄附子为主，著痹以防己羌活为主。

治风寒湿痹，宜小续命汤加减开之。《内经》云：开邪闭，续命雄。小续命汤治经络，八风五痹总能全，麻杏桂芍通营卫，参芎归草气血，风淫防风湿淫已，黄芩热淫附子寒，春夏石膏知母入，秋冬桂附倍加添。

治风寒湿痹，偏枯疼痛，屈伸不变，参考方：

小续命汤治痹症疼痛效力好。如气虚加黄芪，湿盛加苍术炭。

行痹方：

防风四钱，羌活三钱，防己四钱，秦艽三钱，鸡血藤四钱，赤白芍各三钱，寄生三钱，当归四钱，川芎二钱，川独活二钱，陈皮三钱，川木瓜三钱，红枣三个，生姜三片。

治风寒湿滞，关节疼痛。着痹方：

汉防己四钱，川羌活三钱，地龙三钱，灵仙三钱，制乳没各三钱，川牛膝三钱，当归三钱，赤芍三钱，豨莶草五钱，川木瓜三钱，明流酒三杯（为引）。

治风湿性关节炎，坐骨神经疼或气虚湿滞，筋络不疏，方如下：

北口黄芪、防己四钱，鸡血藤四钱，路路通三钱，制没药三钱，灵仙三钱，当归三钱，桑枝、秦艽三钱，川木瓜三钱，川牛膝三钱，夜交藤四钱，陈皮三钱，地龙四钱。

方歌：

归芪牛膝鸡血藤，陈木夜交路路通，灵防艽没鲜桑枝，能治坐骨神经疼。

湿热痹疼症状：发热如灼，口干自汗，关节局部红，肿胀疼，喜凉恶热，脉小数，舌尖红或苔白厚腻，宜利湿清热，活络止疼剂，方如下：

苍术炭三钱，黄柏三钱，银花五钱，连翘四钱，防己三钱，防风三钱，地骨皮三钱，灵仙三钱，忍冬藤、制乳没各三钱，桑枝、川木瓜三钱。如红肿重者加全虫三钱，大青根五钱。

治风湿性，关节疼痛，四肢麻木或半身不遂，活络丸效方如下：

生麻黄五钱，桂枝尖五钱，川天麻五钱，广木香五钱，真虎骨五钱，炮甲五钱，全虫五钱，制乳没各五钱，当归五钱，陈皮五钱，甘草五钱，大蜈蚣一条，当门子四钱，马钱子四钱，地龙五钱。此方亦可加小蛇两条。将马钱子用温水泡透，每天换水一次，泡两三天，去皮毛，晒干切片，用土，防火炒黄混合药内，共为细末，面糊为小丸，丸如绿豆大之许。临丸时再加当门子，每服二十九，开水送下，每天一次，孕妇忌服。服三四天后，如口不干可加至25～30丸，如服药过量，怕出危险，要慎重！

治风湿性关节炎方：

当归四钱，炮甲三钱，西大黄三钱，广木香三钱，川牛膝三钱，防己三钱，川芎二钱，白僵蚕三钱，木鳖子仁三钱，灵仙三钱，桂枝三钱，川木瓜三钱，鸡血藤三钱。用水煎至半斤，兑干酒半斤，与药水混合一处，每加温服两杯。

治脚疼方：

苍术炭三钱，黄柏三钱，玉米、钩藤五钱，川木瓜三钱，防己三钱，川牛膝三钱，灵仙三钱，鸡血藤三钱，炒杜仲四钱，当归三钱，生地三钱，制没药三钱。煎服。

治风寒湿性，周身筋骨疼痛，麻木不仁，泡药酒方：

海桐皮三钱，十大功劳三钱，真虎骨三钱，川牛膝三钱，川木瓜三钱，川断二钱，川芎二钱，红花二钱，川羌活三钱，制川草乌各一钱，半透骨草三钱，桂枝二钱，防风三钱，防己三钱，当归四钱，陈皮三钱，秦艽三钱，桑枝四钱。共为粗末，明流酒三斤，酒药共放瓷瓶内，瓶放锅内，加水适量，火煮一小时，随忌温服，每天两次。

治气血两亏，手足麻木或风湿性关节疼，不能行动方：

金狗脊三钱，巴戟天三钱，海风藤三钱，石南藤三钱，鸡血藤三钱，夜交藤四钱，炒杜仲五钱，真虎骨二钱，川断二钱，当归三钱，川芎二钱，川木瓜三钱，川牛膝三钱，桂枝二钱，黄芪五钱。此方亦可服汤药，如寒重加附子一钱半。如泡药酒药服之也可，如泡药酒按原方分量加干酒二斤，共为粗末，酒药共放瓷瓶内，加温泡数天，温服适量饮之，每天两次。

风湿病是一种全身性的疾病，其病因尚未十分明确，临床表现，以关节炎、心肌炎为主，并有发热、环形红斑、皮下有小结，或舞蹈病等症状出现，青少年发病为多，如不积极治疗，或反复发作，可能发展为风湿性心脏瓣膜病，发病前多有扁桃体炎急性者，多有高热或出汗、鼻、脉搏快，多数病人发作时大关节处，有红、肿、热、疼、活动困难、呈游走性发作、皮下小结也是风湿病特征，多见于关节四周或枕骨后一般为黄豆大小质硬、可移动、压之不疼。

治风温热关节肿疼方：

柳枝、桑枝、忍冬藤、豨莶草、鸡血藤四钱，防己三钱。

治风湿热、发热、关节红肿、热疼、苔黄、脉浮数，宜疏风清热方：

忍冬藤、生地、防风三钱，防己三钱，秦艽三钱。如有扁桃体炎加银花五钱连翘四钱。如热自汗加石膏、知母三钱；如舌苔白腻加苍术三钱，玉米□；如风重加羌独活各三钱。

风寒湿痹，关节有游走性疼痛，无红肿热，舌苔白腻，脉濡滑，治以除风散寒利湿之剂，方如下：

当归四钱，川芎二钱，赤芍三钱，独活三钱，防风三钱，防己三钱，羌活三钱，秦艽四钱，地龙三钱，寄生四钱，灵仙四钱，桂枝三钱，陈皮三钱，乳没各二钱。如寒大者加附子二钱。

治周身筋骨疼痛，不能忍受，用此方：

当归四钱，赤芍三钱，川芎二钱，元胡二钱，灵芝二钱，天麻二钱，炮甲一钱，桂枝二钱，没药二钱，防风二钱，白芷二钱，木香二钱，鸡血藤三钱。

治两腿酸疼方：

玉米、芡实、川牛膝三钱，木瓜三钱，黄芪八钱，防己三钱，云苓四钱，夜交藤五钱，灵仙三钱，当归四钱，伸筋草三钱。

治脊背骨疼，腰疼方：

黄芪、当归四钱，熟地四钱，炒杜仲五钱，山萸肉三钱，白术五钱，云苓四钱，巴戟天三钱，附子片一钱，金狗脊四钱，川断三钱，夜交藤五钱，炒补骨脂二钱，秦艽三钱。

治手足麻木方：

葱汁、姜汁、好醋、皮胶成膏推布上贴患处。

治愈陈某，三十余岁，小学教师，患全身麻痹，四肢不能动转，只能说话，有时便溺不觉，饮食亦不正常，脉象伏结，论断为风邪闭塞，血瘀气滞，经络不通，以至全身麻痹，宜活血除风利湿通之剂，方如下：

全当归五钱，川芎二钱，赤芍三钱，桃仁二钱，红花三钱，地龙三钱，独活三钱，桂枝三钱，牛膝三钱，木瓜三钱，制乳没各三钱，秦艽三钱，防风三钱，鲜桑枝、防己三钱。煎服。

此方服四剂，手指稍能伸展，复诊去乳没，加鸡血藤四钱。

此方服五剂，四肢均能动转，全身无定处有疼感，又改方去防风，加灵仙三钱，忍冬藤□。此方又服五剂，四肢自如，饮食便溺能下床。自觉虚弱，停药观察四天，又改服补气养血活络之剂，方如下：

生黄芪、全当归五钱，川芎一钱半，赤白芍各三钱，夜交藤四钱，秦艽三钱，川牛膝三钱，木瓜三钱，没药三钱，虎骨胶二钱（另化，冲服），鲜桑枝三钱。此方服九服，两天服一剂，共服三十余剂，痊愈出院，记之以做参考。

治愈安小儿，四岁，患麻痹症，睡时无病到天明，起床发现下肢麻痹，如瘫痪状，不能行走，不发热，宜除风利湿活络之剂，方如下：

黄芪三钱，当归一钱半，赤芍一钱半，秦艽二钱，防风二钱，蜈蚣一钱，独活一钱，全蝎一钱，牛膝一钱半，制乳没各一钱，全虫三个，桑枝三钱，防己一钱半，地龙一钱半。

此方服三剂减轻，能走，腿无力，复诊原方去独活、乳没，加钩藤二钱玉米三钱，此方又服四剂，痊愈。

治小儿麻痹方（初期，中期）：

全虫一钱，钩藤三钱，天麻一钱，蝉蜕二钱，防风二钱，秦艽二钱，地龙一钱，防己一钱半，当归二钱，赤芍二钱，牛膝一钱半，蜈蚣一条，红花七钱。

又方：

补阳还五汤加秦艽、牛膝、木瓜各二钱，后期服之。

治小儿麻痹瘫痪方：

炮甲三钱，木瓜三钱，牛膝三钱，骨碎补三钱，当归三钱，蜈蚣三条，地龙三钱，全虫一钱。共为细末，每服一钱，开水加酒少许送下。

鹤膝风：膝关节受了风寒湿，湿滞寒凝，风邪闭塞，气血不畅，以致局部肿疼，如延长不愈，膝骨日大、上下肌肉日枯。鹤膝多是虚寒与治，偏枯病大同小异，初治先养其气血，使肌肉滋荣，气血流畅，其病自愈。

治鹤膝肿疼方：

生黄芪、全当归五钱，炒苍白术各三钱，川牛膝三钱，桂枝三钱，川瓜三钱，秦艽三钱，羌活二钱，防己风各三钱，陈皮三钱，云苓四钱，玉米，赤白芍各三钱。如寒大者加制附子片二钱。

治此病如服补虚除风利湿活络不效，亦可服阳和汤加当归五钱，川牛膝三钱，川木瓜三钱，黄芪五钱。

治鹤膝风方：

黄芪四钱，云苓、防己三钱，肉桂三钱。此方服十余剂痊愈（不要加减）相反验方。

治鹤膝外用方：

白芥子五钱，研末，明流酒调敷患处。

治愈教养院孙氏，年54岁，患鹤膝风肿疼昼夜不安，住院月余，治疗无效，患者要求服中药。诊断症状：膝风肿疼，屈伸不便，疼如锥刺，入夜更甚，按之假似有浓液，食欲不振，脉沉迟无力，舌苔微白有齿痕。从各方面诊断是虚寒兼湿，寒凝湿滞，气血不能流行，以致肿疼，治宜补散寒活络利湿之剂，方如下：

黄芪、防己三钱，当归四钱，云苓五钱，川牛膝三钱，秦艽三钱，羌活二钱，防风已各三钱，陈皮三钱，制乳没各二钱，制附子二钱，桂枝三钱，赤白芍各三钱，苍术炭三钱。煎服。

此方服三剂疼肿减轻大半，特别是按之似有浓液，问患者，西医用针抽了没有？患者说："没有抽。"在服药后大约有两三小时之许，自觉有点烦躁，脚部如有虫行似痒，用手摸着如汗，随时一看，发现在肿处有许多小汗珠。经他这一说，才知风寒凝滞的浓液自汗而排出，服三剂之后，主要肿消疼，能入眠，饮食。

增加复诊又改方如下：

原方去防风、羌活、乳没，加玉米五钱，木瓜三钱。

此方又服三剂各方面都很好，仍然有点虚弱。

又改方补虚活络健脾，以善其后，方如下：

当归身四钱，野党参三钱，云苓四钱，白术三钱，陈皮三钱，黄芪五钱，桂枝三钱，玉米五钱，制附子二钱，川牛膝三钱，木瓜二钱，赤白芍各三钱。此方服两剂。

检查各方面正常痊愈出院。

脚气

脚气风寒湿热病，往来寒热状伤寒，腿脚疼肿热为火，不肿不热是寒干。

脚气乃内有温热，外感风寒，相合为病，故往来寒热，状类伤寒，两脚腿疼，肿热如火者，是火盛也，不肿不热，而疼者，是寒盛好，名曰干脚气。

脚气死症

脚气脉急，少腹顽木，不三五日入心间，呕吐喘满目额黑恍惚，妄命难全。

脚气脉急，少腹顽木，不知疼痒，二便不利，不过三五日内，其邪必入心间，若入心间，呕吐喘满，是为脚气冲心之症，目额皆黑，恍惚谵妄，则是水来克火之征，故曰命难全也。

加味苍柏散

加味苍柏实湿热，二活二术生地黄，知柏芍归牛膝草，木通防己木瓜榔。

湿热脚气而形质实者，宜用加味苍柏散，即羌活、独活、苍术、白术、生地黄、知母、黄柏、赤芍、当归、牛膝、甘草、木通、防己、木瓜、槟榔也。

脚气之病，分干、湿两种，如初得寒热往来者，不肿不热是风寒，即用麻黄一钱半，桂枝一钱半，杏仁三钱，甘草一钱，草薢三钱，防己三钱，防风三钱，独活二钱。煎服，微汗。

脚气，重病，内有湿热，是火盛出，少腹，顽麻，不知疼痒是很严重，不易治愈，很符合西医诊断的脊髓炎，可用脊髓炎方，方内有小蛇、蜈蚣，服之有效。

第十四节 痿 症

痿症受病，均由精血干枯，血不荣，筋骨或有湿热阻气，气血不能充畅，渐致筋痿。肺热叶焦则生痿，治痿独取阳阴，以及脉痿、筋痿、肉痿、骨痿之论，夫痿症之旨，不外乎肝肾肺胃四经之病，盖肝主筋，肝伤则四肢不为人用，而筋骨拘挛。肾藏精，精虚则不能灌溉诸末；血虚则不能营养筋骨；肺主气，为高清之脏，肺虚则高清化绝，化绝则水涸，水涸则不能濡润筋骨，阳明为宗筋之长，阳明虚则宗筋纵，宗筋纵则不能束筋骨，以流利转动，因此不能步履，痿弱筋缩之证作矣。治痿之法不外，补气和血，清热利湿，使其气血充畅水火即济其病自愈。

治痿症第一方：

炒杜仲五钱，虎骨二钱，龟板、熟地三钱，黄柏二钱，巴戟天三钱，川牛膝三钱，炒白芍三钱，大青根五钱，生黄芪五钱，防己三钱。

治两足不能行动，此系痿症，有内火炽盛兼气血两虚，以滋阴降火之法，方如下：

生熟地各三钱，玄参三钱，寸冬三钱，菊花三钱，川牛膝三钱，炒杜仲五钱，南沙参五钱，当归身三钱，炒白芍三钱。

凡人两足无力，不能行走，能食，控涎，头面即热或咳嗽不已，皆系痿症，乃阳明胃火上冲肺金，而肺金为胃火所逼，不能清肃之气于下焦，将肾水灼干，骨髓耗散，故不能起立，因胃火炽盛，故消食易饥，久则水涸髓尽。方中妙在菊花，泻阳明胃火，余药佐以滋补肾水、添骨髓、滋肝血、生肝血、生脾气、消痰涎、久服自愈。

痿痹辨证

痿病足兮痹病身，仍在不疼痛里分，但观治痿无风药，始晓虚实别有因。

痹痿之症，今人多为一病，以其相类也，然痿病两足痿软不疼，痹病通身肢节疼痛，但观古人治皆不用风药，则可知痿多虚，痹多实，而所因有别也。

痿病治法

痿燥因何治湿热，遵经独取治阳明，阳明无故唯病肺，胃壮能食审证攻，控涎小胃湿痰热，阳明积热法三承，胃弱食少先养胃，久虚按证始收功。

痿属燥病，因何而用治湿热苦燥之药，盖遵《内经》之治法，独取于阳明胃也，故胃家无病，虽有肺热，唯病肺而不病痿也，是知病痿者，胃家必有故也，或湿热，或积热，或湿痰，不论新久，若胃壮能食，当先审证攻之。胃有湿痰，用控涎丹攻之。有湿热者，用降补清之。有积热者，用三承气汤攻之。此治胃壮能食之法也，若胃弱饮食减少，气血津液不足，当先以补养脾胃为主，其有久病留连，诸虚燥热，或攻下之后调理，当审证治之，始收全功也。

加味二妙汤

加味二妙湿热痿，两足痿软热难当，防己当归川草薢，黄柏龟板膝秦苍。

热难当，谓两足热难当也，膝秦苍，谓牛膝、秦艽、苍术也。

两眼不能动，卧床不起，此亦痿症，已成废人，系内火炽盛，以熬干肾水也，如不补肾，唯图降火，亦无生机。虽治痿独取阳明，是胃火不可不降，而肾水尤不可不补也，今传一奇方，补水于火中，降火于水内，合胃与肾，而两治之，自然骨髓增添，炽热尽散，不治痿而痿自愈，方名降补丹，方如下：

熟地、元参、寸冬、菊花五钱，生地五钱，南沙参五钱，地骨皮五钱，生龟板、车前子二钱。

此方降中有补，补中有降，所以为妙，胃火不升，自不耗，肾中之阴，肾水即足，自能治胃中之热，两相互济，而治痿之方，孰有过于此者乎。

治足软难行，腿膝无力，方如下：

黄芪、党参三钱，川牛膝三钱，陈皮三钱，当归身三钱，柴胡二钱，升麻二钱，甘草二钱，炒白术三钱，炒杜仲三钱。

治肾经虚寒腰疼，方如下：

炒杜仲、炒补骨脂三钱，巴戟天三钱，川断三钱，炒小茴香二钱，炒白术三钱，大云三钱，炒玉米五钱，云苓五钱，熟地四钱，山萸肉三钱，核桃仁三个，大青盐五钱。

治尾脊骨，上下左右疼痛麻木或大小便不通，偏虚寒者用此方：

熟地五钱，云苓五钱，山药五钱，山萸肉三钱，丹皮三钱，泽泻二钱，紫油桂一钱半，大云三钱，制附子片二钱，牛膝三钱，车前子三钱，巴戟天三钱，当归四钱，炒杜仲五钱，金狗脊三钱。

治风湿性腰腿疼方：

当归四钱，白芍四钱，川芎二钱，熟地三钱，川牛膝三钱，防风三钱，独活二钱，桂枝二钱，炒杜仲五钱，灵仙三钱，防己三钱，川木瓜三钱，炒补骨脂二钱，陈皮三钱。

治湿热下注，两腿酸疼，麻木，行走无力，方如下：

忍冬藤、龟板、黄芪、杜仲五钱，川牛膝三钱，草薢三钱，防己三钱，菟丝子五钱，川断三钱，黄柏三钱，苍术炭三钱，大云三钱。

痿病治法

清燥汤，虎潜丸，十全大补汤，加味金刚丸。

时令湿热清燥效，阴虚湿热虎潜灵，久虚痿软全金主，草瓜牛菟杜苁蓉。

清燥汤在内伤门，虎潜丸有成方，谓十全大补汤，加味金刚丸。久病气血虚，以十全大补汤为主；筋骨痿软，以加味金刚丸为主。加味金刚丸，即草薢、杜仲、肉苁蓉、巴戟天、天麻、僵蚕、全蝎、木瓜、乌贼骨、菟丝子、制马钱子也。

治脚疼或脚气或下痿通用方：

苍术炭三钱，黄柏三钱，玉米、钩藤三钱，木瓜三钱，防己三钱，牛膝三钱，灵仙三钱，草薢三钱，当归三钱，生地三钱，制没药三钱，炒杜仲三钱。

以上治中风，半身不遂，风寒湿，筋骨疼，脚气，下痿，有许多舒筋活络，去风湿，止疼，这些方剂互相参考，灵活运用。

阳痿不举：此病因肾虚或房事多，以致阳痿不举，主要补肾强身，方列于后：

仙灵脾二钱，阳起石四钱，高丽参一钱半，炒杜仲五钱，海狗肾五钱，西枸杞三钱，炒蒺藜三钱，炒补骨脂二钱，益智仁二钱，净山萸肉三钱，巴戟天三钱，制首乌三钱，生苡仁四钱，羊腰子一对。煎服。

用此药配成丸药服之亦效，如配丸药，一次五剂，共为细末，炼蜜为小丸，每服三钱，开水送下，忌房事百天。

治阳痿不举方：

韭菜地蚯蚓洗净，火焙干为末，每服一钱至一钱半，开水加酒少许，冲服。

治阳痿效方：

熟地四钱，山萸肉三钱，大云三钱，巴戟天三钱，西洋参一钱半，炒杜仲四钱，阳起石三钱，附子一钱半，益智仁一钱半，紫油桂一钱，海狗肾三钱，炒补骨脂二钱，炒白术二钱，仙矛二钱，西枸杞三钱。煎服，如气虚自汗加黄芪八钱。

治阴阳易病（又名交肠），即小便出粪，大便出尿，严重时里急后重，头晕眼花，用此方：

裤裆近阴处者佳掌大一块，烧灰存放性，开水冲服，每日两次，男用女裤，女用男裤，童女优佳，亦可用地黄汤加减。

治肝肾虚弱，腰疼，遗精，久治不愈，阳痿不举，或见色流精，方如下：

炒杜仲五钱，巴戟天三钱，西枸杞四钱，龟板胶三钱，煅牡蛎五钱，煅龙骨五钱，当归身三钱，山萸肉三钱，白干参三钱，海狗肾三钱，血鹿茸一钱，五味子二钱，炒补骨脂二钱。

第十五节　急慢性支气管炎

祖国医学，《素问》记载的是咳嗽、痰喘、闷气等，主要根据临床表现，虚实寒热，脉搏舌苔，症状类型，辨证施治，或久治不愈，若受风寒，即发作，咳嗽、闷喘、喉中有痰不利，即此病也经过唐、宋、元、明、清，历代医学家不断研究补充，积累了丰富经验。

咳嗽、闷喘类型较多，治咳以化痰为主，欲治痰必须下气为止。

痰分风、寒、燥、火、湿，如痰清稀为阴胜，如痰稠浊为阳胜。

稠浊是热痰，属心；沫清是寒痰，属肾；痰少黏连，不易吐出，是燥痰，属肺；痰多易出，是湿痰，属脾；搐搦眩晕，是风痰，属肝。

如阴虚内伤之咳，治宜甘草一钱养阴，阴气复而咳自愈，还有元气下亏或气虚不统而为喘促。凡脉见虚弱，证见虚寒而咳嗽不已者，此等病，皆不必治咳，但补其气虚或培土生金，其咳自止。治疗原则都有一定的原理，主要急则治其标，缓则治其本的办法，如年高体弱的病人，标在肺，本在脾肾；在急性发作时，重点治肺，可用润肺止嗽消炎、化痰等法。

治咳嗽初得，风热症状，咳痰不爽，痰白黏稠，口干咽疼或发热，寒闭塞，舌苔薄白，脉浮数，治宜清热，肺化痰，辛凉，表之剂，方如下：

上银花五钱，连翘四钱，牛蒡子三钱，桔梗三钱，杏仁三钱，前胡三钱，薄橘红三钱，荆芥三钱，防风三钱，大贝四钱，甘草二钱。如头疼加菊花三钱；如嗽重加杷叶三钱，冬花三钱；如热大口干加知母三钱，黄芩三钱。成人量，小儿酌用。

治风寒咳嗽，吐稀薄痰液或白色稠痰，微有发热，脉滑，舌苔薄白，宜散寒化痰止咳剂，方如下：

麻黄二钱，杏仁三钱，石膏四钱，甘草二钱，双花三钱，姜半夏三钱，杷叶三钱，前胡三钱，五味子一钱，陈皮三钱。

治虚寒咳嗽，痰白多沫，气短，晚上重，甚至不能平卧，舌苔白润，脉濡滑，宜温肺、化痰、止嗽，大青龙汤加减，方如下：

麻黄二钱，五味子一钱，辽细辛七钱，半夏三钱，甘草一钱，陈皮三钱，野党参三钱。如寒大者加干姜一钱；如热大者不可服此方。

气虚久嗽不愈，长期咳嗽，痰多气促，精神疲乏，饮食减少，大便稀，动则作喘或自汗，脉缓无力，治宜补气健脾止嗽化痰平喘，方如下：

白干参二钱，云苓五钱，炒白术三钱，七爪橘红三钱，半夏三钱，川贝三钱，山药、玉米、杷叶四钱，双花三钱，五味子二钱，麻黄二钱，甘草二钱，罂粟壳、炒扁豆各二钱。如有热吐黄痰加竹茹四钱，知母三钱，去麻黄；如闷喘重加炒苏子二钱；如肺气肿加桑白皮三钱，杏仁、玉米五钱；如气虚加黄芪。

治气管炎闷喘咳嗽效方：

百部三钱，麻黄二钱，双花三钱，炒苏子二钱，山药、杏仁三钱，瓜蒌仁皮各三钱，马兜铃三钱，川贝母三钱，甘草二钱，杷叶三钱，五味子二钱，姜半夏三钱，真蜂蜜（为引），毛橘红四钱。如气虚加黄芪。

治愈于某，症状：本有慢性支气管炎，神经衰弱，1974年中秋兼感冒发热、喘嗽头晕、胃满作呕，处方如下：

麻黄二钱，杏仁三钱，前胡三钱，远志三钱，川天麻一钱半，双花三钱，姜半夏三钱，五味子二钱，甘草二钱，山药、云苓、陈皮三钱，石膏四钱，川贝三钱，此方两剂痊愈。

治气虚咳嗽吐痰多、轻度闷喘，单方如下：

大黄梨一个，挖空去核，内放川贝面一钱，蜂蜜、冰糖半两，共放梨内将梨放碗内蒸熟，临睡前食之，食后不要吃东西或喝茶，每日一个，三五次效。

气虚闷喘，咳嗽吐痰，肺气肿，食欲不振，有时自汗，难过，脉搏有时间歇或下肢浮肿，治宜补虚化痰，方如下：

白干参三钱，白术三钱，云苓、陈皮三钱，姜半夏三钱，炒蒌仁三钱，百部三钱，麻黄二钱，双花三钱，甘草二钱，黄芪□，五味子二钱，川贝三钱，白苏子二钱，常用有效方。如兼心脏病加毛珀二钱，柏子仁四钱；如心闷喘重加上沉香七钱；如四肢厥逆汗多者加制附子片二钱；如下肢肿甚加桑皮四钱，防己三钱。

治气管炎闷喘咳嗽或气肺气肿，化痰定喘丸方：

麻黄四钱，炒瓜蒌仁四钱，炒苏子三钱，川贝母四钱，姜半夏四钱，七爪橘红四钱，上沉香一钱半。共为细末，炼蜜为小丸，每服一钱至一钱半，开水送下，每日一至二次，如闷喘减轻，不要常服或少服，此丸用水法丸亦可。

治老年人患咳嗽，闷喘，睡卧不安，久治不愈，用此方心药化痰平喘丸方如下：

野党参、黄芪、云苓、炒白术五钱，炒苏子四钱，炒瓜蒌仁五钱，七爪橘红五钱，半夏五钱，桃仁五钱，五味子四钱，甘草四钱，百部五钱，杷叶五钱，麻黄五钱，川贝五钱。共为细末，炼蜜为小丸，每服三钱，开水送下，每天一至二次，水法丸亦可。

治久咳虚弱，行为气喘，呼气多，吸气少，背寒怕冷，四肢发凉或浮肿自汗，脉缓无力，用温肾补虚、纳气之法，方如下：

熟地四钱，山萸肉三钱，山药五钱，云苓五钱，五味子二钱，炒杜仲四钱，双花三钱，炒补骨脂二钱，川贝三钱，麻黄二钱，川牛膝二钱，核桃仁两个，陈皮三钱，半夏三钱。

治慢性气管炎，气虚咳嗽，吐稠痰多，轻度闷喘方：

大黄梨一个，挖空去核，内放川贝一钱（打碎），冰糖半两，蜂蜜，共放梨内，将梨放碗内蒸熟，临睡食之，食后不要吃东西，不要喝茶水，每日食一个，三五次效，特效。

治正气虚弱，中气不足，动则作喘，以致咳喘自汗，心烦懒言，不思饮食或虚热口干、作渴，宜补中益气汤加减，方如下：

生黄芪五钱，野党参三钱，当归身三钱，白术三钱，陈皮三钱，半夏三钱，双花三钱，杷叶三钱，炒瓜蒌仁三钱，五味子二钱，甘草二钱，柴胡二钱，升麻一钱，半川贝三钱。如虚汗多加煅牡蛎、煅龙骨四钱，去柴胡、升麻；如虚热重加地骨皮三钱，去柴胡、升麻。

治肺气肿兼心脏病，气虚喘嗽，有时自汗，心跳不规律，难受失眠，方如下：

南北沙参各四钱，寸冬三钱，五味子二钱，柏子仁四钱，远志三钱，丹参四钱，云苓、山药、陈皮三钱，半夏三钱，黄芪五钱，炒枣仁四钱，百合五钱，瓜蒌仁三钱。如痰多者加川贝母三钱；如喘嗽加桑白皮三钱，葶苈子三钱。

治老年人哮喘咳嗽，单方：

白蜜、生姜取净汁，用豆腐浆煎，开水冲服。

治慢性气管炎方：

牛黄抱龙丸，每服一丸，开水送下。

治久嗽失音方：

南沙参四钱，生熟地各三钱，山药四钱，桔梗三钱，寸冬三钱，五味子一钱，乌梅二钱，云补骨脂一钱，蝉蜕三钱，甘草二钱，诃子皮三钱，紫菀三钱，冬花三钱，蜂蜜五钱（为引）。如痰多者加川贝母三钱。

治哮喘闷气咳嗽，吐痰或肺气肿，通用方：

麻黄二钱，杏仁三钱，石膏四钱，甘草一钱，葶苈子四钱，桑皮四钱，瓜蒌仁四钱，七爪橘红三钱，大红枣五个，双花三钱。如闷喘重加炒者苏子三钱，前胡三钱；如痰多加川贝母三钱；如嗽重加杷叶四钱，百部三钱。

一个药方，两剂药治愈两样病患者，患者常咳嗽吐痰多，止嗽化痰之药效力差，1985 年 7 月上旬偶得腹胀，反复发作二十余天不愈。药方如下：

云苓、炒白术五钱，□四钱，朱茯苓四钱，炒山药、炒白扁豆、炒玉米、木瓜三钱，炒罂粟壳三钱，乌梅三钱，炒诃子五钱，五味子二钱，莲子□。

此方服两剂，止咳嗽吐痰亦痊愈。此方本是治腹胀的效方，而咳嗽吐痰也治好了，原因肺与大肠皆属金。此方能培土生金，因此二病均愈。

治肺炎发热咳嗽，吐黄色痰，苔薄白，脉浮滑或数，宜清肺热止嗽化痰，方如下：

银花五钱，连轺四钱，桔梗三钱，大贝四钱，鲜芦根五钱，瓜蒌仁三钱，黄芩三钱，杏仁三钱，前胡三钱，冬花三钱，知母三钱，甘草一钱，大青叶三钱。成人量，小儿酌用。

治大叶肺炎，咳嗽气息作喘，高热自汗，口干作渴，苔黄，脉洪数，咳锈色痰或吐血，口唇有疱疹，此系重病，宜清热润肺化痰，方如下：

银花、连轺五钱，黄芩三钱，知母三钱，石膏、桔梗三钱，大贝五钱，瓜蒌仁四钱，甘草二钱，大青叶四钱，前胡三钱。如痰中带血加白及四钱，三七参二钱；如胸疼加蒌皮五钱；如热大加药粉四钱，寸冬四钱。

治气盛痰，肺哮喘咳嗽，停饮积液或闷气，胸部喘满，面浮不能单卧，处方如下：

麻黄三钱，杏仁三钱，七爪橘红三钱，半夏三钱，炒苏子二钱，川贝三钱，双花四钱，云苓、前胡三钱，炒瓜蒌仁三钱，甘草一钱，红枣七个。煎服。

第十六节　痰　饮

饮则清稀是为阴胜，如痰稠浊故为阳胜，稠浊是热痰属心，沫清是寒痰属肾，痰少粘连不易吐出是燥痰属肺，痰多易出是湿痰属脾，搐搦眩晕是风痰属肝。膈上痰满呕吐痰涎，此饮留于膈间，名曰伏饮；喘咳面肿不能卧，此饮留于肺，名曰支饮；饮留四肢身体重痛，此饮留行于体，名曰溢饮；咳嗽引胁疼痛，此饮留于胁下，名曰悬饮；素胜今瘦，有声水停胸间，此饮留于肠胃，名为痰饮。凡饮留于胸肺则喘满气短而渴，饮留于膈下则心悸或背心寒冷，诸痰饮症治法必须以化痰降气为主，治宜二陈汤加减，方如下：

毛橘红三钱，半夏三钱，云苓四钱，甘草一钱，川贝三钱，杏仁三钱，山药四钱，百合四钱，五味子一钱。如风痰加炙前胡三钱，制白附子二钱；如热痰加竹茹三钱，黄芩二钱，瓜蒌仁三钱；如寒痰加干姜一钱半，炙麻黄二钱，或小青龙汤加减；如气痰加川朴二钱，苏子二钱，沉香□；如因郁生痰加香附三钱，青皮三钱；如气虚加野党参三钱，白术三钱；如湿痰加苍术炭二钱，白蔻二钱，玉米四钱；如老痰积滞加白苏子二钱，双花三钱。

如燥痰宜燥痰汤加减，方如下：

瓜蒌仁四钱，大贝四钱，海浮石三钱，毛橘红三钱，枳壳二钱，知母二钱，黄芩二钱，桔梗二钱，双花三钱，胆星二钱。

治肺气虚损劳嗽，不寒不热平补敛嗽，人参养肺汤加减，方如下：

西洋参二钱，百合四钱，甜杏仁三钱，阿胶三钱，知母二钱，乌梅二钱，炙罂粟壳三钱，五味子一钱半，炙冬花三钱，桔梗二钱，甘草一钱，紫菀三钱，山药五钱。

治肺虚喘嗽宜补肺汤加减方：

北沙参四钱，寸冬三钱，五味子一钱半，炙冬花三钱，杷叶三钱，炙紫菀三钱，炙桑白皮三钱，白石英三钱，云苓五钱，山药四钱，甘草一钱，糯米五钱，红枣三个。

胸胁之病症状：胸闷、疼痛。须分气血热饮。老痰或肝气郁滞宜颠倒木金散加香附、青皮、川楝子、玄胡各三钱。如因气滞作疼者倍木香；如血郁作疼者倍郁金。共为细末，每服二钱，开水加酒冲服。胸中有痰饮作疼者，轻者小陷胸汤加减，重者大陷胸汤加减或瓜蒌薤白汤加半夏，此治胸疼之大概。

如左胁疼属于瘀血，宜解郁活血之剂，方如下：

当归三钱，赤芍三钱，川芎二钱，桃仁二钱，郁金三钱，香附三钱，玄胡三钱，灵芝三钱，蒲黄二钱，红花二钱，青皮三钱。如肝气郁滞气血不畅，可用逍遥散加川楝子四钱，木香四钱，没药二钱，制香附三钱。

如右胁疼属于痰气结滞者，宜调气化痰止疼剂，方如下：

陈皮三钱，半夏三钱，枳壳二钱，大贝三钱，瓜蒌仁三钱，苏子二钱，前胡三钱，木香二钱，沉香一钱，薤白三钱。如有热者加竹茹四钱；如积食者宜化滞丸；如积饮者宜控涎丹。

治胸膜炎积水肿胀作疼方：

葶苈子五钱，桑白皮四钱，云苓一钱，太子参四钱，大贝五钱，夏枯草一钱，玉米一钱，杏仁三钱，前胡三钱，瓜蒌仁皮各四钱，大枣七个，大青根四钱，二丑四钱，建后□三钱。气虚加黄芪五钱。

治少腹瘀血作疼，腰酸腹胀或崩漏白带，用少腹逐瘀汤加减，方如下：

当归三钱，赤芍二钱，川芎二钱，灵芝三钱，生蒲黄三钱，小茴一钱，炮姜四钱，玄胡没药二钱，肉桂一钱。

胸胁疼痛如属瘀血作疼，可用血府逐瘀汤加减治之，方如下：

当归四钱，桃仁三钱，川芎二钱，赤芍三钱，生地三钱，牛膝三钱，红花三钱，枳壳二钱，郁金四钱，香附三钱，木香二钱，丹参五钱。

此段治胸胁之病各方可与治冠状动脉硬化所用之方互相参考。

治脓胸发热自汗咳，方如下：

银花一钱，连轺四钱，桔梗三钱，大贝四钱，花粉四钱，黄芩三钱，黄连二钱，公英五钱，地丁四钱，大青根五钱，黄芪五钱，甘草二钱。成人量，小儿酌用。

第十七节　癌

治愈吴某，十九岁，患口腔肿瘤，在舌尖下部，往后少许，手术两次，反复发作，往省立医院治疗，手术后仍然发作。又用冷冻疗法，仍然无效，再后服中药，用清热解毒，抗肿瘤治法，服中药有效，方如下（1976年2月24日方）：

上银花五钱，连轺三钱，栀子三钱，牛蒡子三钱，大青根五钱，大贝五钱，夏枯草二钱，香附三钱。

此方服五剂，逐渐好转，服药后肿瘤慢慢消失，不再反复，停药观察五天，如痊愈一样，病人请复诊，唯恐有余毒余热不尽，怕再反复，病人愿再服几剂，以免复发。仍照上方去公英、木香，加地丁四钱，昆布三钱。此方服四剂，基本痊愈，至今三年多未曾复发，因此方有效，记之以做参考。

治愈马某，五十余岁，患胃病，不能食，食后呕吐，脉沉，苔滑白，西医透视检查，胃中有阴影，如枣大。此病属噎，癌症类，治宜健胃止呕，抗癌之剂，方如下：

炒白苏子三钱，清半夏四钱，广木香三钱，陈皮三钱，半枝连、炮甲二钱，鸡内金五钱，双花四钱，煅赭石五钱，云苓、炒川朴三钱，砂仁三钱，海藻四钱。

此方服五剂，能食不吐酸水，胃气舒畅，各方面好转，复诊，改方如下：

前方去海藻、炮甲，加炒白术三钱，制香附三钱，全蒌半个（胶泥包之煨焦去泥）加入药内。

治一切积滞或有慢性胃病，有时胃疼、气不舒畅、饮食减少、消化不良。健脾胃、助消化、化湿痰、调气解郁，治病许多，难以尽述，此方名"迁仙丹"又称"一粒仙丹"常服无病延年。

上沉香一钱半，广木香二钱，丁香一钱，制乳香一钱，牙皂一钱半，川芎一钱半，煅皂矾一钱半，广陈皮二钱，大贝二钱，巴豆（去皮去净油）八钱。共为细末，枣肉为小丸，如绿豆大，每服一丸，不可多服。开水送下，每天一次，气虚之人或便溏，不可服。

常服此药者，得食道胃癌的很少。

治和预防食道胃癌方：

香附米、糠灵芝、黑白二丑各四钱。共为粗末，一半慢火炒熟，一半生用，调匀，广木香五钱，黑郁金、炮甲四钱，大贝四钱，大蜈蚣十条，全虫五钱，炒鸡内金三钱，上沉香一钱。共为细末，枣肉为丸，如绿豆大，每服十四丸，黄酒加开水送下，每服三周，可停药观察三天，如服药与不服药无反应，可继续照服，再服三周，仍停三天，服药后如有反映，或不服或减去五丸，服七丸亦可。试用方如发现症状，是食道胃癌症，用此方也能治疗，药加重伤身，每服二十一丸，再加半枝连，煎水加黄酒送服，每天一次，如呕吐者，再加半夏四钱，赭石五钱，与半枝连同煎，送服丸药。

治乳腺癌方：

夏枯草□，全蒌一个，大贝五钱，炮甲二钱，海藻四钱，制乳没各三钱，半枝连、大蜈蚣三钱，青皮三钱，郁金三钱，银花、土茯苓、大青根五钱，煎服。

治子宫颈肿瘤，方如下：

白僵蚕、蝉蜕、夜明沙、大贝、昆布、银花、土茯苓五钱，大蜈蚣七条，炮甲七钱，全虫七钱，炒莪术五钱，当门子五钱。共为细末，炼蜜为小丸，每服两丸，开水送下，每天两次，能用水法丸更好。

治喉癌方：

山豆根、大贝、公英五钱，桔梗四钱，寸冬五钱，花粉三钱，牛蒡子三钱，银花、半枝连、大青根、赤芍三钱，土茯苓五钱。

治肺癌方：

银花、土茯苓、大贝、豆根、射干五钱，大青根、连翘四钱，草河车五钱，白僵蚕三钱，公英五钱，半枝连、白花蛇舌草、鱼腥草三钱，甘草二钱，南沙参五钱。

第十八节　杂症类

治气血两亏，风寒湿三气乘虚内侵筋骨麻木痛疼方：

全当归四钱，生黄芪五钱，制乳没各二钱，红花一钱，嫩桑枝四钱，西秦艽三钱，川牛膝二钱，川芎二钱，炒杜仲四钱，桂枝尖三钱，威灵仙三钱，川木瓜二钱，赤白芍各二钱，夜交藤四钱，云茯苓四钱，虎骨胶二钱，生姜一片，大枣一枚。煎服。寒大者加熟附子片一钱五分。

治虚寒咳嗽闷气不能安眠，寒大肾虚，服此方：

大熟地三钱，云茯苓四钱，炮姜炭一钱，广白蔻一钱，炙甘草一钱五分，净萸肉二钱，炒杜仲四钱，炙麻黄一钱五分，川牛膝二钱，骥半夏二钱，怀山药三钱，炒瓜蒌仁三钱。煎服。痰多者加川贝母钱，二七爪橘二钱。

治气虚咳嗽吐痰气喘不思饮食方：

野党参二钱，炒白术二钱，薄橘红三钱，川贝母二钱，炙旋覆花三钱，云茯苓四钱，清半夏二钱，五味子一钱五分，炒瓜蒌仁三钱，怀山药四钱，生百合四钱，粉甘草一钱五分。煎服。

治虚寒咳嗽吐痰，有时闷气胃满失眠方：

半夏四钱，老子蔻四钱，南沉香三分，川贝母四钱，七爪橘红四钱，炙冬花五钱。共为细末，用下几味取汁熬成膏，生姜四两取汁，黄梨一个取汁，蜜蜂二两，冰糖二两，熬化再入前药，成膏，每服一汤勺，开水送下。

治闷气咳嗽单方：

生麻黄五钱，红枣六两，甘草二钱。用水煮数滚，枣去皮，分四次，两天服完。

治寒咳嗽闷气单方：

核桃仁两个，去皮捣烂，加冰糖五钱，开水冲蒸，服三四次效。

治黄病黄肿方：

白面馍一个，黑矾一两。馍挖空将黑矾装馍内用慢火烧焦，加百草霜四钱。共为细末，枣肉为丸，每服三钱，红糖水送下。如肿甚者加绿豆汤送下，亦可加红糖。

治头晕方：

腊肉皮炒鹅蛋一个，食之七次效。

治水泻不止方：

炒秫秫子或花五钱。为末，开水冲服，或煎服，或加灶心土□钱，煎服。

治闷气咳嗽方：

蜂蜜五钱，姜汁一酒杯，豆腐浆煎服。

治吐血不止方：

男子指甲五分，用土炒焦，好头发一团烧灰。共为末，开水冲服。

治出斑点方：

青黛三钱，川郁金二钱，净连翘三钱，金银花五钱，川黄连二钱，细生地三钱，人中黄二钱，板蓝根四钱，浙贝母四钱，生栀子二钱，寸麦冬三钱，京赤芍三钱，粉甘草二钱。如热盛者加犀角末二钱。煎服。

治遗尿或夜间尿床方：

覆盆子三钱，益智仁二钱，桑螵蛸三钱，炙远志三钱，黄芪五钱，黑豆四十九粒。煎服或加江米五钱更好。

治羊癫风方：

明天麻五钱，青礞石四钱，鹅管石五钱，天竺黄三钱，茯神五钱，龙胆草三钱，菖蒲四钱，野党参五钱，陈胆星三钱，川贝母四钱，紫丹参三钱，真毛珀二钱，炙远志四钱，全虫二钱，白僵蚕三钱，豆炒四钱，大赤金二十张，上麝香二分。共为细末，再加粉甘草一两熬膏，竹沥一两，姜汁一两，此三味和丸药，如不成丸加蜜蜂少许，朱砂为衣，每服三钱，开水送下。

治羊癫风又方：

炒苏子三钱，煅石膏三钱，石菖蒲三钱，青礞石二钱，毛珀一钱，朱宝砂□钱□分。研末冲服，小茴香虫一岁一个，水煎服，犯病以后服之，一天一剂，连服三天。

治痰迷心窍颠痴方：

生白矾一两，好茶叶五钱，黑郁金四钱，珠宝砂二钱，菖蒲三钱，青龙齿四钱。共为细末，炼蜜为小丸，每服二钱，每天两次，开水送下。

治痰迷心窍吐痰方：

生白矾一钱，甜瓜蒂一钱，牙皂一钱。共为细末，每服七分，开水送下。

治痰气结滞精神或癫痴方：

生石决明一两（先煎），煅龙齿四钱（先煎），金礞石三钱，菖蒲二钱，西大黄七钱（后入），生栀子二钱，元明粉三钱（冲服），寸麦冬四钱，粉丹皮三钱，黑郁金三钱，浙贝母四钱，南沉香五分，朱宝砂五分，朱茯神五钱。朱宝砂、沉香研末，冲服，以上药煎服后如泻三五次再服，去元明粉、大黄，如不泻再服原方。

治脏燥，此症因忧郁悲伤，思虑过度，津液干枯，内热贫血，痰气结滞，以致失眠烦躁，耳鸣倦怠，精神失常，脉数便秘，此病治法宜养阴清热解郁宁神之剂，方列于后：

朱茯神五钱，寸麦冬四钱，粉丹皮三钱，炙远志三钱，炒枣仁四钱，炒栀子二钱，黑郁金三钱，南沉香四争，赭白芍五钱，生石决明四钱，生木历五钱，浙贝母四钱，石菖蒲二钱，海浮石三钱，莲子心一钱五分。煎服。

治烧虫钩蛔虫方：

白雷九三钱，鹤虱二钱，榧子仁三钱，使君子仁三钱，炒二丑六钱，西大黄七钱，槟榔三钱。共为细末，每服三钱，空腹服，白糖水送下，小儿减半。

治钩虫蛔虫小儿疳积均效方：

榧子仁五钱，使君子仁五钱，槟榔五钱，广木香一钱五分，炒二丑一两。共为细末，成人每服三钱，白糖水送下，小儿斟酌服之，二丑用盐炒更好。

治大便出虫方：

鹤虱三钱。煎服数次即愈，小儿每服五分。

治寸白虫方：

连须老葱头一把捣汁，香油调服，或香油炒葱白食之，化虫为水。

治风热头疼方：

白菊花四钱，蔓荆子二钱，川芎二钱，生白芍四钱，苏薄荷一钱五分，全当归三钱，生地二钱，广陈皮三钱，炒栀子二钱，桑叶二钱，藁本一钱，白芷二钱。煎服。

治肾水亏头疼方，终日似疼非疼，有时疼甚，方如下：

大熟地八钱，玉竹四钱，全当归三钱，川芎三钱，玄参三钱，寸麦冬二钱，五味子一钱五分，萸肉四钱。煎服。

治阴虚头疼方：

净萸肉三钱，炒杜仲五钱，煅石决明五钱，炙龟板五钱，怀山药四钱，川芎二钱，砂仁拌熟地四钱，当归身四钱，煅牡蛎四钱，陈皮三钱，粉丹皮二钱，云苓四钱。煎服。

治阴虚肾水不足，神经衰弱，头晕目眩，脑部胀痛方：

炒杜仲四钱，大熟地三钱，萸肉三钱，粉丹皮三钱，茯神四钱，炙远志三钱，炒枣仁三钱，煅石决明四钱，石菖蒲二钱，当归身三钱五分，西杞晒干□钱，炙龟板四钱，煅牡蛎四钱。煎服。

治肝胆有热眩晕方：

真羚羊角二分，玄参三钱，栀子炭二钱，粉丹皮二钱，萸肉三钱，天麻一钱五分，朱茯神四钱，石菖蒲二钱，杭菊花三钱，莲叶一钱。煎服。

治肺虚有痰眩晕方：

川贝母二钱，海浮石三钱，寸麦冬三钱，细竹茹三钱，石菖蒲二钱，怀山药四钱，云苓四钱，萸肉二钱，明天麻一钱，石决明四钱，煅磁石三钱，炙远志三钱。煎服。如痰过多可加陈胆星一钱五分。

治愈杨某肺气肿，症状：两腮及胸部皮下肿，如气吹的一样，按之唧唧有声，脉象和缓，轻微咳嗽，无热，在院治疗打针服药无效，会诊后，改服中药，四剂痊愈，方列于后：

生桑皮四钱，葶苈子四钱，杏仁三钱，金银花四钱，生玉米六钱，大腹皮二钱，浙贝母四钱，炙前胡三钱，炒瓜蒌仁三钱，云茯苓四钱，云苓皮四钱，广陈皮三钱，广橘络三钱，丝瓜络二两。煎水，再煎药。

治膝鹤风初得膝关节肿疼屈伸不便服此方：

生黄芪一两，银花梗花各五钱，川牛膝五钱，炙远志五钱，川石斛五钱，全当归四钱，炮山甲一钱。煎服发汗，此方服两剂。

治膝鹤风方：

全当归四钱，京赤芍三钱，川芎二钱，川牛膝三钱，生黄芪五钱，附子片一钱，桂枝尖二钱，白芷二钱，麻黄一钱，广陈皮三钱，炒苍术一钱五分，松节五钱，生地二钱。明流酒一盅（为引）。

治膝鹤风外用方：

白芥子四钱。研末，明流酒调敷患处。

治风湿性腰疼方：

当归身三钱，炒白芍三钱，川芎二钱，大熟地三钱，炒杜仲五钱，威灵仙三钱，夜交藤四钱，巴戟天三钱，云苓三钱，炒玉米一两，炒补骨脂二钱，川断二钱，炒白术五钱。煎服。如寒盛者加紫油桂一钱；如热大者加炒黄柏二钱。

治肾虚腰疼方：

炒杜仲五钱，巴戟天三钱，炒补骨脂二钱，甜大云二钱，炒小茴二钱，云茯苓四钱，川断二钱，炒白术五钱，炒玉米八钱，青盐一钱，核桃仁两个。煎服。

治小腹气滞寒凝疼痛，宜奔豚丸方加减，方如下：

炒川楝子五钱，炒小茴三钱，荔枝核四钱，橘核六钱，广木香一钱五分，紫油桂一钱，附子片二钱，炒吴萸二钱，炒香附三钱，云苓五钱，炒补骨脂二钱，青皮三钱。煎服。

治肾囊风湿作痒方：

金银花四钱，净连翘三钱，炒牛蒡子三钱，茺蔚子四钱，赤芍三钱，蝉蜕三钱，当归三钱，防风三钱，荆芥二钱，苍术炭二钱，云苓四钱，白鲜皮三钱，地骨皮二钱，广陈皮三钱。煎服。

治肾囊风湿，熏洗方：

蛇床子三钱，荆芥三钱，防风三钱，苦参三钱，艾叶二钱，川椒一钱五分，甘草二钱，苦矾二钱，当归尾三钱，地肤子三钱。水三碗煎数滚倾入盆内，熏洗之，此方治滴虫亦效。

治脱肛方（内服）：

生黄芪五钱，野党参三钱，当归身三钱，炒白术二钱，广陈皮二钱，春柴胡二钱，升麻一钱，熟地三钱，云苓四钱，炒白芍三钱，粉甘草二钱，槐角三钱。水煎服。

治脱肛方（外用）：

鲫鱼头焙焦，为末，麻油调，擦患处。

治大便虚闭及年高气血两亏不能自便方：

当归身五钱，野党参三钱，炙黄芪四钱，郁李仁四钱，熟地四钱，大云三钱，火麻仁三钱，川芎一钱五分，川牛膝二钱，炒瓜蒌仁三钱，广陈皮三钱。煎服。

治脱肛方（外洗）：

白矾、五倍子各等分，煎水，洗患处。

治小儿脱肛方：

水鳖一个，去壳，用粗碗底淡茶少许如研墨状，研浓以棉花球蘸药涂患处，每日两次。

治阴虚盗汗方：

大熟地四钱，怀山药四钱，黄肉二钱，煅牡蛎四钱，炒杜仲四钱，生黄芪四钱，炙龟板四钱，煅龙骨四钱，粉丹皮二钱，盐炒知母二钱，茯神四钱，炙远志三钱。热大者加炒黄柏一钱五分；失眠者加炒枣仁四钱。煎服。

治阳虚自汗方：

生黄芪五钱，当归身三钱，炒白芍三钱，煅牡蛎四钱，山药三钱，云苓四钱，炒白术二钱，煅龙骨三钱，炙远志三钱，西洋参二钱，浮小麦五钱（为引）。煎服。服药后汗不止者，加麻黄根三钱；有热者加地骨皮二钱，石斛三钱；胃满者加广陈皮三钱，炒六曲二钱。

治阴虚，发热，口渴，盗汗，失眠，烦躁不安，服此方：

当归身四钱，生熟地各二钱，生黄芪五钱，炒黄柏一钱五分，煅牡蛎四钱，朱茯神四钱，炒枣仁四钱，麻黄根二钱，浮小麦五钱，炙龟板四钱，怀山药三钱。煎服。

治阴虚盗汗，自汗，药不效，服此方：

炒枣仁四钱，柏子仁二钱，茯神四钱，连翘三钱，霜桑叶七片，浮小麦四钱，桂圆肉一钱五分，西洋参一钱五分。煎服。

治盗汗自汗，外治方：

五倍子二钱。研末，用口水调匀，男病用妇津，女病用男津，为饼贴脐上用布扎好对时一换。

治心衰弱心跳，失眠，烦躁不安方：

生熟枣仁各四钱，生牡蛎五钱，生龟板各五钱，寸麦冬三钱，盐炒知母二钱，朱茯神四钱，炙远志三钱，百合三钱，龙骨三钱，夜合花三钱，川芎一钱，全紫苏一钱。煎服。

治久病虚劳，骨蒸热，自汗方（成人量）：

生黄芪四钱，当归身三粉，粉丹皮三钱，地骨皮二钱，青蒿三钱，炙鳖甲四钱，龟板胶二钱（另化，先下），云苓四钱，炒白芍三钱，广陈皮三钱，煅牡蛎四钱。煎服。

治噎食倒食饮食入口即吐用此方：

大刀螂一个晒干瓦上焙焦，研末，黄酒冲服。

治梅核气嗝噎泡酒方：

南沉香一钱，广木香二钱，制乳没各三钱，山豆根五钱，川黄连二钱，血竭二钱，桔梗二钱，大麦芽三钱，方儿茶二钱，六曲炭三钱，砂仁三钱，广陈皮五钱，清半夏三钱。共为粗末，加荞麦炭五钱，干酒二斤，泡七日温热随意饮之。

治嗝噎梅核气及喉中结核如梅子样有时用此方，附制梅杏方如下：

半青半黄梅杏，每个梅杏用大盐一两盐少不效，淹一日夜，晒干再淹，再晒淹至盐水尽为止，用大青铜钱三个夹盐梅两个，用火麻绳捆紧，装瓷罐内封口埋地下，朝阳处百日取出，遇病每用盐梅一个，三四次含口中，汁数次效，陈一年再用最佳，越陈越好，俗名药梅子，治梅核气最效。

治类嗝噎反不能饮食方，此病系肾阳火衰所致，方如下：

熟地三钱，萸肉二钱，云苓四钱，泽泻二钱，丹皮二钱，山药三钱，五味子一钱，肉桂一钱，附子片二钱，牛膝二钱，寸冬二钱，砂仁二钱，鸡内金二钱，广陈皮三钱。煎服。

治嗝噎方：

槐莪四钱，白芝麻二两，白糖二两，蜂蜜二两，香油半两。先将槐莪研末，再加各味共捣，为小丸或为膏，开水冲服，每次五钱。

屈王氏肝脏肿大，腹胀如膨，数年未愈，脉沉迟，身懒食减，服此方：

全当归四钱，京赤芍三钱，川芎二钱，炒鳖甲五钱，炒龟板五钱，炒三棱莪术各二钱，炮甲一钱，桃仁二钱，红花一钱五分，炒槟榔三钱，炒白术三钱，鸡内金四钱，广木香一钱五分。煎服。如发热者加地骨皮三钱；气血虚者去槟榔，加生黄芪四钱，怀山药四钱；如腹水者去川芎、赤芍、槟榔，加五皮饮四苓散等。如不腹水服原方有效，此方每天服一剂，服七天后两天服一剂，如不服汤药，每天可服五香丸一钱，姜茶送下，每天也能服两次，早晚各一次，服两天汤药吃一天丸药。

此病俗说大肚子痞，治愈得很慢，能服十余剂逐渐好转，有服百余剂者，有服五六十剂，服药多少不等，因得病天数及身体情况不同，大多数以此方为主，希望临证时还要灵活运用，随症加减，因此方有效，记之以做参考。

五香丸能消一切积滞及胃疼腹胀均效，主要成分：

糖灵脂半斤，香附米半斤，黑白二丑各一两。共为细末一半，慢火炒熟一半，生用调匀，醋糊为小丸，每服一钱，姜茶送下，早晚各服一次。

治周身筋骨疼痛，麻木不仁，泡药酒方：

追地风二钱，海桐皮四钱，川牛膝二钱，广陈皮三钱，全当归三钱，制乳没各二钱，透骨草二钱，红花二钱，炒杜仲三钱，川羌二钱，川芎二钱，防风二钱，桂枝二钱，川木瓜二钱，十大功劳三钱，虎胫骨三钱，灵仙三钱，川乌二钱，草乌二钱。明流酒三斤，慢火煮一小时，随意温服。

治脱肛方：

蝉蜕研末，菜油调搽肛门。

治截疟疾方：

真黄丹一两，独头蒜一两。五月五日早晨酿成。

第三章

外　科

痈疽二毒由心生，盖心主血而行气，气血凝滞而发毒红肿为痈，发于六腑，气血不和阳滞于阴则生痈，痈结毒浅，而肿大按之而不即起，顶虽温而不甚热者，脓尚未成。按之随手而起顶已软而热甚者，脓已满，无脓宜消散，有脓勿久留。治痈初得之法，宜仙方活命饮，醒消丸二方为最效。

疽者五脏不和，阴滞于阳则生疽，疽结毒深而重，皮色不变不痛，故疽根深，而痈毒浅根红散者，气虚不能拘血，红活光润者，气血拘毒外出也，红里黑色者毒结于内，紫黯不明者气血不充，不能化毒成脓，脓色浓厚者气血旺也，脓色青淡者气血虚也，即出脓后痈有热毒未尽宜托，痈有寒痰未解宜温，如患疽虽酷暑仍宜温暖，如生痈毒即是严冬尤喜寒凉，然阴阳虚实之治不可不详。

诸疽凹陷者乃气血虚凝滞，初起毒陷阴分非阳和汤不能解其寒凝，已溃而阴血干枯非滋阴温阳何能厚其脓浆，补气生血以华色，故溃之痈疽非气血双补不能收功，滋补不兼温暖则血凝滞，气血之化多由温也，溃后不可妄用凉药清凉之剂，仅可施用于红肿及初起痈毒耳。

又有各疮症之分类辨别，肿而不坚，痛而难忍者，流注也，肿而坚硬微痛者乃贴骨横肿，鹤膝骨槽等类是也，不痛而肿麻木不仁者风湿也，坚硬如骨核初起不痛者乳岩瘰疬也，不痛而坚形大如拳者恶核失荣也，不痛不坚软而渐大者瘿瘤也，不痛坚如金石形如斗大者石疽也，如疼痛者易消，重按不痛而坚者毒根深固，消之际不易治，不可缓，恶疮怪症有冤债存焉，不可以疮病而论也，总言之气郁血滞湿热相搏，经络闭塞偶染风寒其疮生焉，故痈多解散，疽多温补，临床拣方不致有误。

治痈肿初起红肿疼痛方：

金银花八钱，制乳没各二钱，炮山甲一钱，白芷二钱，防风二钱，净连翘四钱，全当归四钱，天花粉二钱，浙贝母四钱，广陈皮三钱，川芎二钱，京赤芍三钱，牛蒡子四钱，蒲公英四钱。煎服，两三剂即消。

治痈疮疔毒肿疼高热或寒热往来，此方消肿止疼，清热服之有效，方如下：

制乳没各一两，真麝香三分，雄黄五钱。共为细末，黄米饭一两，捣和为小丸，如绿豆子大，每服三钱，明流酒送下，或加开水少许，如不能饮酒，开水送下亦效，每天服一次，重者二次。

治肺痈初起胸部隐痛及两脚骨疼，或舌下发生如豆粒，或两胁微痛或吐臭痰，如脓即肺痈也，方列于后：

金银花二两，大玄参八钱，粉桔梗五钱，寸麦冬一两，生玉米一两，公英五钱，浙贝母五钱，甘草三钱。煎服。如嗽甚者加生百合一两；如吐脓血多者加白及片三钱。

治肺痈单方：

独头紫皮蒜煮熟食之，每天食两次，每次食二两，痊愈为止。

治肺痈不论溃与不溃，服此方：

活鲤鱼重五六两去肠不洗，大贝三钱（研末）入鱼肚内以线缝之，童便半碗浸之，再加水半碗用砂锅煮熟去鳞骨，连汤食之，二三次效。

治大肠痈右腿不能伸或腹疼痛即肠痈也，方列于后：

金银花二两，生地榆八钱，生玉米八钱，全当归一两，粉甘草二钱，公英五钱，炒乳没各二钱，桃仁□钱，细花二钱，全蒌四钱，粉丹皮二钱。煎服。

治肝痈初起右肩部及右腕紧张，触及胁则发咳嗽作疼，有时皮肤稍微发赤，浮肿，方列于后：

炒白芍一两，全当归一两，金银花一两，春柴胡三钱，红栀子三钱，粉甘草二钱，制乳没各三钱，炮山甲一钱五分。瓦上培焦为末，高粱酒四两，泡，分两次饮之，发汗光饮酒不服药，将酒饮完再兑酒四两，泡一天再饮仍发汗服药后见效。如不能饮酒者分数次服药亦可。

治一切有名痈疽及无名恶疮，服此方：

真银珠五分，大蜈蚣一条，全虫一个，核桃一个。以上三味药为末，核桃一个劈两半去仁，将三味药末放半个核桃壳内，用麻线捆着外用胶泥包好，慢火烧至红为度，取开将半个核桃仁并药，共研细为小丸，如不成丸加江米少许为丸，每料三个，每料分七日服完，开水送下，重者三料痊愈。

治腋痈初起肿方：

春柴胡三钱，川芎三钱，连翘三钱，花粉三钱，防风三钱，金银花八钱，浙贝母四钱，全当归三钱，炮山甲一钱，炒青皮三钱，制乳没各二钱，公英四钱。煎服。

治一切阴疽初起皮色不变，不红不肿不疼，此阴疽纯阴无阳单寒无热，此方效，原方药味及分量不要增减：

大熟地六钱（砂仁拌），真鹿角胶二钱（另化），炮姜炭七分，麻黄五分，白芥子一钱五分，紫油桂一钱，全当归三钱，粉甘草一钱，明流酒一杯（为引）。煎服。三四剂效慢慢自消。

治阴疽初起皮下起疙瘩，坚硬如石，不红不肿不痛方：

皂刺三钱为细末，加江米四两，煮熟当饮食之，一日分两次吃完，数次痊愈。

治项后生疮名对口或错对口初起，此方效：

金银花二两，生黄芪一两，全当归六钱，广陈皮三钱，京赤芍三钱，制乳没各三钱，川芎二钱，白芷三钱，甘草二钱，公英一两，连翘四钱，浙贝母三钱。

煎服。两三剂痊愈。

治痈疽溃后流血水久不收口，服此方：

生黄芪一两，党参三钱，全当归三钱，川芎二钱，炒白芍三钱，云茯苓四钱，大熟地六钱，炒白术二钱，紫油桂一钱，制附子一钱五分，炙甘草二钱，广陈皮三钱。煎服。如疮在腰加炒杜仲五钱；在腿加川牛膝三钱国；如余毒不尽亦可加金银花五钱。

治阑尾脓肿发热腹部胀痛消化不良，用此方：

金银花八钱，净连翘四钱，粉丹皮三钱，全当归四钱，败酱草七钱，制乳没各二钱，京赤芍三钱，桃仁二钱，红花二钱，大贝四钱，陈皮三钱，炮山甲一钱，枳壳二钱。煎服。每天一剂，服三剂后去败酱草，加生玉米五钱，金银花减去四钱。

治痈疽溃后久不收口，有热胃满，服此方：

大熟地六钱，净萸肉二钱，云茯苓四钱，泽泻二钱，怀山药四钱，广陈皮三钱，拣砂仁一钱，川芎二钱，紫油桂一钱，生黄芪八钱，当归身三钱，粉丹皮三钱，炒白芍四钱。煎服。

治瘩背疮不论溃与不溃均叮用此膏药方：

象皮三钱，龙骨三钱，炮山甲二钱，良姜二钱，桂枝二钱，生乳没各二钱，血竭二钱，白蜡二钱（后入），梅片一钱（入后），黄丹六两（入后），麝香二分（另入），香油十二两。制法普通熬膏药熬之。

治瘩背初起方：

鱼如掌大一个，捣如泥，摊布上，先将患处洗净贴于患处。夏日换两次，冬日换一次，每次换时先用浓茶洗净再换。

治瘩背及一切恶疮阴疽，均效方：

南瓜蒂一个，炒至黑色存性，研末，黄酒冲服，每次服一个，每天服一次，三五次效，内服外敷均可。外敷南瓜蒂一个或两个照上制法，研末，香油调，擦患处，每天换两次，如破皮流水者擦干。

治各种痔漏肿痛方：

胡黄连三钱，西大黄三钱，炮山甲一钱五分，槐花三钱，煅石决明三钱。共为细末，炼蜜为小丸，每服三钱，开水送下。

治痔漏时常出血，或漏管出血不止方：

腊肉皮二两，茄子一个。煮熟食之连汤每天一次吃完，或分两次亦可，如无鲜茄子干茄子亦效。

治杨梅结毒肿烂久不愈者，时常疼痛，此方效：

土茯苓一两，蜜银花一两，川黄连一钱五分，净连翘四钱，西大黄一两（后入），元明粉三钱（冲服），大贝四钱，杜仲二钱，全虫一钱五分，木通二钱，天花粉三钱，乌虫二钱，大蜈蚣三钱，甘草二钱。煎，分两次服之。

治杨梅毒烂流血水，久不收口，用此药末搽之：

地骨皮二钱，净轻粉八分，煅红粉四分，梅片三分，麝香五厘，大珍珠二科。共为细末搽患处。

治淋巴结核（又名瘰疬疮），初起或未溃以前，此方效：

天葵子五钱，夏枯草五钱，春柴胡二钱，白芥子二钱，黑郁金二钱，大贝三钱，炒白芍三钱，全当归三钱，木鳖子二个（去皮），制香附三钱，金银花四钱，均青皮三钱，全虫一钱，炒牛蒡子三钱。如有热加炒栀子三钱。

治淋巴结核溃后流血水烂疼，服此方：

金银花一两，生黄芪一两，炒乳没各二钱，广陈皮三钱，大贝三钱，全当归四钱，炒白芍三钱，夏枯草七钱，花粉二钱，云苓四钱，炮山甲一钱，粉甘草二钱。煎服。

治淋巴结核溃后，外敷方：

大蜈蚣二条，全虫一钱五分，乌虫二钱，穿山甲二钱，木鳖子七个，阿魏二钱，生地二钱。以上用油炸焦，去药渣再入官粉三钱，珍珠二颗。二味研细末，香油半斤，熬数滚，再将前药炸焦去渣后，再入药末成膏搽患处。

治蜘蛛疮方，此疮多在腰部腹部，初起小粒甚疼，一块能起数粒，即此疮也，方列于后：

鲜柏尖一两，鸡蛋清一个。共捣如泥搽患处，或用血余炭搽之均效。

治蝼蛄疮方：

乌鸦头一个。烧灰为细末，棉油调，擦患处。

治蜂窝疮方：

生黄芪一两，党参四钱，金银花一两，全当归八钱，云苓四钱，广陈皮三钱，附子片一钱五分，寸麦冬三钱，粉甘草二钱，白芥子一钱。煎服。

治起生疙瘩坚硬不疼如结核状，用此方：

木鳖子一个。去皮研末，红皮鸡蛋两个，炒熟食之。

治疔毒肿疼方：

鲜生地三钱，蒲公英三钱。捣烂敷之或煎服亦可。

治疔毒红肿疼痛服药方：

用仙方活命饮加西大黄七钱（后入），元明粉三钱（冲服），紫地丁四钱。煎服。

治疔毒受风发热肿痛方：

金银花四钱，紫地丁三钱，净连翘六钱，六曲炭三钱，防风五钱，地骨皮三钱，公英一两，甘草二钱，炒乳没各二钱，当归三钱，京赤芍三钱。煎服，发汗。

治十指起疔疮或旋指方：

葱叶烧热敷患处即效。

治疔疮肿痛或溃不溃均效，外敷方：

湖樟脑二钱，梅片五分，轻粉一钱，白蜡三钱，腊月猪板油二两。将猪油先熬化，再入前四味药研面，入油内熬一小时冷凉，用细瓷瓶收藏，用时将药膏敷患处。疔的顶部不涂药，可止疼消肿。

治痔漏肿疼方：

金银花八钱，湖黄连二钱，煅石决明五钱，西大黄五钱（后入），地榆炭四钱，炒刺猬皮二钱，槐角三钱，花粉二钱，当归四钱，炮甲一钱，浙贝母三钱，制乳没各二钱，甘草二钱。煎服。如下血者加荆芥炭三钱。

治内痔大肠湿热有主肛门作痒方：

全当归五钱，西大黄五钱（后入），郁李仁二钱，京芍三钱，炙槐角五钱，金银花五钱，红花一钱，桃仁一钱五分，苦参三钱，防风二钱，皂角七个，制乳没各二钱。煎服。

治痔疮肿疼单方：

公英一两。煎服，或用二三两拌面蒸熟食之。

治鼻肿或鼻上起小疖方：

银花五钱，连翘三钱，白虎二钱，大玄参三钱，京芍三钱，杭寸冬三钱，细辛五分，浙贝母三钱，炒牛蒡子二钱，甘草二钱，公英四钱。煎服。

治人面疮方：

雷九二钱，轻粉一钱，梅片一分。共为细末，水调，敷患处即消。

治手足疮毒肿疼服药方：

银花一两，炒牛蒡子三钱，花粉三钱，当归三钱，甘草二钱，公英五钱，桂枝尖一钱，芙蓉叶三钱，浙贝母三钱，地丁三钱，京芍三钱。如热大者加净连翘四钱；足部生疮加川牛膝三钱。

治白秃疮方：

马钱子六钱，白附子三钱，当归五钱，藜芦五钱，杏仁三钱，黄柏三钱，苦参三钱，狼毒三钱，黄蜡一两二钱，鲤鱼胆三个，香油十两。药入油内熬至黑色去渣，再候黄蜡鱼胆等化尽，收入瓷瓶内，搽药前先用甘草、花椒、荆芥、防风、艾叶，煎水洗净，搽药用蓝布裹手指蘸药膏搽患处，每天要搽。

治臁疮数年，不愈烂流血水方：

松香三钱，真黄丹三钱，官粉三钱，银珠五分，铜绿二钱。共为细末，香油调匀，用油纸数层，针小空，将药膏夹油纸内如夹纸膏状敷患处，包好两天一换，数天痊愈。

治臁疮腿单方：

嫩松香三钱，装葱叶内慢火烧之，烧好加梅片三分。共为细末，香油调，搽患处，如流脓血水者搽干面亦效。

治鱼口便毒横痃初起方：

西大黄八钱（后入），川连一钱五分，金银花一两，广木香一钱五分，当归三钱，京芍三钱，制乳没各二钱，栀子三钱，防风三钱，甘草二钱，公英五钱，连翘三钱，土茯苓五钱。煎服。

治干湿疥疮服药方：

银花一两，西大黄七钱（后入），元明粉三钱（冲服），苍术炭二钱，白鲜皮二钱，地骨皮二钱，蝉蜕三钱，红花一钱五分，当归四钱，生地二钱，京芍三钱，云苓四钱，甘草二钱。

治疥疮搽药方：

巴豆十四个去皮，杏仁十四个去皮，大枫子五个，水银八分。共捣如泥用细白布包好掺之，每天两次，四五天效。此方去杏仁，加花椒掺之更效。

治疥疮效方：

硫黄三钱，小烟叶三钱。共为细末，用香油少许拌之，用干草火烧过掺药后，再烧再掺两次效。

治干湿疥疮各种疮毒服此方永不再发：

黄柏三钱，黄丹一钱，花椒一钱，青黛三钱，煅石膏三钱，煅蛤粉三钱，净官粉一钱，枯矾一钱五。共为细末，香油调搽。

治黄水疮方：

黄蜡三钱，官粉一钱，白矾二钱，蛇蜕一条，花椒一钱，血余一团，花蜘蛛七个，香油二两。先将下四味炸焦去渣，再入官粉，白矾面及黄蜡熬膏，搽患处。

治黄水疮（俗说薄皮疮），流黄水即是此疮，搽药方：

黄香三钱，嫩槐条炭三钱。共为细末，香油调搽。

治湿热疮，多生夏秋初起不大流水作痒，类似黄水疮，此方外搽药：

明雄黄黄一钱，枯矾一钱，煅石膏一钱，生黄柏一钱。共为细末，鲜药叶水调搽。

治羊胡子疮方，此疮生唇下，流水多天不愈，此方效：

铅粉一钱，黄香一钱。共为细末，香油调搽。

治脚气疼痒流湿水方：

黄白蜡各一钱，湖脑五分，血竭五分，梅片二片，血余一团，香油一两。先炸血余，炸焦去渣，再主各药熬成膏敷患处，用布包紧一天换一次。

治皮肤风湿作痒方：

鲜马齿苋半斤，苦参五钱，当归五钱，蛇床子一两，桑叶五钱，茺蔚子四钱，蝉蜕五钱，黄蜡二钱（后入）。熬成膏敷患处。

治口疮服药方（成人量）：

嫩柳条连皮叶三钱，地骨皮二钱，银花四钱。煎服。

治一切无名肿毒瘰疬结核及大小疮痒方：

雄黄二分，毛珀残、珠宝砂一钱，白矾一两二钱。四味共细末，再加黄蜡一两，蜂蜜二钱，炭火上熬化，小丸如桐子大，每服十九，开水送下，此药解毒消肿止疼。

治一切疮溃烂，提毒生肌散方：

煅石膏九钱，梅片九分，红升丹九分，黄蜡五分。共研细末，搽患处。

治一切烂疮久不收口烧膏药方：

朱砂、梅片、湖脑、红升各二分。共研细末，放膏药上用火燃着吹贴患处，用普通膏药看疮大小。

治疮初起红肿膏药方：

黄香二两，湖脑一两，大贝三钱，银珠三钱，大蜈蚣二条。放青石上打成膏，用碗盛贮，将碗放水内湿化，摊布上或纸上均可贴患处。

治各种毒痛，结核，吹乳，乳痛等，千垂膏药方：

黄香七钱，乳香二钱，红花二钱，铜六二钱，净杏仁二十个，木鳖仁两个，巴豆仁两个，蓖麻子仁四十个。将药放青石上打成膏摊皂布上贴患处。

治一切疮毒不论初起溃与不溃均效，鲫鱼膏方（如阴疽乳岩忌用）：

巴豆仁六两，蓖麻仁六两，清香油一斤半，蛤蟆两个，人发一团，活鲫鱼五条一斤多。先巴豆仁，蓖麻子仁入油内浸三日，再将蛤蟆浸一日，临熬时入鲫鱼，共熬枯去渣，再慢火熬油滴水成珠，离火倾于净锅内，再加真铅粉二斤半，乳香末五钱，不时搅动，俟冷膏为度。用时膏放碗内用天水炖化，摊棉纸贴患处，自落再换，不要用火烤戒食蛤蟆。

治肛门生疮方：

鸡内金五钱。烧灰研末，香油调搽，出水者搽干面数天效。另用炙槐角五钱，煎服更好。

治唇上生疮方：

大腿弯红紫筋刺破见血即愈。

治吞发吐不出咽不下方：

取自己乱发烧灰开水冲服。

治吞信毒方：

防风一两。煎水，服之效，或小蓟根煎水饮之亦效。

治疯狗咬伤，服人参败毒散加减，方如下：

野党参三钱，云苓三钱，川羌活二钱，川独活三钱，川芎二钱，枳壳一钱，柴胡三钱，桔梗二钱，前胡四钱，紫竹根二两，地榆一两，甘草二钱，生姜汁一酒盅。服三剂。

治疯狗咬伤又方：

西大黄七钱，土鳖七个，桃仁二两（为引），酒一两（为引）。煎服。

治唇边生疮多年不愈，此方效：

鲜大青叶取汁洗之，数日痊愈。

治口上腭上疮（亦名悬痈），形如紫葡萄，初起作痒方：

炒食盐一钱，梅片二分，枯矾一钱。共为细末，用箸头蘸药点患处，每日三五次，数日痊愈。

治舌上烂痛服药不效用此方：

生吴茱萸四钱。研末，用好醋调敷两足心，用布包好对时一换即效。

治周身作痒方：

小胡麻三钱，威灵仙三钱，蝉蜕三钱。煎服。

治闪腰岔气方：

六曲炭一两，丝瓜络三钱。煎水，加酒一杯饮之。

治剥皮癣方：

苍术炭、黄柏、白芷、煅石膏、枯矾、血竭、槟榔各一钱，苏雄黄五分。共研末，香油调，搽患处。

治蝎螫方：

鸡蛋清涂蝎子螫处有效。

治足臭足汗方：

青葡萄煎水洗，数次效。

治音哑方：

蝉蜕二钱，炙诃子皮一钱五分，熟地二钱，西杞果一钱五分，桔梗二钱，粉甘草一钱，云补骨脂七分。煎两次，分两次温服，每日一剂。有热喉干者加金银花三钱，寸麦冬二钱。

治烫伤烧伤方：

生大黄、生地榆、嫩槐条炭各三钱，地卷皮一两（晒干），川黄连一钱。

治重舌方（小儿减半）：

莲子心三钱，寸麦冬三钱，大元参三钱，金银花三钱，木通一钱，生地三钱，川连八分，灯心□，粉丹皮二钱。煎服。

治重舌，外敷方：

青黛五分，人中白五分，月石四分，黄连五分，黄柏五分，西瓜霜三分，梅片二分，独角五倍子五分。共为细末，搽患处，此方并治白口疮神效，加珍珠二颗，麝香许，治红白喉亦效（吹喉）。

治吐舌方：

淡竹叶心七分，灯心一分，细木通七分，甘草五分，生地一钱，川黄连五分，寸冬一钱五分。煎服。

治木舌方：

服前重舌方，外搽朴硝散，元明粉一钱，紫雪丹三分，大盐七分。共研细末，竹沥调，搽患处。

治舌下肿疼方：

此亦重舌之类，用生蒲黄五钱，煎浓汁含口中一小时吐出，再含再吐，数次极效。

治刀伤止血效方：

枣树皮三钱，全当归一钱，均炒。共为细末，敷患处。

治甲状腺肿大方：

夏枯草八钱，生香附四钱，青皮三钱，郁金三钱，生白芍三钱，当归四钱，煅石决明五钱，煅牡蛎四钱，粉丹皮三钱，海藻三钱，生龟板五钱，大贝四钱，昆布三钱，广木香一钱五分。煎服。

又方：

海带二两。洗净煮熟食之，每天一次。

第四章

妇　科

妇女经水以三旬而一至，月月如期，经常不变故谓之月经。如有不正常者则为之疾，故经有先期后期之分，未及期而经水先至，腹痛发热经发紫色，脉小数，此属实症；如有热不大，腹微痛经色淡红者，或经少脉沉细，此属虚症，方列于后。

治经先期限发热腹痛方：

全当归四钱，粉丹皮二钱，广木香一钱五分，云苓四钱，女贞子二钱，川芎一钱五分，春柴胡一钱五分，炒白术二钱，炙远志三钱，川郁金二钱，炒白芍三钱，紫丹参三钱。腹痛加炒小茴三钱，青皮二钱；血虚腰痛加炒杜仲四钱；气虚加野党参三钱；腹胀加炒神曲二钱。

治经后期虚寒腹痛方：

全当归四钱，京芍三钱，炒吴萸一钱五分，炒小茴二钱，炒白术三钱，川芎二钱，红花一钱五分，云苓四钱，丹参三钱，炒香附二钱，广木香一钱五分，炒灵芝二钱，广陈皮三钱。煎服。如发热大者去吴萸，加粉丹皮三钱；如气虚加生黄芪四钱。

经后期症状

方书谓经水后期属血室虚寒，或肝气郁滞其血因气滞寒凝，血液循环瘀滞，运行之能力减退，以致经行后期，小腹绵绵作疼，色淡不鲜，脉大无力或细，畏寒喜暖，此属虚症；亦有经红见色紫成块者，发热腹疼或胃满作呕，脉沉迟或细数，此系实症。治宜调经活血解郁养阴之方列于上。

月经过多

妇女经水一月一行，其排泄量须月月平均，若经见过多则为疾矣，方书以经血过多属实，经少属虚，此方其常也。然经来过多，亦有由气血虚者、有血热忘行者、有郁怒伤肝者，因气虚则不能摄血，血热则血液忘行，郁怒气则肝气横逆，有此种种皆足以造成经多。

治月经过多或发热腹疼眩晕身倦方：

全当归三钱，野党参二钱，炒白术二钱，东阿胶二钱（另化），炒杜仲四钱，炒白芍四钱，生地炭二钱，云苓四钱，炙远志三钱，川断二钱，龟板胶二钱（另化），荆芥炭二钱，紫丹参三钱。如发热大者加地骨皮二钱；腹痛加炒小茴一钱，炒川楝子三钱；胃满加广陈皮三钱；月经过多不止加生黄芪五钱。煎服。

月经过少

月经过少有因血室虚寒，有因脾胃虚弱，有由虚热内蓄瘀血，内蓄则血液干枯，脾胃弱则饮食减少，建运失常，经血乏生化之源，血室虚寒则血液运行力衰，故经行过少，宜补虚活血温散之剂，方列于后。

治月经过少方：

全当归四钱，炒白芍三钱，云苓四钱，川芎二钱，炒白术三钱，紫丹参三钱，木香一钱，红花一钱五分，大熟地三钱，炒杜仲四钱，野党参三钱。腹疼加炒小茴二钱；胃满食减去熟地，加砂仁一钱五分，广陈皮三钱；失眠心跳，枣仁三钱，炙远志三钱。如有瘀滞月经过少可加桃仁一钱五分，炒玄胡二钱。

治月经错乱或前或后，发热腹疼及经闭方：

炒生熟地各一两，全当归二两，川芎八钱，赤白芍各一两，炒香附一两，紫丹参二两，炒玄胡六钱，炒白术一两，云苓一两，炒小茴五钱。共为细末，炼蜜为小丸，每服三钱，开水送下，忌食生冷如贫血及常经不断者不可服。

治血虚经闭方：

全当归四钱，党参二钱，炒白术二钱，云苓四钱，川芎二钱，炒白芍四钱，紫丹参四钱，木香一钱，红花一钱五分，炒神曲二钱，炒麦芽二钱，炒龟板五钱。有热者加粉丹皮三钱；有寒者加肉桂一钱；腹痛者加炒吴萸一钱；饮食减少者加砂仁二钱。

治寒凝气滞经闭方：

全当归四钱，川芎二钱，京芍三钱，红花二钱，桃仁二钱，炒玄胡二钱，炒香附四钱，广木香二钱，郁金二钱，丹参四钱，丹皮二钱，肉桂八分，炮姜一钱。煎服。

治寒气结滞月经两三月一行，所见不多，及经闭腹痛方：

西大黄二两，炒二丑二两，全当归二两，川芎一两，南沉香三钱，广木香五钱，炒玄胡六钱，红花五钱，槟榔八钱，桃仁五钱，炒乳没各四钱。共为细末，炼蜜为丸，每服三钱，开水送下，水法丸亦可。

治女疸血虚发热腹痛方：

全当归四钱，川芎二钱，炒鳖甲五钱，桃仁一钱，丹参四钱，丹皮三钱，坤草四钱，生黄芪五钱，京芍三钱，炙龟板五钱，红花一钱，广木香八分，郁金三钱。煎服。如腹泻者去鳖甲、坤草，加云苓四钱，炒白术二钱；如骨蒸热者加青蒿三钱，地骨皮二钱；如胃满者加砂仁一钱五分，陈皮三钱；如腹痛者加黄连二分，炒吴萸一钱。

治妇女血虚，心脏衰弱，经常头晕、心跳、失眠，面黄，周身酸懒作疼，饮食减少，脉沉细无力，方列于后：

建莲子四钱，柏子仁二钱，炙远志三钱，当归身三钱，炒杜仲四钱，龟板胶三钱，煅牡蛎四钱，炒枣仁四钱，朱茯神四钱，西洋参一钱，桂圆肉一钱五分，广陈皮三钱，萸肉二钱。有热者加寸冬三钱，石斛三钱；腹胀胃满加炒六曲三钱。

治逆经发热咽干脉数方：

全当归四钱，赤白芍各三钱，丹皮三钱，郁金二钱，丹参四钱，侧柏炭三钱，川芎二钱，炒生地二钱，栀子炭二钱，川牛膝二钱，茅根三钱，生百合四钱，浙贝母三钱。如鼻出血过多者加西洋参一钱，荆芥□。

治妇女无病不孕须服种子丹男女分服方：

沉香一钱，紫豆蔻一钱，制川乌一钱，炒枳壳一钱，甘草一钱，真芸香一钱，细辛一钱。共为细末，炼蜜为小丸，分七天服完，男女分服，用良姜七分，川朴八分，煎水送下，药忌生冷。

治愈赵某妇产后小便频数及遗尿方：

党参三钱，当归身短钱，生黄芪五钱，覆盆子三钱，桑螵蛸二钱，炒白术三钱，益智仁一钱，炙远志三钱，茯神四钱，炒杜仲四钱，熟地（砂仁拌）三钱。煎服三剂愈。

治张某产后小便频数及遗尿服上方见效，病减轻一半，不痊愈，又改方加重药味痊愈，方列于后：

生黄芪一两，高丽参二钱，当归身四钱，炒杜仲五钱，益智仁二钱，覆盆子四钱，螵蛸三钱，炒白术三钱，炒熟地四钱。煎服。

治妇女阴户作痒或有滴虫或烂，服此方（孕妇忌服）：

全当归四钱，赤芍三钱，川芎二钱，生地三钱，土茯苓五钱，芜蔚子三钱，银花五钱，连翘三钱，荆芥二钱，炒牛蒡子三钱，防风三钱，大贝三钱，甘草一钱五分，蝉蜕三钱。煎服。

治妇女户内痒疼及滴虫用痒洗药方：

蛇床子三钱，地肤子三钱，地骨皮三钱，艾叶一钱，防风三钱，川椒一钱五分，苦参二钱，硫黄一钱，甘草二钱，荆芥二钱。煎水，洗之。

治阴户内奇痒及有滴虫方：

蛇床子、苦参各等分，共为细末，纱布包好，塞阴道中，止痒杀虫。

治经闭方：

炒土元一两，全当归一两，毛珀五钱，红花五钱，麝香七分。共为细末，酒糊为小丸，每服八分，开水送下。

治经闭又方：

老枣树皮三钱，红花二钱，坤草三钱，月季花三钱，红糖五钱，明流酒一酒杯（为引）。煎服。

漏经

经来无时，淋漓不断，所下不多，时行时止，或少腹微疼，神疲肢冷，饮食减少，脉沉细或虚数多，由虚弱所致。因气虚不能摄血，冲任损伤，以致月经淋漓不断，色淡不鲜，或忧郁悲伤，或思虑过度，或经来末净行房，致伤胞宫，均能受病。宜补血固气，养阴之剂方列于后。

治漏经及常经不断方：

党参二钱，炒白芍三钱，怀山药三钱，炒杜仲四钱，荆芥炭三钱，龟板胶三钱，川断三钱，莲子四钱，当归身四钱，炙远志三钱，炒白术四钱，煅紫石英二钱，生黄芪四钱。煎服。有热者加地骨皮二钱。

治漏经宜补血固气养阴之剂方如下：

当归、炒白芍、生地炭、荆芥炭、炒杜仲、炒川断、云苓、白术、野党参、地骨皮、东阿胶、莲子。如热大者加炒黄芩；虚弱者加黄芪。

治崩漏下血或常经不断方：

白晒参、黄芪、莲房炭、木耳炭、生地炭、东阿胶（蒲黄炒）、百草霜、棕榈炭、炒川断、炒柏叶、三七参，无白晒参可换野党参。

血崩

突然下血不止，全身皮肤或苍白色，心跳头晕四肢发麻。甚则虚脱脉芤或沉细或伏小。

血大谓之崩，是急病也，原因非一，阴虚阳亢或脾胃虚弱不能摄血或肝经有热迫血妄行，或怒气伤肝，血不归经，皆能造成血崩。此外还有气郁血凝，悲伤过度，以致血液循环秩序峻乱，唯恐虚脱，宜补血止血强心固脱之剂。

治血崩，下血不止，头晕，心跳，目眩方：

当归身四钱，生地炭三钱，炒杜仲四钱，炒阿胶二钱，莲子四钱，棕榈炭三钱，党参三钱，炒白芍四钱，地榆炭三钱，川断三钱，炙远志三钱，朱茯神四钱，炒白术二钱，荆芥炭三钱。数天不止虚甚者加生黄芪八钱；有虚热者加侧柏炭二钱；失眠者加炒枣仁四钱。

治血崩下血不止，头晕心跳，处方如下：

高丽参、当归、生地炭、荆芥炭、地榆炭、棕榈炭、柏叶炭、杜仲炭、炒川断、炒白芍、炒白术、黄芪、莲子、阿胶。如失眠加炒枣仁、炙远志；如出虚汗加牡蛎粉、龙骨。崩漏初起有热者宜知柏四物汤去川芎，加荆芥炭炒黄芩和之；如漏血，少腹疼此属血分有滞宜桃仁四物汤加香附破之；如因怒气伤肝有瘀滞者宜逍遥散加香附、郁金、青皮平之；如崩漏日久不已，气血二亏，冲任损伤或思虑伤脾总以十全大补人参养荣或归脾汤等加减治之；如下有紫色小血块亦可加二四参，冲服。此治崩漏之大概，临症时以做参考，随症加减灵活运用。

治崩漏下血不止方：

莲蓬炭五钱，棉籽炭三钱，棕榈炭三钱，木耳炭三钱，荆芥炭三钱，生地炭三钱，地榆炭三钱，蒲黄炒阿胶三钱，百草霜三钱，西洋参一钱。煎服。

治妇女白带方（孕妇忌服）：

炒白术三钱，煅龙骨三钱，生黄芪四钱，怀山药四钱，鸡冠花二钱，车前子三钱，炒白芍三钱，云茯苓四钱，炒玉米四钱，豆米三钱，煅牡蛎四钱，海螵蛸二钱，鹿角霜二钱。煎服。

治白带方：

白毛乌鸡一只，去肠杂，白豇豆四两，装鸡肚内红米甜酒四两，再加一碗，慢火煮烂，并服汤，分两天服完，两次痊愈。

治白带过多方：

鲜鲫鱼一条，重五六两，粉龙骨五钱研细末装鱼肚肉，用胶泥包好烧熟食之，龙骨末倒出另服一次，能服完更好，开水送下。

治白带数月不愈，体虚弱头晕心跳方：

熟地（砂仁拌）四钱，山药四钱，云苓四钱，泽泻二钱，生苡仁五钱，煅龙骨三钱，煅牡蛎四钱，丹皮二钱，萸肉二钱，海螵蛸二钱，炒白术三钱，益智仁一钱五分，川草薢三钱。煎服。

治经不正常，行经腹疼发热腰痛白带方，调经丸：

炒香附二两，郁金二两，广木香八钱，当归三两，川芎一两二钱，赤白芍各一两，红花五钱，丹参二两，丹皮七钱，炒白术一两二钱，云苓一两五钱，炒杜仲一两五钱，炒小茴八钱，炒玄胡八钱，均青皮一两，泽兰一两，山药一两，玉米一两，生熟地各七钱。共为细末，炼蜜为丸，每服三钱，开水送下。

治血虚发热月经过多或每月多次及常经不断方：

当归身一两五钱，炒白芍一两，生地炭一两，炒杜仲一两，川断七钱，党参八钱，生黄芪一两五钱，炙远志八钱，炒枣仁八钱，荆芥炭八钱，怀山药八钱，莲子八钱，龟板胶五钱，地榆炭七钱，茯神一两，炒白术七钱，炒地骨皮五钱，东阿胶五钱。共为细末，炼蜜为丸，每服三钱，开水送下，补血育坤丸。

治孕妇胃满呕吐不思饮食，此方安胎健胃：

炒白术二钱，砂仁二钱，云苓四钱，炒杜仲三钱，炒白芍二钱，条芩二钱，广陈皮二钱，苏梗二钱，莲子三钱。煎服。如血虚者加当归身三钱。

验胎方（妇人经水两个月不行，无喜脉不知是喜是病）：

川芎一钱五分，艾叶八分。煎水，空腹服，如腹微疼是喜，急服安胎药，以防胎动。

治孕妇血虚腰痛发热，惯于小产，此方安胎保胎：

炒杜仲四两，炒白术一两，山药一两半，炒条芩五钱，川断一两，莲子一两半，当归身一两，党参七钱，江米二两。共为细末，水法为小丸，每服三钱，开水送下。如热大者加寸麦冬八钱，如胃满作呕者加砂仁五钱。

安胎保胎饮方：

建莲子四钱，青苎麻三钱，白江米三钱，炒杜仲五钱，川断二钱，菟丝子三钱，黑豆四钱。水煎去麻，每早服一次或服汤，不服莲子肉，江米亦可。

治孕妇心惊胆怯终日烦闷不安（谓之子烦），服此方：

党参一钱五分，云苓三钱，寸冬三钱，条芩一钱五分，莲子三钱，甘草一钱，炒白术三钱，炙远志二钱。水煎，空腹服。

治孕妇面肿身体四肢浮肿（谓之子肿），用加减五皮饮方：

云苓三钱，云苓皮三钱，炒白术三钱，广陈皮二钱，生桑皮二钱，泽泻一钱五分，苏梗一钱，黄芩一钱五分，山药三钱，大腹毛二钱，砂仁一钱五分，姜皮八分。煎服。

治胎前子痫，孕妇突然眩晕猝倒，口噤不能言，状若中风，须臾即醒，醒而复发（谓之子痫）。因气血虚弱中或有痰火，均能有此症状，服此方：

羚羊角一分，寸麦冬二钱，条芩二钱，防风一钱五分，枣仁三钱，粉甘草一钱，党参二钱，炙远志三钱，当归身三钱，炒白芍二钱，独活一钱，茯神三钱，菖蒲一钱。煎服。

治孕妇咳嗽两三月不止，或发热作呕（谓之子嗽），宜敛清肺饮加减法，方如下：

党参二钱，炙前胡二钱，川贝母二钱，知母肉二钱，怀山药三钱，全紫苏一钱，炙冬花二钱，橘红三钱，桔梗二钱，炒杜仲三钱。煎服。若喘满者加炒瓜蒌仁二钱。

治孕妇七八个月胎已长成，腹满作胀，坐卧不安（谓之子满），用束胎饮加减，方列于后：

砂仁一钱五分，广陈皮三钱，炒白术二钱，云苓三钱，大腹皮一钱五分，条芩一钱五分，山药三钱，当归身二钱，苏梗一钱五分。水煎，空腹服。

治孕妇五六月胎气不中，上凑心腹胀满疼痛（谓之子悬），用紫苏饮加减，方如下：

苏梗一钱五分，广陈皮三钱，大腹皮一钱五分，当归身二钱，炒白术二钱，茯神三钱，砂仁二钱，寸冬二钱，莲子三钱。煎服。

治孕妇心身过劳或跌碰有伤胎气，以致下血胎动腹疼，唯恐流产，速服此方，以补之，加减胶艾四物汤方：

当归身三钱，炒杜仲三钱，生地炭三钱，炙远志三钱，茯神四钱，炒白术二钱，炒白芍三钱，川断二钱，地榆炭三钱，艾叶炭二钱，炒条芩二钱，江米粉炒阿胶二钱，白莲子五钱，棕榈炭三钱。煎服。如气虚者加党参二钱。

治孕妇小便少作疼（谓之子淋），服此方：

生龟板五钱（先煎），当归身三钱，生地二钱，寸冬二钱，云苓四钱，党参二钱，炒白芍三钱，甘草梢一钱。

治胎死腹中，孕妇有病或发大热或跌闪胎死腹疼或肿，肤冷如冰舌青面赤急用朴朴硝四钱，童便一茶杯，热酒一杯，服下即出。

子死腹中须急下，舌青腹疼冷如冰；时久口中秽气出，寒热峻缓细斟平。子死腹中当急下，唯恐上奔心脏，必验其舌青面赤，肚胀腹冷，久之口中有秽气，方可议下，必审人之虚实寒热下之，或佛手散或平胃散，加芒硝三钱（冲服）或朴硝童便酒方。

有小儿乳者，乳肿疼为外吹乳，有孕者肿疼为内吹乳，治内吹乳方：

白芷二钱，大贝二钱，银花四钱。煎服，酒为引。

治临产气血两亏难产速服此方（临床产忍痛为第一要法）：

生黄芪八钱，当归身五钱，川芎三钱，生龟板一两（先煎），血余一团。煎服。

治产后腹疼瘀血不多，生化汤加减方：

全当归四钱，川芎一钱五分，炮姜五分，坤草二钱，红花七分，炙甘草一钱。如腹疼加官桂一钱；瘀血少腹痛加桃仁八分；如产后出血多者，不可服此方。

治产后出血过多昏迷有虚脱之象服此方：

生黄芪一两，高丽参二钱，当归身三钱，荆芥炭三钱。煎服。

治产后血晕似有脱象，因气血两亏，不是出血多，服此方：

当归身四钱，生黄芪八钱，炮姜七分，党参三钱，炒白术二钱，茯神三钱，川芎一钱。煎服。兑热童便一茶杯（为引），注意加童便。

治产后气血两亏寒热往来自汗服此方：

生黄芪五钱，全当归四钱，云苓四钱，桂枝尖二钱，陈皮二钱，党参三钱，川芎一钱五分，炒白术二钱，炮姜五分，炙甘草一钱。若阳虚恶寒自汗服此方不效，可加制附子片一钱五分；不思饮食加砂仁一钱五分。

治乳少阻乳方：

生黄芪五钱，川芎二钱，白芷二钱，炮甲一钱，通草一钱五分，王不留行三钱，全当归四钱，野党参二钱，气猪蹄一个。煎汤去油，煎药服之发汗。

治产后阻乳疼痛方：

炒乳没各二钱，川芎二钱，白芷三钱，陈皮三钱，金银花四钱，生黄芪四钱，皂刺一钱五分，当归四钱，炮甲一钱，大贝三钱，炒牛蒡子三钱，红花一钱，防风二钱。如发热加连翘三钱。煎服。

治回乳无小儿吃乳胀疼难消方：

当归三钱，川芎二钱，生地一钱，炒白芍二钱，炒麦芽一两。煎服。或单用麦芽一两，亦效。

治产后正气暴虚，百节开张，风邪易入调理失宜，风邪中之不省人事，手足痉挛，此外中风也，方列于后：

荆芥炭四钱，茯神四钱，川芎一钱五分，生黄芪八钱，秦艽二钱，广陈皮三钱，高丽参一钱，当归四钱，桂枝尖二钱，明天麻一钱，炙甘草一钱，炒白术二钱，姜三片，红枣一枚。煎服，发汗。

治产后风寒热往来昏迷或抽风方：

黑豆四两（黄者佳），炒至烟起再入连须葱五头，同炒，随入好黄酒一两，水半碗，煎至一盅，温服，发汗即愈。

治产后肝虚，风从内生，诸风振掉，皆属于肝，经产后出血过多，血虚不能养神，以致神昏身出冷汗，手足扯动，此肝虚风从内生也，宜当归建中汤加减治之，方如下：

当归四钱，党参二钱，桂枝尖三钱，炒杜仲四钱，云苓四钱，炙甘草一钱五分，生黄芪五钱，川芎一钱五分，附子片二钱，炒白术二钱，生姜三片，红枣一钱，荬肉二钱。如胃满者加砂仁一钱五分。

治产后风一味华佗愈风散：

荆芥炭四钱，童便一碗。煎服，发汗即愈。

治产后风杂疾病，病方初起发冷发热、朝轻暮重，渐至鼻尖、太阳穴处有小汗珠，即是此病，方列于后：

上血竭二钱，炒二丑四钱，西大黄四钱，尖槟榔四钱。共为细末，用荞麦面打糊为丸，每服三钱，每天早晚各服一次，开水送下。

治月经先期属实而有热者处方如下：

当归、炒白芍、生地、云苓、炒白术、丹参、丹皮、青皮、柴胡、野党参、木香、甘草以此为主。如属实而热重者加地骨皮；如腹疼加川楝子、元胡；如血多无热者加东阿胶、远志；如血多有血块色紫稠黏腹疼加桃仁、红花，去柴胡；如血少浅淡乃气虚不能摄血加黄芪、山荬肉。

经行后期，月经过期不至，多因气滞血凝或血室虚寒，故血液循环阻滞，运行之能力减退，并不胀疼，色淡不鲜，脉大无力或细，畏寒喜暖，此属虚症。亦有因怒气伤肝者或思虑过度气血不畅，经见紫色或有血块，腹疼作胀，或有时发热，脉沉迟有力，此属实症。治月经后期属气血虚者，宜调经补虚之剂，处方如下：

当归、炒白芍、川芎（熟地、砂仁拌之）、丹参、野党参、云苓、陈皮、炒白术、广木香、桂枝、甘草、炒建曲。

治月经后期，因气滞血凝者腹疼作胀胃满，此属实症，亦调经活血理气之剂，处方如下：

全当归、赤白芍各、川芎、制香附、炒元胡、桃仁、红花、青陈皮各、广木香、川楝子、紫丹参、炒小茴、郁金。如有寒者加肉桂；如有热者加丹皮。

月经或前或后（谓之愆期）均从虚，治宜八珍汤加减，处方如下：

当归、白芍、川芎、野党参、白术、云苓、丹参、广木香、陈皮、桂枝、红花、制香附、佩兰。如有热者加丹皮；如有胃满作呕加砂仁、半夏；如腹疼者加炒元胡、乌药、川楝子；如白带多者加鸡冠花、车前子。

月经过多，妇女经水一月一行，其排泄量须月月平均，若经见过多，则为之病矣，经血过多属实，经少属虚，此言其常也。经来过多，亦有因气血虚者、有血热妄行者、有郁怒伤肝者，因气则不能摄血，血热则血液妄行，郁怒则肝气横逆，有此种种皆能造成经多，治宜清热补虚和肝调节器经之剂。

治月经过多方：

全当归、炒白芍、生地炭、云苓、白术、野党参、远志、川断、炒黄芩、荆芥炭、东阿胶、炒杜仲。如属实热加川黄连；如属虚热加丹皮、地骨；如胃满加陈皮、建曲；如腹疼加川楝子、元胡；如白带多加豆花；如经血过多不止加黄芪、棕榈炭、川断。

月经过少，有因血室虚寒，有因脾胃虚弱，有因瘀血内蓄，瘀血内虚则血液干枯，脾胃虚弱则饮，减少建运失常，经血乏生化之源，血室虚寒，则血液运行力衰，故经行过少，治宜补虚活血，温散调节器经这剂处方如下。

治月经过少方：

全当归、川芎、赤白芍各、熟地（砂仁拌之）、广木香、红花、丹参、云苓、白术、野党参、制香附、桂枝。如腹疼加炒小茴；如胃满腹胀加陈皮、建曲，去熟地；如失眠心跳加炒枣仁、远志；如因瘀滞而月经过少加桃仁、郁金。

治行经前腹疼，凡经水将行，腹疼胺酸力倦，此气滞血凝属实，宜桃仁四物汤加减，方如下：

当归、白芍、赤芍、川芎、桃仁、红花、炒元胡、制香附、广木香、郁金、川楝子、炒青皮、丹参。如瘦人有热者加丹皮、炒黄芩；如胖人有湿加茅术炭、云茯苓；如有寒者加肉桂，月经过多不可服此方。

治月经后期腹疼，如月经后期腹疼者，此虚中有滞也，宜补虚养血止疼之剂，处方如下：

当归酒炒、炒白芍、川芎、熟地（砂仁拌之）、野党参、白术、干姜、云苓、广木香、炒小茴、炒元胡、红花、丹参、乌药。如寒大者加紫油桂；如胃满欲不振加陈皮、川朴。

治月经有热，二十天一次或每月两三次，因性急多怒伤肝，以致冲任损伤或思虑过度或血虚不统种种原因，形成经血早见，宜调经养血清热之剂，处方如下：

当归、炒白芍、生地、柴胡、云苓、白术、丹皮、野党参、丹参、炒黄芩、川断、炒栀子、郁金。如月经量过多者亦可加地骨皮、东阿胶，去柴胡。

妇女经血逆行，上为吐血衄血，下为崩血皆因热伤阴络则下行为崩，伤阳络则上行为吐血衄血也。如出血过多，则热随积压去当以补为主；如血少，热尚未减，虽虚仍当以清之。

治逆经发热吐衄方：

当归、白芍、生地、川芎、炒黄芩、丹皮、川牛膝、茅根、寸冬、郁金、丹参、莲子、侧柏叶。如热大者加炒川连；如出血多者加阿胶、荆芥炭、三七参（冲服）；如气血虚甚者加黄芪、白晒参；如咳嗽加炙紫菀、炙冬花、大贝。

治妇女逆经上行从口鼻出血，方如下：

犀角、半生地、丹皮、白芍、川牛膝、三七参、茅根、野党参、炒柏叶、百草霜、远志、寸冬、藕节。

治妇女逆经有咳嗽发热咽干，处方如下：

炙冬花、紫菀、大贝、杏仁、炙桑白皮、寸冬、甘草、知母、红花、金银花、白芍、茅根、南沙参、川牛膝。

治逆经从口鼻出血单方：

韭菜捣汁半茶杯，加入童便半杯，再加开水温服。

1959年治疗教养院届张氏，65岁，患倒转经下血颇多，不发热不腹疼，处方如下：

党参、当归、黄芪、生地炭、炒白术、荆芥炭、棕榈炭、云苓、炒川断、炒枣仁、炙远志、地榆炭、炒白芍、东阿胶、艾叶炭。

此方服五剂，下血减去一半，原方女服七剂，下血痊愈，仍有身体虚弱头晕心跳，改方：

去地榆炭、荆芥炭、棕榈炭、艾叶炭、生地炭，加炒杜仲、山萸肉、山药、莲子。

此方又服十余剂痊愈，至今年七年没有复发。

治妇女逆经，经从口鼻出，处方如下（清热引血下行方）：

全当归、炒栀子、生地、黄芩、丹皮、炒白芍、五金、川牛膝、西大黄、三七参、茅根、藕节、木香。

治老妇血崩，妇人年老停经多年骤然血海大崩，下血不止（又名倒转经），久治不愈，可服此方：

东阿胶糯米炒成珠、全当归、红花、冬瓜子。用天泉水煎服，煎二次服之有效，服此药后，若发热用六安茶叶，若无即用别茶叶亦可，煎服一次身热即退，再服六使君子汤加白芍、当归，调理痊愈，亦少腹血崩不止久服大剂补血药无效饮，不下病势沉重，照此方去红花，煎服，仍用六使君子汤加当归炒芍调理南昌安，叶天士去初崩而塞，久崩宜，即此义也，红花去瘀生新不与桃仁同用并不破血少用亦不破血。

治交接出血症，妇人交接出血者实为伤损心脾二经，宜用归脾汤加减，处方如下：

黄芪、野党参、当归身、茯神、远志、枣仁、白术、桂圆肉、龟板、寸冬、煅龙齿、珠宝砂（研末，冲服）、莲子。

此方去龙齿，加毛珀，与朱砂同研冲服，治梦与捣鬼邪交有效，独笑独悲畏见人，神虚夜梦鬼邪侵，辰砂珀、归脾汤主之，定志清心宁魄魂。

治痞块症瘕，膏药方：

密陀僧、炮甲、阿魏、羌活、水红花子、香油（一斤半）、真黄丹（十两，后入），照常熬膏药法熬之，熬成膏加真麝香，用布照痞块大小摊之，贴患处。

凡患痞块处肌腹定无汗毛，须贴痞块上，另用水红花子研末，明流酒二斤泡之，日温服两杯，能饮酒者多饮亦可。

治疗管某，28 岁，患长经不断，白带过多，年余不愈，以致贫血头晕，心跳失眠，食欲不振，有时呕吐自汗，脉沉细无力，气血两亏，脾胃虚弱，以致血液循环秩序凌乱，血不归经，治宜补虚健胃养阴止血之剂归脾汤加减方如下：

当归、绵黄芪、白晒参、炒白芍、炒白术、云苓、生地炭、炒杜仲、炒陈皮、东阿胶珠、远志、枣仁、山药、莲子、川断。

此方服二剂减轻复诊原方又服二剂饮食增加，白带减少，仍有长经不止有时下血，复诊前方去山药、陈皮，加地榆炭、棕榈炭、荆芥炭，此方服五剂，下血减轻大半，有时还见血不多，复诊，上方去地榆炭、荆芥炭，加山萸肉、吴茱萸，此方服七剂，血止饮食增加。仍有白带下血，停药观察六天，各方还是很好，又改方去生地炭、棕榈炭、川断、黄芪，加炒豆花、煅龙骨、鸡冠花、海螵蛸，此方服五剂后，下血痊愈，饮食正常，仍有虚弱头晕心跳，宗前方加减，如下，补气养血强心剂以善其后：

当归、炒白芍、白干参、朱茯神、炒白术、山萸肉、无肉、远志、龟板胶、炒山药（熟地、砂仁拌之）、丹皮、炒杜仲、柏子仁。此方服五剂，痊愈出院。

此病发生根源在肾，变动在肝，肝肾虚弱，冲任损伤，冲脉为血海，任脉为阴脉之海。

治理功能性子宫出血方：

贯众炭、乌贼骨。共为细末，每服三钱，开水送下，每日两次。

治室女闭经，遍身浮肿，室女月经初行不知保养。

妇女经闭不行原因有三：第一原因，脾胃伤损，思虑过度，饮食减少，血枯气虚，以致经闭，治宜补脾健胃养血益气之，使用权其气血充畅，经自行矣，不可妄用破血之剂，使中气受损，阴血干枯，致成痨瘵之疾而不可救，治气血虚弱经闭方如下：

全当归、川芎、赤白芍各、野党参、炒白术、广木香、丹参、砂仁、郁金、绵黄芪、炒建曲、陈皮、红花。煎服，如有热者加丹皮；如有寒者加桂心；如腹疼者加元胡，亦要服乌鸡白凤丸。

妇女经闭第二原因，忧愁怨恨恼怒悲伤，气郁血滞，而经不行者，当调气活血解郁而经自行，治气血郁滞经闭方如下：

制香附、木香、槟榔、川芎、当归、苍术炭、云苓、炒文术、半夏、白芍、郁金、青陈皮、藏红花、桃仁。腹疼加川楝子、炒元胡。加服制香附丸，此丸药是妇人常用之药，香附米一斤，用酒、醋、盐水、童便各浸三日焙研，加台乌药半斤，共为细末，醋糊为小丸，每服三钱，开水送下。

妇女经闭第三原因，体胖之人痰涎壅滞而经不行者，宜行气化痰活络之剂，其经自行，治因痰气壅滞经闭，方如下：

全当归、川芎、陈皮、半夏、大贝、枳壳、制香附、苍术炭、野党参、木香、云苓、桃仁、牛膝、丹参。

治经闭中用方：

蚕沙（炒半黄色），用黄酒一斤甜酒亦可，放砂锅煎数滚，去蚕沙将酒入瓶内封好，每次服二三杯。

妇女经闭，亦有分虚实两型者，实性经闭多气滞血瘀，寒气结聚，形成微瘕痞块，血瘀不行，腹胀疼，身体疲倦，食欲不振，此系实性经闭。治宜调气和瘀破块，方如下：

制香附、炒灵芝、炒二丑、木香、炒三棱、炒文术、桃仁、红花、川芎、当归、郁金、青皮、元胡、血竭。

妇女虚型经闭，因思虑过度，忧郁悲伤，肝气不疏，饮食减少，以致贫血，发热身体倦，血液运行停滞，因此经闭不行，此属虚性经闭，不可用破块、消积之品，治虚性经闭，八珍汤或逍遥散加补气生血和瘀之剂，其病自愈，方如下：

当归、赤白芍各、川芎、丹参、太子参、云苓、白术、丹皮、郁金、西红花、木香、香附、坤草、青陈皮各。腹疼加川楝子、玄胡。

室女闭经遍身浮肿室女月经初行，不知保养，误用冷水洗手，血见冷水，则凝滞，或食生冷之物，消化不良，或肝气郁滞，以致面色青黄，遍身浮肿，不可当水肿治，宜用肿经活血之剂，其肿自消，处方如下：

当归、川芎、赤芍、炒三棱、炒文术、炮山甲、丹参、云苓、白术、陈皮、鳖甲、制香附、郁金、青皮、木香、红花。共为细末，水法为丸，每服□，开水送下。

治月经错乱或前或后，发断头热，腹疼及经闭丸，方如下：

全当归、川芎、赤白芍各、生熟地、制香附、广木香、云苓、炒白术、紫丹参、炒元胡、地骨皮、藏红花、坤草、炒小茴、野党参、炒柴胡、甘草。共为细末，蜜为小丸，每服三钱，加黄酒一杯送下，忌食生冷，如贫血及常经不断者不可服。

治寒气结滞，经不正常或二三个月一行，所见不多，或腹疼有块经闭丸药方如下：

炒二丑、西大黄、全当归、川芎、赤芍、上沉香、槟榔、广木香、桃仁、郁金、红花、制乳没各、制香附。共为细末，水法□，每服□，开水送下，如气血虚弱者不可服。

室女闭经，室女处幼，气血尚未充足，经来数月又不来者，如无他症，或是避年或气血不充，若见虚损形状，则为之室女血枯经闭童劳，多属难治；如室女经闭初得者，多有气血凝结，宜用大黄蟅虫丸，破血行气，其经自肿；如其人虚弱不能用攻破之药，宜可用柏子仁丸或逍遥散加香附、郁金、泽兰、丹皮，亦可加调气和血之剂，如木香、青皮、红花、丹参等，随症加减，经久嗽成劳，观骨蒸潮热盗法，自汗，饮食减少，体弱身体倦，则为之血风劳，宜用补虚止汗养阴清热之剂，处方如下：

白晒参、全当归、炒白芍、云苓、白术、生地、黄芪、龟板、陈皮、地骨皮、牡蛎、紫菀、甘草、半鳖甲、川芎。

治女痞久治不愈，午后潮热，不思饮食，以致血虚头晕身体倦或咳嗽，处方如下：

全当归、川芎、赤白芍、丹参、丹皮、炒鳖甲、红花、广木香、坤草、白干参、桃仁、半郁金。如腹疼加川楝子、炒元胡；如胃满作胀加陈皮、砂仁；如咳嗽吐痰加紫菀、川贝、科花，去红花郁金；如脾虚作泻加云苓、炒白术、炒山药，去坤草、鳖甲、郁金。

治月经来如黄水不红，有时腹疼，此系虚症须用温补之剂，方如下：

全当归、川芎、酒芍、熟地（砂仁拌之）、云苓、白术、丹参、野党参、炒小茴、元胡、甘草、陈皮、桂枝、姜三片、枣三枚（引之）。

治月经数月一行，瘦人责其脾虚弱或气血两亏，宜归脾汤加减方如下：

当归身、太子参、黄芪、云苓、白术、木香、陈皮、桂圆肉、炒白芍、川芎、丹参。如有热者加丹皮；如肝气郁滞加制香附、郁金；如胖人因有痰气虚者，治宜六使君子汤加导痰之剂方：野党参、云苓、白术、陈皮、半夏、炒枳壳、大贝、前胡、当归、丹皮、川芎、白芍、甘草。

治妇人月经不正常，或前或后行经腹疼，久不受孕，用此方：

制香附、炒元胡、炒小茴、炒杜仲、肉苁蓉、当归、川芎、云苓、郁金、酒芍、生地、广木香、陈皮。如气虚者加野党参、白术。

治妇人身体虚弱不能爱孕，服此调经种子方：

熟地（砂仁拌）、山萸肉、枸杞果、炒杜仲、大云、远志、云苓、五味子、菟丝子、莲子、当归、白芍、川芎、丹参。如有热者加丹皮；如有寒者加桂心；如虚甚者加野党参；如胃满加陈皮。

治妇女无病不孕，须服种子丹，男女分服，方如下：

南沉香、紫豆蔻、制川乌、细辛、炒枳壳、真芸香。共为细末，炼蜜为小丸，分七天服完，男女分服用良姜、川朴，煎水送下，忌食生冷。

治初女月经早期多天不止，经多或每月两次，此病多由血热妄行或气不畅。治宜清热调节器气之法：

当归身、炒白芍、柴胡、黄芩、棕榈炭、炒生地、丹皮、炒杜仲、炒川断、柏叶炭、地榆炭、木香、云苓、莲子、炒白术、煅牡蛎、远志、山药。腹疼加炒川楝子、炒元胡；白带不多可去龙牡；如经血减少可去止血气滞，炒柏叶、棕榈炭、地榆炭、炒生地，可加丹参、郁金、少许人参。

治月经不调不育者，不论先期后期，按症状加减，大多数服之有效，参考方如下：

全当归、炒白芍、川芎、野党参、云苓、白术、甘草、半广木香、丹参、青陈皮各、柴胡、郁金。此为主方，以下有加减法。如经先期有热加生地、丹皮；如经后期血滞腹疼加红花、元胡、香附，去柴胡；如经先期限腹疼加川楝子、元胡，去柴胡。如腰疼加炒杜仲、巴戟天；如心跳失眠加炒枣仁、远志，去柴胡；如白带多加龙牡各、豆花，去柴胡郁金。如胃满作呕加半夏、建曲，去柴胡；如经血过多加生地炭、阿胶、黄芩，去柴胡；如寒气结滞腹疼加紫油桂、炒小茴、制香附，去柴胡。

治妇女腹疼发热经闭方（大虚者不可服）：

老枣树皮、月季花、红花、坤草、当归、川芎、广木香。煎服，加红糖。

治妇女白带，此法立竿见影。由于劳伤冲任，风邪入于胞中，随入脏气，受湿受寒化热，更问病人久带淋漓之物或腥秽或臭，乃败血所化是胞中之病如似疮脓，则非瘀血所化，是内痈脓也，若如米汗，兼尿不利乃膀胱，白浊也，如尿窍肿利，从精窍出，乃胞中白谣病也，总而言之，皆带下之病，还要分虚实寒热湿等，方如下：

炒白芍、当归身、云苓、炒白术、豆花、鸡冠花、车前子、煅龙牡各、海螵蛸、怀山药。煎服。如有热者加炒椿根白皮；如兼寒腹疼加炮姜炭，如湿重者加茅术炭、玉米；如气血虚者黄芪；如带赤色加地榆炭、炒莲叶；如带腥脓加银花、连轺。

治白带久治不愈用此方：

白毛乌鸡一只去毛肠杂，白豇豆、江米、黄酒适量，加水用砂锅慢火煮烂，食肉并服汤，分两天服完

治白带过多方：

活鲫鱼一条重半斤之许，粉龙骨研细末装鱼肚内，面包好慢火烧熟食之，龙骨末倒出，另服，开水送下或煎服。

治白带久治不愈，身体虚弱，头晕心跳方：

熟地（砂仁拌）、山萸肉、云苓、山药、归身、白芍、炒白术、煅龙牡各、益智仁、炒豆花、远志、草薢。

治白带年余不愈下元虚损，处方如下：

鹿角霜、云苓、炒白术、炒白芍、煅龙牡、怀山药、赤石脂、白晒参、炮姜、白芷。共为细末，馍为小丸，每服□，江米汤送下，每日两次，忌生冷物。

妇女血虚，心脏衰弱，头晕心跳失眠，周身体酸懒，作疼，饮食减少，脉搏沉细无力，治宜补虚，强心之剂，方如下：

柏子仁、远志、炒枣仁、归身、炒杜仲、莲子、茯神、山萸肉、桂圆肉、白芍、龟板胶、野党参、煅牡蛎。如有热者加寸冬、石斛；如胃满作胀者加陈皮、炒神曲。

治月经不调，赤白带下或血虚发热，或筋骨周身疼方：

当归、熟地、川芎、白芍、党参、白术、云苓、丹参、木香、夜交藤、杜仲、陈皮、豆花、丹皮。

治妇女白带方：

白果仁去心煮熟，加白糖食之并服汤，数次效，能加江米熬饭喝更效。

治妇女肺热久嗽，身如火炙，肌肉消瘦，将成劳嗽，处方如下：

杷叶、冬花、紫菀、桑白皮、百部、川贝、南沙产、山药、百合。

治女子经闭形容枯槁方：

何首乌半斤，酒蒸晒，用人乳浸之，熟地、鹿茸、当归、丹参、川芎、红花、寸冬。共为细末，炼蜜为丸，每服□，开水送下。

治室女眼赤红肿烂疼方：

西大黄、栀子、薄荷、甘草、柴胡、黄芩、菊花、丹皮、蒙花、黄连、夏枯草、草决明、薏苡仁。

治子宫脱垂方：

当归、白芍、熟地、川芎、野党参、桂南、白术、沉香、甘草、黄芪。

治妇女颈上生瘰疬方：

夏枯草、海藻、半夏、天葵子、当归、青皮、郁金、大贝、香附。

孕妇安胎用药之大概，体瘦之人多火，过用温热则伤阴血，体胖之人多痰，过于补气，恐壅气动痰，白术消痰健脾，黄芩清热养阴，二味为安胎药，如有他症则以药佐之。如血虚则合四物去川芎以补血，如气虚则合四君以补气，如胎动不安加杜仲、川断、阿胶、艾叶、莲子以安之，如气盛胎高则加砂仁、陈皮、紫苏、麸、枳壳以疏之。

妇女怀孕月余之后，时时呕吐者，名曰恶阴，俗说早孕反应，如无他病择食者，须随其意而与之，轻者过期自然勿药而愈，重者须以药治之，治疗当以胃虚证为主。或因胎阴逆或痰饮阴逆或兼热兼寒分而治之，如因痰饮者其吐必多于痰水，并心烦头晕目眩，其人平素胃虚或体弱，治宜加味六使君子汤加减，方如下：

野党参、炒白术、云苓、陈皮、半夏、砂仁、双花、杷叶、木香、小苏梗、半莲子。如胃热便秘加黄芩；如胃寒喜热加甘草。

怀孕恶阴，因有胃热者，必呕吐，心中烦热，不思饮食，喜饮凉浆，口干身倦，治宜加味温胆汤，方如下：

陈皮、半夏、云苓、白术、竹茹、黄芩、莲子、炒黄连、杷叶、生姜三片、苏梗。如食后作胀加炒建曲；如失眠者加枣仁。

孕妇心胃作疼，因伤食停滞者，宜平胃散加减，方如下：

广陈皮、炒白术、炒神曲、广木香、拣砂仁、丝瓜络、半夏、苏梗、云苓。

孕妇腰腹作疼，为胞阴因胞蒂系于腰，须防堕胎，宜胶艾四物加减：

当归身、炒白芍、炒生地、东阿胶、炒靳艾、炒杜仲、炒川断、陈皮、莲子、葱白三寸。如疼重加炒小茴、炒白术；如有热者加黄芩。

怀孕安胎保胎饮方：

白莲子、糯米、炒白术、炒杜仲、川断、青苎麻、黑豆、菟丝子。水煎，每日早晚各服一次，去青苎麻、糯米、莲子，亦可拣出食之。

验胎之法，妇人五十天月经不行，不知是怀孕是病，脉上诊断不清，可用川芎、艾叶（名为验胎饮），煎水，空腹服下，如腹内微疼，是怀孕，急服安胎之药，以防胎动。

治孕妇扑跌，胎动不安，腹疼下血方：

拣砂仁慢火微炒去筋膜为末，莲子、糯米煮数滚，砂仁末。分两次冲服，连糯米莲子均食之。

治妊娠反应呕吐方：

猪拱嘴煮熟，随即食之或夹烧饼食之亦可。

治妇女漏胎，漏胎者既有孕而又下血，如月经状，妇女之血在上为乳汁，在下为月经，一朝怀孕而乳汁月经均不行矣，聚之子宫，以养胎，今胎漏下血，是气血两虚胞中有热，下元不固，宜补虚安胎清热止血剂，方如下：

野党参、归身、白术、炒白芍、生地炭、阿胶、艾叶炭、黄芩、莲子、炒杜仲、炒川断、炙远志。如热大者加炒黄柏，如跌碰有伤胎气或腹疼下血，唯恐流产此方加棕榈炭、地榆炭，服之有效。

治孕妇中暑，发热、作渴、自汗神昏、体倦气短，方如下：

野党参、炒白术、黄芩、莲子、知母、寸冬、甘草、五味子。煎服。

治孕妇气血虚弱，胎动不安惯于小产，然小产堕胎亦有分别，五七月已成形者为小产，三个月未成形者为堕胎，小产堕胎皆出有因，如怀胎三五七月无故而胎自坠者，至下次爱孕亦如是。数次堕胎，则为之滑胎，多由血两亏，怒气伤肝或房劳伤肾，冲任虚损，则胎气不固，以致胎动下血，惯于流产，宜安胎保胎补虚清热之剂方如下：

厚杜仲（盐水炒炭）、炒白术、莲子、归身、炒川断、东阿胶、糯米粉、炒珠、炒黄芩、野党参、炒熟地、炒枣仁、茯神、山药。如有热者加寸冬；如胃满者加砂仁，共为细末，水法小丸，每服二十九，每天一至二次开水送下，自怀孕即可服之，连服三至五个月或服至临产，此方治惯于小产有效。

治孕妇七八个月小便不礼俗方，可服保元散或补中益气汤均效。

治崩漏下血不止方：

白干参、生地炭、阿胶、棕榈炭、血余炭、百草霜、黄芪、侧柏炭。

治妇女受孕之后仍复行经，名曰激经，为血有余，如孕妇无故下血，或下黄汁豆汁而腹不疼者，谓之胎漏，如胎伤而下血者，其腹必疼，孕妇又有尿血一症，腹亦不疼，与胎漏之症不同，激经无他症相兼者，不须药而愈，其胎壮子大，能食其血，而经自停，如胎漏下血，多属血热，宜胶艾四物去川芎，加黄芩，炒柏叶，栀子炭，以清之如下血黄汁豆汁甚多者，其胎干枯，久而必坠，宜用黄芪、白干参、归身体、糯米、莲子，煎服。如尿血，则膀胱血热，宜用归身、白芍、生地、炒栀子、茅根，煎服。

治妊娠胎动，若腹疼不下血者，宜用野党参、黄芪、归身、白芍、杜仲、黄芩、野党参、远志、炒川断。如因母病致伤胎欲坠者照上方加砂仁、黄芪、莲子、糯米。

妊娠堕胎后，血暴下不止，面黄唇白，有虚脱现象，名脱荣，宜用独参汤，峻补其气以生其血，宜可加东阿胶。

治子肿子气子满，孕妇头面遍身浮肿，小水短少，属水气为病，故名子肿，自膝至足肿，小水长者属湿气为病，故名子气，遍身俱肿，腹胀而喘，在六七个月时，名曰子满，皮厚者属湿，归薄者为水，大凡水之为病多喘促，气之为病多胀满，喘促属肺胀溃属脾，或孕妇有水气湿邪，故受孕时有水肿之病。凡未成形，被子水湿浸溃其胚胎发育成熟尚可调治，故在六七个月后有是病者多能生育，妊娠水肿胀满皆有水气湿邪，伤于脾肺，如水气盛而浸胎，则必喘而难卧，如湿胜而伤胎则胀满不安。

治宜健脾利湿消肿胀以安胎方如下：

炒白术、云苓、泽泻、陈皮、大腹毛、砂仁、木香、丝瓜络、木瓜、桑白皮、苓皮、紫苏、姜皮。如胀甚者加炒神曲；如腿脚肿重者加汉防己；如湿喘者加葶苈子；如气虚者加黄芪；如有热者加黄芩；如泄泻者加炒山药、莲子。

治愈姚宋氏患身体虚弱，经常有低热，自怀孕后不断发热口干，有时食欲不振，至七八个月毕，严重时，自口呐出，脉搏弱，有流产可能，随服中药各如下：

寸冬、炒生地、炒柏叶、鲜茅根、黄芩、炒栀子、莲子、山药、藕节、太子参。此方服三剂痊愈。

至临产均好，母子安全，产后恶露败血很多，满月后下血，不止气两亏，自评头晕脉虚无力，服中药方如下：

黄芪、太子参、当归身、东阿胶、炒白术、云苓、生地炭、棕榈炭、远志、炒川断、山药。

此方服四剂痊愈。

治孕妇因劳动过度或跌打碰伤或房事多以致身体虚弱，胎动不安骤然下血，有时腹疼或下血多天不止势欲小产，急服安胎止血之剂，方如下：

归身、炒白芍、生地炭、黄芩、炒杜仲、炒川断、建莲子、炒白术、白干、炒柏叶、艾叶炭、远志、棕榈炭、东阿胶、糯米（为引）。此方治愈孕妇下血胎动不安，服此方血止胎安，再服静养几天痊愈。方如下：太子、炒白术、炒杜仲、炒川断、建莲子、黄芩、远志、寸冬、糯米（为引）。

孕妇中风，即产前风，手足拘挛强直或猝倒，昏闷口眼歪斜，手足□，口紧不语，切勿用常治中风之法，只以补虚安胎为本兼用搜风之剂，方列于后：

野党参、炒白术、茯苓、生地、归身、白芍、黄芩、黄芪、独活、防风、秦艽、甘草、远志、姜三片、枣二个（为引）。煎服。

孕妇忽然眩晕猝倒，口紧不能言，状若中风，须臾即醒，醒而复发（谓之子痫），此乃气虚挟痰有热之症，此病发作时口眼不歪斜，用清神汤加减治之，方列于后：

野党参、寸冬、黄芩、云苓、白术、黄芪、归身、甘草、菖蒲、钩藤、大贝。如服此不效可服第二方：真羚羊、双勾藤、寄生、防风、独活、寸冬、黄芩、远志、茯神、当归身、天竺黄。煎服。

治孕妇咳嗽多天不止，或发热作呕（谓之子嗽），有阴虚火动痰饮上逆，有感冒风寒之不同，如之咳嗽属阴虚，宜滋阴润肺之剂，方如下：

南沙参、冬花、杷叶、知母、七爪橘红、川贝、桔梗、桑白皮、黄芩、甘草、冰糖枣大一块（引）。如因感冒咳嗽者加杏仁、紫苏、前胡；如喘满者加炒瓜蒌仁；如久嗽阴虚有热者加百合、寸冬、怀山药。

治孕妇心惊胆怯，烦闷不安（谓之子烦）方：

野党参、云苓、炒白术、陈皮、寸冬、黄芩、知母、莲子、甘草、远志。

治孕妇五六个月胎气不和，上凑心腹，胀满腹疼（谓之子悬），方如下：

苏梗、陈皮、炒白术、大腹皮、炒白芍、归身、砂仁、半莲子、寸冬、茯神。如气虚者加野党参；如有热者加黄芩。

治孕妇七八个月胎已长成，腹满作胀，坐卧不安（谓之子满），宜束胎饮加减方：

拣砂仁、陈皮、大腹毛、归身、黄芩、苏梗、炒白芍、云苓、丝瓜络、炒白术。水煎，空腹服。

治孕妇小便频数点滴疼痛（名子淋），宜清热利尿，方如下：

归身、炒白芍、生地、炒栀子、黄芩、赤苓、车前子、甘草梢。

治孕妇泄泻，以健脾安胎为主方如下：

野党参、云苓、炒白术、莲子、甘草、炒山药、乌梅、炒扁豆。如有热者加黄芩、石斛；如有寒者加砂仁；如久痢不止加炒诃子皮。

治孕妇痢疾，以清热安胎养血理气为主，方如下：

当归、炒白芍、枳壳、木香、乌梅、陈皮、豆花、石莲子、甘草。如热大者加炒川连；如久痢不止用黄连阿胶汤加减。

治孕妇疟疾，不可误用疽之剂唯恐损胎，方如下：

野党参、柴胡、黄芩、知母、炒白术、当归身、甘草、乌梅肉、半夏、枣三枚。

治孕妇无故心虚惊恐悲泣状，如虚邪此脏燥病也，方如下：

甘草、小麦、红枣、寸冬、莲子、远志、条芩、茯神、野党参。

治孕妇因气血亏，惯于不产，方如下：

炒杜仲、菟丝子、黑豆、白莲子。煎服，十余剂效。

治愈徐妇，怀孕四个月，患胃疼作胀，有时呕吐，不思饮食，服西药五天不效改服中药，当时诊断，脉象沉细小数，口干舌苔厚腻，治宜调气止疼安胎剂，方如下：

炒白术、云苓、陈皮、半夏、檀香、砂仁、建曲、苏梗、木香、黄芩、枳壳、丝瓜络。此方服两剂疼止能安眠，饮食以后，有点作胀，复诊原方去丝瓜、络、檀香，加大腹毛、山药，又服二剂痊愈。

治阴户作痒，服药方：

初服逍遥茶加荆芥、防风、黄柏、苍术炭；次服补中益气汤倍升麻，去柴胡，加坤草；再服归脾汤加柴胡、栀子、白芍、丹皮。

保产无忧散方，专治一切产症，有胎即能安胎，临界产即能催生，不拘月分，凡胎动不安，腰酸腹疼，一服即安，再服痊愈。临盆艰危者，一服即生。如横生逆产，六七日不下及儿死腹中，命在须臾者，一服即下。怀孕者七个月，宜预服，七个月服一剂，八个月服两剂，九个月服三剂，十个月亦服三剂，临产服一剂，断无难产之患，百发百中，功效如神方如下：

紫厚朴（姜汁炒）、艾（醋炒）、当归（酒炒）、川芎、生芪、荆芥穗、川贝母（去心，为末，不入煎，冲服）、菟丝子（捡净酒泡）、独活、生甘草、炒枳壳（酒炒）、白芍（冬只用）。药须照方，捡选取炮制后，称量精准不可加减分毫，引用老生姜三片，水两大盅，煎至食服。预期者空腹温服，临产及胎动不安、欲小产者皆临时热服；如人虚极者，再加上人参更妙；如产后此药一滴不可入口，切勿误服。此方药剂分量虽轻，功效甚大，不论身体强弱，皆宜服之。

治产妇中气多虚，不能行血，以致腹疼或气血凝滞，败血入腹或产后瘀血不尽，其疼如刺，手不能按，方如下。

黑神散方加减如下：

黑豆、炒熟地、当归、肉桂、炮姜、白芍（酒炒）、炒灵芝、川芎、炒蒲黄、炙甘草、坤草。童便一杯加水煎服，分两次服。

治难产及阴血虚弱，交骨不开，方如下（加味芎归汤）：

当归、川芎（醋炒）、龟板（打碎）、妇人乱发蛋大一团（瓦上焙存性）。水一碗半煎至大半碗，服之一小时即下。如气虚难产方内亦可加白干参，无参加黄芪，亦可佛手散方。

治胎气受伤，或子死腹中疼痛，口禁错闷，心腹胀满，血上冲心，服之生胎即安，死胎即下。又治横生倒产，服药后平心静气，自然顺生，如先见手足在外未能收入，不可乱动，少以食盐涂儿掌，用指甲轻插之，并以盐磨母腹，安卧一时就自然收入，药宜早备，即佛手散，方如下（缓下剂）：

全当归、川芎，加七成水三成酒，煎至七分服之。如治横生倒产及死胎再加黑料豆，炒焦乘热入水中，加童便一半煎服一小时，再服一剂效。此方又治产后腹疼发热头疼，能逐败血生新血除诸疾。

治子死腹中，产母唇舌俱红者，母子无事；唇青舌红者，母死子活；唇红舌青者，母亲活子死；面唇舌俱青者口吐味，母子双亡。死胎总舌青面赤，口中出秽气，小腹冷痛须急下死胎，平胃散加朴硝为最效，处方如下：

炒苍术、川朴根（姜汁炒）、陈皮、炙甘草。水酒各一盅，煎至一半，加朴硝，再煎三五滚去渣温服，其胎即化为水而出矣，此方峻剂，如胎未死产妇舌不青黑，不可乱用。

治妇女阴挺，因胞络损伤或因分娩用力太过或因气虚下陷，湿热下注，阴中突出一物如蛇如菌如鸡冠者，即古之疝或子宫脱出之类，属热者必肿疼，小便赤数，宜龙胆泻肝汤加减，属虚者必重坠。小便清长，宜补中宜气汤加青皮、栀子、杜仲、山萸肉。煎服。外用蛇床子、乌梅、石榴皮，煎水，重洗之。

治子宫脱，洗药方：

乌梅肉、蛇床子、麻黄、黄连。煎水洗之，数次效。妇兼滴虫作痒加花椒、地肤子，上药煎洗。

治子宫脱垂丸药方如下：

石榴皮、五倍子、乌梅净肉、川芎、诃子皮。共为细末，炼蜜为小丸，每服□，一次三小丸，开水送下，每天二次。

治妇人阴疮，此由七情郁火，伤肝脾，气血凝滞，湿热下注，久而生虫，虫蚀成疮，脓水淋漓，时疼时痒，有如虫行，少腹胀闷，溺赤频数，食少体倦，月经不调，赤白带下，种种见症。肿症者，宜四物汤加胆草、柴胡、栀子、金银花、陈皮、菊花、甘草、地骨皮、连翘、蝉蜕等；如溃烂出脓水而疼者，宜丹栀逍遥散加黄芪、玉米、金银花、陈皮。

治子宫脱出带脉下坠方：

黄芪、野党参、紫油桂、煨生姜、红枣。煎服，五六剂愈，亦可用原方补中益气汤方内黄芪。

治妇女阴户作痒，有滴虫或烂，服此方：

当归、白芍、川芎、生地、银花、土茯苓、茺蔚、连翘、牛蒡子、黄柏、荆芥、防风、苍术炭、甘草。煎服。孕妇忌用。

治妇女阴户痒疼或滴虫作痒洗药，外用方：

蛇床子、地肤子、地骨皮、荆芥、防风、川椒、甘草、艾叶、蝉蜕、苍术炭、黄柏、苦参、雄黄（加少许）。煎水洗之。

治阴户痒有滴虫，外用方：

蛇床子、苦参各□。共为细末，用纱布包好，塞阴道中，止痒杀虫。

治妇女阴户作痒有滴虫，方如下：

桃仁研如泥，加明雄黄面，鸡肝切片，醮药纳阴户内，其虫闻肝腥均钻入肝内吮食。将肝提出，四次，其病愈，或服龙胆泻肝汤或服加味逍遥散，均效。

治子宫颈糜烂外用药方：

川黄连、煅甘石、珍珠二颗、上梅片。共为细末，熏洗之。

治子宫颈癌肿瘤方如下：

白僵蚕、蝉蜕、夜明砂、全虫、炮甲、大蜈蚣、当门子、渐大贝、海藻、土茯苓。共为细末，炼蜜为丸，如桐子大，每服二十至三十九，开水送下，每天一至二次，服至一月有效。

治室女经闭方：

白毛乌鸡一只去肠毛，红花，砂锅煮熟并服汤。

治产生不下方：

大赤金三钱，香油一盅，开水一盅。

治妇女头烘热证：

当归、川芎、生地、白芍、陈皮、薄荷、菊花、甘草。煎服。

治胎衣不下方：

全当妇、蝉蜕、蛇蜕、蚕蜕。煎服。

或时寒时热，败血不散，饮食停滞，或寒热似疟，汗出遇风，或壮热憎寒有诸内必形诸外，辨证即明，治无不愈，产后阴阳不和，寒热往来者，治宜调和气血，处方如下：

当归、川芎、柴胡、野党参、炒黄芩、半夏、炙甘草、桂枝、陈皮、云苓、红枣三枚，生姜三片。煎服。

如荣卫不调，乍寒乍热者，处方如下：

当归、黄芪、桂枝、白芍（酒炒）、川芎、云苓、白术、炙甘草、生姜三片。煎服。

如停瘀兼食，寒热似疟者，处方如下：

当归、川芎、桃仁、红花、炮姜炭、炒建曲、陈皮、坤草、野党参。

如产后感冒受寒，憎寒壮热者，方如下：

当归、野党参、川芎、桂枝、荆芥穗、炒柴胡、炙甘草、陈皮。气虚或自汗加黄芪、白芍（酒炒），去柴胡。

如产后去血过多者，则阴虚阳胜，如微微自汗，是荣卫调和，虽沣无妨，唯头汗出者乃阴虚阳气上越之象，如头身俱大汗不止，则恐有亡阳之虞矣，治产后虚汗过多，方如下：

黄芪、煅牡蛎、炒白术、云苓、怀山药、当归身、防风、煅龙骨、小麦壳、白晒参。

如阴血虚脱，孤阳外越，大汗不止，非大剂参附，不能以回阳，产后气血虚弱，患中风，唯宜大补，即有大热，风痰气闭者，亦当未治总以十全大补汤加减治之，临症详细参考各家著作。

治产后气血不足多痉病，脏腑皆虚，多汗出，腠理不密，风邪乘虚易入，遂成痉病，手三阳之筋结于领颊则口禁，阴阳经络周环于身，风中经络，则头项强直，如角弓反张之症，产后患此，皆属虚象；如见头摇喘促，汗出不止，两手撮空，则为正气脱，邪气独，必败之症，如产后血过多，阳气胜，筋无所养。有以上症状均可用大定风珠加减，能育阴潜阳，是好方。抽搐，发热恶寒，心烦口渴，不宜当风治，应用大定风珠加减治之有效或三甲复脉汤加减。如产后不语须分虚实痰热，有热痰乘心者，有败血冲心者，有气血两虚而郁冒神昏者。大抵产后属虚多，而实症很少，属虚者治宜八珍汤加远志、菖蒲、双钩藤、丹参，属热痰者宜二陈汤加胆星、川贝、竹茹，如败血冲心者宜用野党参、川芎、炒生地、细辛、菖蒲、丹参、蝉蜕、郁金、朱砂面（冲服）、当归。如产后血虚，心气不守，神气怯弱，故令惊悸，恍惚不宁，宜用朱茯神、远志、毛珀、菖蒲、煅龙齿、当归身、黄芪、白干参、桂心、牛膝、丹参。如因忧愁思虑伤心脾者，宜归脾汤加朱砂龙齿。

治产后破伤风寒热往来昏迷抽风口紧，效方：

绿黄芯黑豆一茶杯量。炒至烟起再入连须葱五枚，同炒遂入好黄酒一杯，水一茶杯，湿服发汗即愈，无论如何危急均效。

治产后杂积病初起发热发冷朝轻暮重，有时腹疼，渐至鼻炎太阳二处有小汗珠印，是此病也，药方：

上血竭花、炒二丑、西大黄。共为细末，荞麦面打糊为小丸，每服□，每天早晚服用。

治产后血虚则阴虚，阴虚生内热，症状心胸烦乱，呼吸气短，头晕疼，食欲不振或自汗，脉沉细或迟大无力，诸多虚象宜补虚养阴之剂，方如下：

黄芪、野党参、当归身、酒炒白芍、桂枝、炒寸冬、丹参、炙甘草、云苓、白术、陈皮、川芎、枣三枚。如热大者加炮姜，产后大热必用炮姜，此非有余之热，是阴虚生内热，故以补阴之药，加炮姜不可独用，必须与补阴药同用。

治产后血晕，产后昏眩猝倒，不省人事，口紧，气冷（谓之血晕），此恶侯也，不可救者多，不可误当中风治，用栗炭火将砖烧红或称锤烧红放陈醋内，对鼻孔，熏之自醒，另用当归、川芎、荆芥穗炭，加酒两杯童便一杯适量加水煎服。

《金匮》谓新产妇有三大病：

产后也有不由于感受外邪，而由于某一脏本身的病变以致发生痉厥，郁冒，大便困难三大症。因为血虚筋脉失于濡养，也可以导致四肢抽搐、神错不语，阴竭于下，孤阳上乘可造成头眩目昏，津液耗损，胃肠干燥，则大便困难。郁冒或汗出的病人，阴亏阳盛，故脉搏多洪大而中空，痉厥的病人血虚肝旺，故脉搏多弦数，叶氏认为属于肝风内动的缘故，前贤说均可用三甲复脉汤，大、小定风珠，专翕大生膏等，这几个方有润筋宁神增液的功效，虽然这样说，但对病人的体质、脉搏、病情各方面还要注意，随症加减，灵活运用，古人谓，产后不怕虚寒，单怕虚热，盖温经之药多能补虚，而补虚之药，难发清热，以上治产后三大病的方剂，治有虚热之病，效力好；治产后虚寒之病，效力差或另改药方；治妇科病特别是胎前产后及小儿科，诊断用药诸多注意。

加减复脉汤方：

炙甘草、细干生地、生白芍、麦冬、阿胶、麻仁、白干参。一甲复脉汤，上方内去麻仁加牡蛎；二甲复脉汤，上方内加牡蛎、生鳖甲。三甲复脉汤，同二甲汤方即二甲复脉汤内加龟板。

大定风珠方如下：

生白芍、阿胶、生龟板、干地黄、麻仁、五味子、生牡蛎、寸冬、连心、炙甘草、鸡子黄两枚（生用）、生鳖甲。

小定风珠方：

鸡子黄一枚（生用）、生龟板、阿胶、淡菜、童便半杯。专翕大生膏药方未抄，是因有许多药不易买到，故未抄。

治产后寒热似疟，败血未尽，阴阳不和，寒热往来，败血未尽则小腹刺疼以去滞为主；阴阳不和则以补虚为主。治败血未尽，乍寒乍热，方如下：

炒黑豆、当归、川芎、肉桂、炮姜、酒炒白芍、丹参、炙甘草、桂枝、生黄芪、云苓。如烦渴者加寸冬、石斛；如热多寒少者加炒柴胡，炮姜减半。

治产后头疼，产后去血过多，阴血已亏，阳气失守，头为诸阳之会，故头疼，宜补阴血，其疼自止方如下：

川芎、当归身、野党参、京芍、炒龟板、陈皮、炒菊花、边须葱头三个、生姜五片。煎服。

治产后出血不止方：

荆芥穗炭，研末，童便冲服，此方治产后中风服亦效。

治产后出血过多昏迷，有虚脱之象，方如下：

高丽参、当归、黄芪。煎服。如四肢厥逆出冷汗加制附子、煅牡蛎。

治产后大便困难燥结，润便方：

当归、麻仁、瓜蒌仁、大云。煎服，如燥结重加玉李仁。

产后腹疼有块，因产后气虚不能行血，恶露不尽，新血与旧血相搏（俗称儿枕疼即血瘕之类也），治宜活血解瘀止疼之剂，方如下：

当归、川芎、元胡（二味微炒）、灵芝、蒲黄、红花、炒香附、坤草、肉桂。酒、童便各一杯，加水半碗，煎好再加酒，童便各一杯。

治产后腹疼及儿枕疼效方：

羊肉半斤、川芎、当归、生姜。水两碗煮熟，食肉饮汤。

治产后气血凝滞或小腹疝气，一切气滞血瘀作疼服之均效，方如下：

炒灵芝、炒蒲黄。研末，用好醋煮透，加水，连渣服之。

治产后子宫脱出方：

补中益气汤去柴胡，服四五剂，如兼病再加药，另用荆芥穗、藿香梗、炒椿根白皮，煎水洗之。

治产后恶露不止方：

十全大补汤去熟地，加炒杜仲、远志。如小腹刺疼者去熟地，加炒元胡、炮姜炭，方内白芍用酒炒甘草蜜炙。

治新产后之病，总宜生化汤为主，能去瘀生新，无其他大病，服三两剂便好，如兼病再加药。生化汤治产后之圣药也，处方如下：

当归身、全当归、川芎、桃仁、去皮炮姜、炙甘草。如气血虚者加黄芪；如子宫不收者加坤草。当归、川芎、桃仁三味，能去瘀血生新血，佐以炮姜、炙甘草引上三味入于脾胃，生气理血，真是行中有补化中有生。

治产后大便不逆，产后气血两亏，血虚不润，以致大便不通，乃虚秘也，不可主下，宜补虚润燥，方如下：

野党参、当归、生地、麻仁、大云、龟板、阿胶、桃仁。

治产后小便不通或短涩，因产后气虚不能运化，流通津液，故小便不通勿作淋病治，当益气养血，其病自愈，方如下：

野党参、云苓、白术、甘草、寸冬、车前子、当归、龟板、桂心、牛膝。

治产后恶露不行,败血停滞,以致小便不通。症状有小腹胀满刺疼,寒热往来,烦躁不安,方如下:

云苓、白术、泽泻、猪苓、桂心、当归、红花、桃仁、牛膝、车前子、草薢。

治产后虚瘫(俗名产瘫),手足痿弱,不能随便,方如下:

黄芪、野党参、归身、云苓、白术、陈皮、炙甘草、桂枝、杜仲、川芎、炒白芍、秦艽、天麻。

治产后疟疾,多因瘀血停滞,荣卫不和或消化不良,外感风寒,皆能寒热往来形成疟疾,宜生化汤加减,方如下:

当归、川芎、炮姜炭、桃仁、红花、丹参、野党参、陈皮、白术、云苓、炒柴胡、炒鳖甲、炙甘草、姜三片、枣三枚。如气血虚自汗加黄芪;如下血多者去桃仁、红花;如有热者加炒黄芩、半夏。

治愈刘幼妇,产后七八日,出汗神昏,似有脱象,脉搏已虚弱,因新产气双亏之故,方如下:

绵黄芪、制附子片、桂枝、炮姜炭、当归身、川芎、炒白术、远志、茯神、丹参、砂仁、煅牡蛎、炙甘草。煎服,三剂愈。

治褥劳虚赢,因产后气血两亏,起居不慎,风寒外袭,瘀血内停或饮食厚味过伤,忧劳愤怒,乃不足之中挟有余之症,致寒热往来,脐腹胀疼,懒进饮食喜眠卧,起则头倦,骨蒸潮热,盗汗,自汗,痰喘,咳嗽,面色萎黄,肌肉消瘦,名曰褥劳,医治甚难,治宜先扶脾养胃为主,使饮食增健,然后调理荣卫,补其虚损,方能痊愈,宜六使君子汤加减,方如下:

野党参、云苓、白术、陈皮、半夏、砂仁、炒鸡内金、黄芪、怀山药、当归身、丹参、坤草、川芎。

此方服三四剂以后,能多食易消化,生精微气血自然强壮,然后调其卫气,和其荣血,再服以下方剂:

当归身、酒炒白芍、川芎、白术、野党参、熟地、砂仁、炒山药、炒柴胡、炒黄芩、半夏、炙甘草、龟板。此方亦可随症加减,如寒热往来,脐腹胀疼加元胡、桃仁,去黄芩、熟地。如懒食喜睡头晕加丹参、远志、山萸肉,去柴胡、黄芩;如骨蒸盗汗,自汗加地骨皮、牡蛎、鳖甲,去柴胡、川芎;如痰喘咳嗽加百合、寸冬、川贝,去柴胡、川芎。

以上方剂随症加减,灵活运用。产后诸虚症,总以十全、八珍、养荣、六使君子等方为主。

胥张氏,42岁,患产后大出血过多,一昼夜不止,很严重,请一位老先生为她医治，这位老先生看病重，出血多，总想把血一下止住，用补中益气汤加止血药，一剂就把血完全止住了，但病人增加腹疼，败血恶露一滴不下，老先生看病重，不辞而去，病家转托人请余诊治，至病家看病人甚为严重，无脉搏，小腹冷疼，作胀不安，有时神昏，病家要求开方，自觉束手，无法处理，余想老先生用补中益气汤，内有升麻、柴胡又加上止血药，把败血恶露与败血凝滞作疼，据余想主要方内有升麻、柴胡，它有升提性，起到很大的坏作用，产后大出血如恶露败血不尽，不能骤然止血，与治崩漏下血不同，对开方也很难，先贤有言：急则治其标，缓则治其本的办法，勉强处一方用固本治标，止疼散恶露，下败血去瘀生新，方如下：

全当归、川芎、制香附、炒玄胡、野党参、黄芪、炮姜、坤草、红花、丹参、川牛膝、童便半茶杯（为引）。

此方服一剂减轻三分之一，原方又服一剂，更好，还有轻度腹疼，有脉搏，沉细，恶露败血，有时又见不很多，又改方如下：

当归身、野党参、川芎、黄芪、坤草、杜仲、丹参、阿胶、制香附、红花。

此方服两剂，大有好转，各方面都很见轻，腹疼止，败血恶露每天都见不多，饮食能吃点软饭，不难过，又改方如下（用补气生血法防止再大出血）：

当归身、野党参、黄芪、生地炭、杜仲炭、阿胶、茯神、莲子、丹参、坤草。

此方服三剂，各方面均好，此方去坤草又服四剂，慢慢痊愈，此是参考病例。

治愈时某，年二十九岁，患难产，一天两夜不下生，服保生无忧散一剂无效，又服加味催生佛手散一剂有效，服药后四小时，产一男孩，子安母病，产后大出血，很严重，下血多，一昼夜不止，出冷汗，四肢厥逆，脉搏沉细，似有脱象，有时神昏。治宜补气生血，固脱宁神，止血剂方如下：

西洋参、当归身、黄芪、制附子片、杜仲炭、东阿胶、生地炭、荆芥炭、三七参、炒枣仁、茯神、炒川断。

此方服两剂症状减轻大半，汗止血少，脉搏好转改方如下：

原方去三七参、附子，加炙远志、莲子。此方又服四剂，各方面好转，又改方去荆芥炭、川断，加龟板胶。此方两天服一剂，原方服五剂，慢慢痊愈。

治愈魏幼妇，产后受病，满月未愈，因血虚受寒，气血凝滞，以致浮肿微泻，腹疼筋，方如下：

土炒当归、云苓、炒白术、炙黄芪、紫油桂、制附子片、炒白术、炒山药、云苓皮、红花、川芎、陈皮。煎服，五剂愈。

治韩幼妇，产后七日，发热水泻腹疼甚重，因微感风寒，瘀血结滞，方如下：

荆芥炭、川芎、红花、土炒当归、炮姜、炒白术、云苓、炒吴萸、炒扁豆、砂仁、童便（为引）。此方服两剂。泻止热退。

治愈赵幼妇，产后因气血虚弱，患小便频数及遗尿，处方如下：

野党参、生黄芪、当归身、益智仁、覆盆子、远志、炒杜仲、桑螵蛸、熟地（砂仁拌之）、炒白术、炒补骨脂。

治张某，产后患小便频数及遗尿，用上方减轻一半不痊愈，又改方加重药味服四剂痊愈，方如下：

黄芪、高丽参、当归身、炒杜仲、炒补骨脂、益智仁、覆盆子、桑螵蛸、煅牡蛎、煅龙骨、远志、炒熟地、炒白术、五味子。煎服，四剂痊愈。

治产后瘀血不尽，上冲心腹疼痛或头晕，寒热往来，方如下：

坤草、当归、玄胡、红花、童便。酒加水适当煎服。

治产后诸病或发热头疼恶露多，不满月者服之效，方如下：

当归、川芎、香附、坤草、元胡、肉桂、白术、红花、陈皮、黄芪。煎服。

治产后伤寒宜补虚为主，如兼他病，从未治之，处方如下：

野党参、当归身、酒炒白芍、川芎、桂枝、炙甘草、生姜三片、枣三枚。煎服。如有汗（曰伤风）本方加黄芪、防风；如无汗（曰伤寒）本方加麻黄、紫苏；如寒热往来本方加白芷、细辛；如周身疼本方加羌活、苍术炭；如单热不恶寒者加柴胡、葛根；如发热作渴加知母、黄芩。

治产后积病或妇女有块，用此方：

红花、姜黄、雄黄、珠宝砂、大赤金三张、巴豆六个（去壳油）。共为细末，为小丸，分三次服完，四天服一次，姜汤送下。

治产后杂积病又方，初起发冷发热，有时腹疼朝轻暮重，渐至鼻尖，太阳穴处有小汗珠即是此病，处方如下：

上血竭花、炒二丑、西大黄、尖槟榔、全当归、川芎、红花。共为细末，用荞麦面打糊为小丸，每服□，黄酒加水送下，每天一至二次，忌食生冷，如久病气血虚或作泻均不可服。

治瘀血血蛊之病，妇人产后经行之时，伤于风寒，则血室之内，必有瘀血停留，未成坚块，故不名，其人必面色萎黄，脐腹胀疼，日晡发热。如产后恶露不行者宜失笑散；如经闭不通，瘀血凝滞者，蓄血既久，必成血蛊，治宜活血化瘀消胀止疼之剂，方如下：

川芎、桃仁、红花、元胡、灵芝、香附、紫油桂、赤芍、两头尖七个、桃奴七个（桃树上未成不落之干桃子也）。如腹疼不食者加木香、陈皮。

治妇人疝癖疝之病，症状有脐之两旁有筋突出疼痛，大者如臂，小者如指，状类弓弦者，名痃，在两胁之间者，名癖，如小腹牵连腰胁者，谓之疝，名虽分三，其实皆因风寒客于胞中，发作时皆因腹受风冷，有时坠疼，宜温散和血调气之剂，方如下：

当归、川芎、酒炒白芍、云苓、白术、青皮、川朴、枳壳、木香、神曲、干姜、莪术、桃仁、葱白三寸。此方亦治痃癖。如疝病胁腹坠疼者加川楝子、小茴、炒吴茱萸，去干姜、川朴、白术。

凡治诸积，宜先审身体之强弱，病势之缓急，如病人气血衰弱，病势虽胜当先扶正气，后治其病，如体症俱实，宜先攻其病，恐过于攻伐，伤其气血，先贤有言：养正积自除。

治妇人行经或产后贪食生冷之物，与脏气互相搏聚，结成坚块，牢固不移，日渐发展，蓄以积为血病，以聚为气病，又以为气病而瘕为血病，夫病皆属于气，初起必气聚而后血凝，宜解瘀消积和血调气等法，方如下：

当归、川芎、广木香、乌药、青皮、炒莪术、炒三棱、川楝子、制香附、桃仁、桂心。有热者加地骨皮，如再血分加赤芍、元胡、红花、血竭花，去乌药、青皮。

治妇人胸膈痞闷（谓之痞积），多由气壅不畅，脾胃虚弱作滞，宜调气消痞之剂，处方如下：

木香、青陈皮、三棱、文术、槟榔、枳壳、白术、鸡内金、当归、赤芍、神曲、麦芽。共为细末，水法为小丸，每服□，开水送下。

治五积六聚，乃痰饮食积气血凝滞而成，或胃满作胀疼痛，饮食减少，宜解郁调气消胀腱胃等法，方如下：

白术、云苓、青陈皮、焦三仙、川朴、香附、槟榔、木香、鳖甲、枳壳、鸡内金。如有痰者加半夏、大贝；如疼重者加元胡。

治愈王程氏，42岁，患产后血崩，下血过多，有血块腹不疼，头晕心跳，烦躁不安，自汗，似有脱象，脉浮大无力，下血多天不止，宜补气养阴止血剂，方如下：

高丽参、黄芪、炒白术、茯神、远志、炒杜仲、炒川断、荆芥炭、当归身、炒枣仁、东阿胶、蒲黄（炒）。此方服两剂痊愈。

治愈刘李氏，26岁，患产后四天严重腹水，全身体均肿，腹胀如鼓，胃满呕喘难过，不能安眠，脉象沉细，苔白厚腻，有时腹疼，先服生化汤加消肿利水之剂无效，改服温补助阳化气之剂，有显著疗效，处方如下：

棉黄芪、高丽参、制附子片、紫油桂、炒白术、云苓、陈皮、拣砂仁、麸、桑皮、泽泻、云苓皮、当归、川芎、姜皮（为引）。此方服三剂，症状减轻大半。

复诊前方去附子片加炮姜，又服两剂，腹水完全消失，又改方：温补健胃养阴培土之剂，又服三剂，痊愈。

治愈邢妇，产后十天患中风不语神昏，有时痰鸣呆笑，脉沉细苔白，用补气除风养阴透窍之剂，方如下：

黄芪、归身、川芎、紫丹参、独活、细辛、蝉蜕、明天麻、菖蒲、朱茯神、远志、秦艽、红花、川贝母。煎服。配合以下散剂：西牛黄、当门子、珠宝砂、毛珀。共为细末，分三次冲服，此汤药服三剂，配合面子药三次服完，以后迷止神清，各方面均有好转，仍然不会说话，饮食不能吸咀。

复诊改方，上方去独活、秦艽、川贝、红花，加野党参、赤芍、炒杜仲、寸冬。此方又服三剂，痊愈（服改方不用面子药）。

产后中风，产后正气暴虚，百节开张，风邪易入，调理失宜，风即中之，不省人事，口目蠕动，手足弯曲，身如角弓，此外中风也，用愈风汤加减方如下：

羌活、防风、当归、川芎（酒炒）、桂枝、钩藤、黄芪、天麻、秦艽、姜、枣（引）、高丽参、炙甘草。水煎服。

又单方（华佗一味愈风散方）：

荆芥穗去根炒黑，童便，加水煎，温服微汗。

又方：

黑豆一茶盅，炒至烟起，再入连根葱头五个，再同炒，遂入好黄酒，加水半碗，慢火煎至半茶杯，温服出汗即愈。

产后肝虚，风从内生，名内中风，诸风振掉，皆属肝木，肝为血海，胞之主也，产后去血过多，肝气虚弱，内则不能养神，外则不能养筋，以致神昏气短，汗出身冷，眩晕猝倒，手足扯动，此肝虚风自内生也，脉搏沉细或有或无，宜当归建中汤加减，方如下：

当归身、炒杜仲、钩藤、炒白术、茯神、炙黄芪、西洋参、制附子、酒炒白芍、桂枝、炙甘草、生姜五片、大枣三个。煎服，不要很热，切勿饮热茶热水。

治产后不语，此病多因产后血虚，不能上荣于舌或败血停滞，心窍被塞，不能言语，以致神志不清，处方如下：

白晒参、当归身、紫丹参、猪心（血炒）、净蝉蜕、辽细辛、菖蒲、寸冬、广橘络、川独活、炙甘草、黄芪。如身体不虚，因败血停滞者，上方内亦可加川芎、红花、珠宝砂面。冲服。

治愈王妇，产后十余天，患病气虚发热恶寒，有时腹疼自汗，苔淡脉虚数，处方如下：

野党参、归身、黄芪、炒白芍、桂枝、龟板、炒仁仲、阿胶、鳖甲、远志、白术、牡蛎、云苓。此方服后热退汗止，饮食增加很效，记之以做参考。

先服药方内有附子、炮姜、川芎，服之不效，以后改服此方效，如属虚寒无热者，不可用此方。

治愈王某，气血两亏，二便失禁，服之有效，处方如下：

黄芪、高丽参、归身、炒熟地、炒杜仲、山药、补骨脂、益智仁、桑螵蛸、覆盆子、山萸肉、远志、制附子片、砂仁。此方亦有去山萸肉、山药，加煅龙骨、煅牡蛎，亦效。

治愈薛王氏，产后中风不语，半身不遂，昏迷，有痰鸣声，脉沉细无力，十分沉重，方如下：

黄芪、当归、川芎、细辛、独活、天麻、桂枝、蝉蜕、钩藤、白术、秦艽、远志、菖蒲、红花、高丽参。

此方服三剂好转，神志少清，说不清楚，能饮稀粥改方如下：

上方去细辛、独活，如天麻、夜交藤、木瓜、橘络。

此方又服三剂，精神好转，能说话饮食增加，又改方：

去木瓜、红花、橘络，加炒白芍、山萸肉、云苓。

此方又服三剂，各症状继续好转，停药观察四天，各方面都很好，复诊改方如下：

当归、川芎、黄芪、桂枝、炒白芍、野党参、炒白术、云苓、炒杜仲、炙甘草、远志、山萸肉、夜交藤、秦艽。此方服五剂说话如常，能走无力，手能拿物，出院回家休养以后恢复如常人。

有小儿吃乳者乳肿疼为外吹乳，有孕者乳肿疼为内吹乳，治内吹乳，方如下：

银花、大贝、白芷、陈皮、丝瓜络、甘草。煎服。

治乳少投乳，方如下：

黄芪、当归、川芎、白芷、炮甲、通草、王不留、木通、野党参、路路通、气猪蹄一个。煎汤去油，用汤煎药服之微汗。

治回乳，无小儿吃乳，胀疼或肿，方如下：

全当归、川芎、炒白芍、炒生地、炒麦芽、银花。煎服。

治产后阴乳肿疼方：

全当归、川芎、白芷、防风、银花、炮甲、皂刺、大贝、制乳没各、陈皮、炒牛蒡子、黄芪、瓜蒌仁。如热大者加花粉；如肿疼重者加公英。

治产后气虚漏方：

炙黄芪、当归身、野党参、炒白术、陈皮、升麻、柴胡、甘草、煅龙骨、建莲子，或服十全大补汤加减。

治产后气血两亏，乳汁暴涌不止，宜十全大补方，倍用参芪，如食少乳多欲回其乳，方如下：

红花、归尾、赤芍、川牛膝。煎服。如无儿食乳，欲断乳者，用炒麦芽，煎水当茶饮之。

治小儿初生，乳汁不通，因去血过多血少不行也，宜用补气养血通乳之剂，处方如下：

当归、川芎、黄芪、王不留、漏芦、通草、猪蹄。煎汤去油，再煎药，另用连须葱白煎水，时时熏洗乳房，其气自通。

妇人乳房忽然红肿坚硬疼痛，怯寒壮热头疼，此欲成痈也，若乳儿之时乳被儿口中气吹，以致乳管不通，结核者，名曰吹乳，更有乳内结核如棋子大，不肿不疼，但坚硬不散，日久内溃者，谓之乳痈，其症甚凶，若乳头生小细疮疼者为阻乳，若瘀血上攻乳房忽然下垂，此名乳悬，唯产后有之。

乳痈乃阳明、厥阴二经，风热痈胜，初起，治宜服消毒饮加减，方如下：

当归、川芎、白芷、银花、大贝、白僵蚕、柴胡、青皮、连翘、赤芍、公英、甘草、制乳没。如大热者宜可加花粉；如憎寒壮热者加荆芥、防风、活以解散；如服药不消，其脓已成者可加皂刺、炮甲，以攻之；如溃后气血虚者宜益气养荣汤加减，以补之。如溃久脓清不收可急须用大补剂芪、桂附，以温补之临症以做参考。

治吹乳，吹乳结核不散者，当早消之，久则成痈，处方如下：

炒瓜蒌仁、当归、制乳没、大贝、川芎、陈皮、白芷。煎服，加酒两杯温服。如服后不散者加皂刺、炮甲，脓成者即溃，未成者即消。

外用敷药方：

南星、半夏、白芷、草乌、皂刺、白僵蚕。共为细末，用葱白沾着，调敷患处。

治乳头生疮，乳头或裂或烂，外用敷药方：

鹿角、甘草各等分，共为细末，鸡子黄调铜器内，敷之。

内服方：

银花、连翘、防风、升麻、当归、赤芍、陈皮、杏仁、甘草、白芷、大贝、牛蒡子。

治乳痈之症，初起结核如围棋子大，不红不肿不疼，五七年或十余年，从内溃破，洞窍深陷，有如山洞，故名乳痈，抑郁不舒或性急多怒，伤损肝脾气所致，宜速服十六味流气饮，方如下：

当归、赤白芍、川芎、黄芪、野党参、防风、苏叶、白芷、枳壳、青陈皮、木通、槟榔、丝瓜络、乌药、大贝、制乳没、广木香、甘草。此方是煎剂分量，煎药不能常服，可配丸药服之为最好，原方取五剂，共为细末，水法为小丸，每服三钱，开水加明流酒三盅送下，每天一至二次。外用广木香，生地各等分，捣饼放患处，以温水带熨之。

此病宜开七情六欲，忌荤味，解开郁怒，方能痊愈，如溃后久不愈者，唯宜培补气血或十全大补，人参归脾等汤加减治之。

治乳痈单方：

陈南瓜蒂二个（炒炭存性研），研细末，黄酒，加开水冲服，每日一次，连服七天。

又方：

阳和汤加大贝，服之有效。

若产后瘀血上攻，两乳细长，下垂过腹，谓之乳悬，治宜浓煎芎归汤，方如下：

全当归、川芎，当茶饮之。

治乳痈结核，初起不肿不疼或有时寒热疼甚，宜阳和汤二陈汤合剂，服之有效，治乳痈初起丸药，方如下：

夏枯草、大贝、瓜蒌仁、当归、陈皮、广木香、青皮、制乳没、漏芦、银花、地丁、橘叶、菊花、白芷、川芎、公英、山慈菇、雄鼠粪、连翘、茜草根、炙甘草。共为细末，另用夏枯草熬膏加炼蜜少许为小丸，每服□，开水加黄酒送下。

治乳痈初起又单方：

山慈菇、胡桃肉三个，共捣烂，分两次服，开水加黄酒送下，以散为度。

治产后乳头烂，外用药方：

粉甘草为细末，用鸡子黄油搽患处。

治妇女痞块方：

当归、赤芍、川芎、生熟地各、元胡、文术、红花、制乳没、泽兰、血竭花、生蒲黄、肉桂、木香、西大黄。木香、乳没、蒲黄、血竭、肉桂此六味不炒，余药皆炒焦，为细末，炼蜜为小丸，每服二十味，开水加酒童便送下，如服汤药分量减半，洒童便为引。

治乳痈方：

银花、大贝、花粉、公英、炮甲、当归、甘草。煎服。

治阻乳方：

炮甲、莱菔子、小茴、皂刺、红花、川芎、当归。

治乳痈，症状为初起乳上结核，累累如珠，如延久不治溃烂难愈方：

土楝子（勿用川楝子，经霜者佳），雄鼠粪（两头尖者佳），露蜂房（煅存性），共为末，每服二钱，黄酒送下，三日一次。

治妇女经脉不调，腹中有块或产后劳褥一切等症方：

当归、炒三棱、文术、炒茅术、枳壳、艾叶、刘寄奴、香附、败酱草、黑豆、云苓、半白芍、丹皮、官桂、赤芍、姜黄、青皮、生熟地、川芎、元胡、灵芝、白术、蒲黄、补骨脂、炒木香、红花。共为细末，水法为小丸，每服二十丸，开水加酒送下。

治乳腺炎方，乳红肿作疼（也说阻乳），方如下：

葱白三根，每根寸许，共捣烂揉成团，塞于患乳对侧鼻孔内，每日二次，每次半小时。

又方：

鲜牛蒡子叶，煎水当茶饮之。

避孕方：

当归、川芎、赤芍、红花、三棱、文术、云苓、白术、丹参、木香、元胡、甘草。月经前四五天服二至三剂。

第五章
儿　科

小儿疾病看指纹诊断，指纹简要，小儿自弥月而至三岁，犹未可以诊切非无脉可诊，盖诊之难，虚实不易定也，小儿见生人无不啼叫，呼吸先乱神志，脉之迟数大小已失其常诊之何益，不如以指纹诊病，治小儿之病，古有三关之说，看虎口三关指纹，以定寒热虚实，轻重安危。

三关部位歌

初起风关症未央，纹现气关急须防，

乍临命关成危急，射甲通关病势彰。

纹现风关，为病邪初入易治；纹现气关，病邪正盛，病已重宜速治之；纹出命关，邪气弥漫，充塞经络，慎勿轻视。

浮沉分表里歌

指纹何故乍然浮，邪在皮肤未足愁。

滕时不通名表澄，急用解散汗之投。

指纹浮为病邪在表，宜清解微汗而愈。

忽而关纹渐渐沉，已知入里病方深。

莫将风药轻相试，须向阳明里证寻。

指纹见沉知邪入里，但有浅深之别，如寒热往来，指纹半沉半浮，尚在半表里，宜解肌清热病自愈；如指纹极沉，高热不退，已入阴阳胃腑，速宜攻下清热。

红紫黄白辨寒热虚实歌

身安定见红黄色，红艳多从寒里得。

淡红隐隐本虚寒，莫等深红化为热。

紫热红寒者，青惊白是疳。

淡红淡黄者，斯为无病观。

紫青伤食沉而伏，纯黑如墨症候逆。

按之不动为内伤，好手医人也费力。

如柁直射惊风至，乱如鱼骨气不息。

病久微红细若丝，脾气亏快把补药吃。

治小儿诸病各方

治小儿脐风，脐者小儿之根蒂，名曰神阙，穴近三阴，喜温恶凉，喜干恶湿，如断脐悉遵三法，脐风何自而起，不知慎重，以致水湿或风冷之气入于脐中，儿必腹胀，脐肿，日夜啼叫，此脐风之将作也，须急用驱风散治之，方如下：

防风、双钩藤、炒川朴、木香、薄荷、白僵蚕、陈皮、甘草少许、生姜（为引）。煎服。

如寒邪深入已成脐风者，又当视其所兼之症；如肚腹胀硬大便不通者，风实也，方如下：

黑白二丑生炒各半、西大黄、槟榔、陈皮、甘草、元明粉。共为细末，每服□，温蜜水调化送下。

如面青肢冷二便不实，此风虚也，宜理中汤加减，方如下：

白干参、炒白术、干姜、炙甘草、云苓各少许，加枣少许。煎服。

如痰涎壅盛，气促喘急者，风兼热也，宜朱砂白僵蚕散治之，方如下：

朱砂、白僵蚕、川贝、蝉蜕、当门子、薄荷。共为细末，蜜水调服少许。

如身体壮热，面亦口干者风兼热泪盈眶也，宜龙胆泻肝汤加减，方如下：

胆草、柴胡、黄芩、赤芍、西大黄、甘草、双钩藤、炒栀子、薄荷、赤茯苓各少许。煎服。

如面青呕吐，曲腰多啼者，此风兼寒也，治宜益脾散主治，方如下：

野党参、白术、云苓、砂仁、川朴、木香、炙甘草、陈皮各少许，加生姜。煎服。

防治脐风诸法：

薄荷、甘草浓汁收存，候小儿生下挖去口中血泡之后，将此药炖微温，洗口内上下，灌少许，一二口，永无脐风，不可多服。

又方：

如脐风发时用苏薄荷，煎浓汤灌少许，二三口宜，不可多服，效凡小儿生下，第一次大便，名胎盘屎，用指调均，擦儿口中上下，及舌根各处，永无脐风之患。其胎盘屎用纸包好，晒干为末，如遇眼热口烂，喉肿吐乳等症，用开水冲服少许很效。胎屎黑色者不可用，黄色者可用，如觉小儿吃乳口松无力，急用油灯草一根，在儿两耳后深窝处各烧一下，其风自止。

又方（烧肚脐法）：

小儿脐风不论寒热皆治，用盐填满脐眼，盖生姜一片，用艾（绿豆大）放生姜上，烧一二下，又在背后对肚脐处用笔点记之，姜片盖上，用艾火烧一二下，不要多烧。

治吐舌方：

雄黄、硼砂、梅片各少许，共为末，乳汁调，涂舌上。

治吐舌蛇舌服药方：

川黄连，灯心一尺，煎服。

治小儿痰喘有声方：

核桃半个（连皮捣烂）、麦芽、川贝，加冰糖少许，煎服，服下喘止痰消。

治小儿初生，勿令尿湿浸脐，如不细心以致肚脐流水不干方：

煅甘面、枯矾、煅龙骨，麝香少许。共研细末，干撒脐上，如成疮加黄连少许，为细末，共合一处搽之。

治小儿虚脱，上气喘急，真气喘急，不得归元，气出不返，用纳气法，方如下：

吴萸肉，为末，酒和作饼，封肚脐，以带扎之，数小时自愈。

治小儿痰嗽，上气喘急，有升无降，喉中痰鸣，需用引痰下行法，方如下：

生白矾，为末加面粉少许，生矾见醋，即化为水，入面取其胶粘故也，用好醋和为两小饼，贴两足心，布包一宿，其痰自下。

治小儿天钓，由邪热痰涎壅塞胸间，不得通而成，发时惊悸壮热，眼目上翻，手足抽搐，爪甲青色，证似惊风，但目多仰视，较惊风稍异，如痰胜抽搐者，方如下：

大蜈蚣（半条酒炒）、乳香、天竺黄、蝉蜕、雄黄、甘草、枯矾、炒荆芥穗、双钩藤、绿豆（半生半熟）。共为细末，每以野党参、薄荷各少许，煎水调服。

如惊盛兼风者或抽搐有痰，宜牛黄散加减，方中下：

西牛黄、珠宝砂、当门子、双钩藤、天竺黄、薄荷、全虫七个、蝉蜕、蝎尾。共为细末，每服少行，开水送下。

治小儿初生不能食乳，因脐屎未下，腹胀呕吐不止，用一捻金，方如下：

西大黄、炒二丑、野党参、陈皮、槟榔各等分。共为细末，每以少许蜜水送下。

治呕吐不止，用香苏饮加减，方如下：

霍叶、川朴、陈皮、云苓、炒枳壳、半夏、生姜一片。煎服。

治小儿初生小便不通方：

生地、木通、甘草、竹叶、灯心、黄连、滑石、车前子各少许。煎服。

治小儿初生不大便方：

服上一捻金方。

治小儿噤口方，小儿噤口之症，其喉舌生疮如小米状，不能食乳，如肚腹胀硬或二便不通，又有口吐白沫牙关紧闭，因胎热内结肤受风邪外袭，方如下：

柴胡、黄芩、黄连、西大黄、甘草、赤芍、胆草、银花、双钩藤、木通、桔梗各少许。煎。

治小儿落地风方（初生下即风）：

制乳没、轻粉、梅片、麝香各少许。共为细末，将药面放膏贴脐上。

治小儿天钓，如惊风状，抽搐热重者，宜羚羊勾藤饮加减，方如下：

羚羊尖、双钩藤、全虫、天麻、川贝、甘草、薄荷、蝉蜕、炒栀子各少许。煎服。

治吐舌弄舌，方如下：

木通、生地、栀子、川黄中、甘草、灯心、莲子心各少许。煎服。

又治重舌外用药方：

重舌者因舌下近舌根处，其肿似舌，故名重舌可服上药方。

另外用以下散剂涂之，方如下：

青黛、硼砂、川黄连、黄柏、煅人中白、元明粉、梅片各少许。共为细末，搽患处。

治小和红白口疮，烂嘴药方：

银花、连轺、栀子、地骨皮、大青叶、石斛、竹叶、木通、丹皮。

治鹅口白方如下：

炒栀子、石膏、生地、川黄连、银花、连轺、灯心、赤苓各少许。煎服。

又外用方如下：

白矾（烧灰）、朱砂（水飞）、马牙硝、川黄连各少许。研细末，先以白鹅屎，泡水洗之，再用面子药涂患处。

治鹅口疮又方如下：

五倍子（蜜炒焦）、川黄连、梅片。共为细末，搽患处。

治小儿鹅口疮或口生白点，多日不愈，满口均白入喉，啼哭不能食乳方：

川黄连、甘草，煎水以绸裹指蘸药水擦去白点，用鲜桑白皮白汁涂之效，再服益元散，灯心汤送下或用益元散、灯心少许煎水服之，以上治白口疮药方互相参考。

治小儿游风丹毒，此病多由胎中毒热而成或生后过于温暖，毒热蒸发于外，以致皮肤赤热而肿，色如丹涂，游走不定，行于遍身，故名赤游风，宜清热解毒剂治之，方如下：

银花、连轺、黄连、牛蒡子、赤芍、蜈蚣、全虫、荆芥、防风、大青叶根、公英、甘草、栀子各少许。煎服。

治小儿撮口风方，初生小儿，口噤不能吃乳，舌强唇青，面色黄赤，乃心脾之热，受自胎中，其症为危候，急当随症治之，方如下：

如气高痰喘者用朱砂、白僵蚕、蛇蜕、麝香、川贝各少许。共为细末，用蜜水调服少许。如身热多惊者，用龙胆泻肝汤加钩藤、薄荷、白僵蚕各少许，煎服；如手足抽搐者用撮风散，蜈蚣半条，全虫三个，白僵蚕五个，蝉蜕五个，双钩藤、珠宝砂、当门子少许、薄荷、川连、西牛黄，共为细末，每服少许，开水竹沥少许送下，每天两次；如口吐白沫，四肢厥冷，脐边青黑，口噤不开者是为内抽风，不治；小儿生七日脐风者，不治。

治小儿初生囟门肿大方：

黄柏研末，水调，贴两足心。

治小儿夜啼方：

朱砂，研末，用新汲水涂五心二三次效。

又方：

净蝉蜕七个（微炒，为末），薄荷。煎水送下。

治小儿喉声嘶哑方：

寸冬、桔梗、甘草、薄荷、银花、蝉蜕。煎服。

治小儿红白口疮绿袍散方：

川黄连、黄柏、人中黄、薄荷、甘草、五倍子（炙焦）、梅片、青黛、西月石、瓜霜。共为细末，搽患处。

治小儿发热，三四天邪已入里，五心烦热，睡卧不安，口渴多啼，胸满气急，面赤唇焦，大小便秘，此为内热，用鸡蛋清一个去黄放碗内，入香油与蛋清等加明雄黄末，撑均，用妇女乱发以一团蘸清油放小儿胃口拍之，寒天以火烘暖，不可凉用，自胸中拍至脐口，拍半小时，以发清油敷于胃口，以布扎之一小时取下，诸热均退，无热者烦躁啼哭不可用，治小儿食，其病在脾因小儿食乳过度停结中脘，趁一时痰热壅胜随致，初起面黄腹胀，口里酸臭，后变时时发搐，即羊颠风类，处方如下：

蝎尾、明雄黄、珠宝砂、蝉蜕肚、煅赭面、天麻、双钩藤、薄荷、杏仁（去皮尖）、巴豆（去壳油）、牛黄。共为细末，每服□，姜汤送下，每日一次至二次。

治小儿口涎多方：

煅赤面脂、炒栀子、郁金、玉米、通草。煎服。

治小儿鹅口疮方（俗说鹅口白）：

蛇蜕一条，白矾，白蚕壳三个。将上二味药装三个蚕壳内，用慢火烧透，共为细末，再梅片下搽患处（先用小米水洗之）。

惊风有急慢两症，急惊属实热，宜用清凉之剂，慢惊属虚寒，宜用温补周到。症若霄垠之相隔，如普遍炭之相反，诸多用一药兼治两病，谬妄太甚，贻害无穷，不可不辨。慢惊多因小儿吐泻伤脾或久病虚弱，消化不良或过服攻伐，致伤脾胃，或因发热误服凉药过多，以致神昏气喘，或乍寒乍热，有真寒假热现象，虽有热脉细弱，面色淡白青黄，四肢厥逆，种种虚寒现象，慢惊风，慢脾风，即此症也。急慢惊风慢脾风，病分三类要认清，急惊热痰是实症，慢脾虚寒病后生。

治急惊风，症状有急惊之病，身热面赤，抽搐上视牙关紧闭，热痰壅滞，忽然而发，大多身先有热泪盈眶，后以惊搐，未有身凉无热而以者，此属阳证，热重痰多，因热生痰，痰盛生惊生风，治宜清热透窍化痰则惊风自除，宜清热镇惊之剂，方如下：

胆草、栀子、蓼芩、钩藤、车前子、薄荷、石决明、全虫、蝉蜕、菖蒲、白僵蚕、川连、牛黄、朱砂各五厘。研末冲服。热大者加羚羊五厘，剉末煎服；痰多者加川贝。

治急惊风，抽风烦躁，神昏不安，可服清心牛黄散，方如下：

牛黄、雄黄、羚羊、黄连、郁金、川贝、丹皮、栀子、毛珀、朱砂、麝香。共为细末，每服□，开水送下。

治急惊风，抽搐，痰多，昏迷，可服下方剂：

天竺黄、寸冬、栀子、黄连、川贝、木通、茯神、钩藤、蝉蜕。煎服。另服：清心舩黄散下冲服。

治初生小儿撮口风，口噤不能食乳，即生后四六七天风又说破伤风即此病也，甚为严重，不易治愈，方如下：

牛黄、羚羊、麝香、钩藤、珠宝砂、蝉蜕、蝎尾、天麻、白僵蚕、蜈蚣各少许。共为细末，每服□，开水送下或用汤药送下。

治撮口风汤药方：

钩藤、薄荷、蝉蜕、防风、白芷、天麻、川贝。热大者加真羚羊角下，胆草、□活、制白附；大便不通者加大黄、二丑。

治急惊风方：

鲜生车前草连籽捣烂取汁加蜂蜜，开水冲服或用车前子煎水加蜂蜜服之亦效。

治慢惊风，慢惊症或原禀赋虚弱，土虚木盛者有之或因急惊过用峻利之药，以致转成此症者，有之发时缓缓抽搐时作时止，面色淡黄或专白相兼，身必温和，昏睡眼合，或睡卧露睛，脉来迟，神气惨渗，槟榔青色，此乃脾胃虚弱，治宜培补元气为主，虚而夹痰者醒脾汤主之；脾虚肝旺，缓肝理脾汤主之。

治慢惊方：

野党参、陈皮、白术、云苓、天麻、半夏、木香、全虫一个、白僵蚕、甘草、橘红、川贝、生姜一片、莲子、山药。

治慢惊风又方，如热伤阴液，阴虚肝旺者，可用三甲复脉汤加减，方如下：

龟板、鳖甲、煅龙牡各、阿胶、白芍、五味子、生地、朱茯神、炙远志、蝉蜕。

治慢脾风，此症多因吐泻既久脾气大伤，土虚不能生金，金弱不能制木，肝木强盛唯脾是克，故曰"慢脾风闭目摇头，面唇青暗，额汗，昏睡，四肢冷，厥冷舌短，音哑，频呕清水，此乃纯阴无阳之症，爱风则无风可爱，治惊则无惊可治"，唯宜大补脾土生胃回阳为主。吐泻亡阳者，温中补脾汤主之；大病后成者，固真汤主之；四肢厥逆者，理中汤加附子主之。

以上治急慢惊风方剂和分量，均要注意方中所定分量适合半岁至一岁年龄大小，再为加减。

治慢脾风方：

野党参、制黄芪、陈皮、云苓、砂仁、制附子片、白术、肉桂、干姜、炙甘草、熟地、山萸肉、山药。如泻不止加炒罂粟壳；如热不通加炒白芍（用灶心土，泡水去渣煎药）服一剂即去附子。

治头缝不合，此肾气不足也，方如下：

干姜、细辛、肉桂。共为细末，姜汁调敷上，小儿面赤即愈。如不效可照方再敷一次。

又方：

南星（微泡），研为细末，醋调摊纸上，贴囟门，用手时旱熨之，干则用热醋润湿。

又方：

柏子仁、防风、南星。研为细末，醋调摊红纸，看大小剪贴，一日一换，干则以热醋润之。

小儿吐泻原因非一，有因伤食吐泻者，有因感寒停食吐泻者，夏月则有因伏暑吐泻者。伤食吐泻，其吐有酸气，其泻粪状如糟粕，亦有酸臭气，宜消导之。感寒停食吐泻者，或多食感寒，停滞不化，或受风寒而后饮食，其食亦停滞不化，或饮食后，误食寒凉之物。其食停滞不化虽有不同，如感寒停令宜发散而兼消导；如暗无天日泻胸腹刺疼，即霍乱吐泻也，与伏暑吐泻大同小异，小便必不利，或烦渴自汗，宜香薷饮加减；如泻重者宜茯苓散加减，斟酌用之。吐泻交作，最是小儿危病，如屡作不止则不知何因，皆当用参术等急救，不用浊补急救，恐中气顿绝，则寒流痰上涌，须臾千变矣。且多吐之后胃气大虚，气不归元，而阳浮于外，反有面赤身热而似热症者，如误认为热症，投以凉剂，杀人如反掌，甚可畏也，故治吐泻之法不一。小儿泻泄须认清，伤乳停食冷热惊，脏寒流脾虚餐水，泻分消温补治宜精。泄泻之症多因脾被湿侵，土不胜水而成，然致病之原各异或乳食停滞不化或感受寒暑之气，或惊邪外触或脏受寒流冷，或脾虚作泻，更有餐泻、水泻、脾脏泻，等等，得病之因不同，而调治之法亦异，临床详细辨之或分消或温补，或培土，或泻，因症施治，灵活运用庶不误矣，治吐泻诸方列后。

治小儿感寒停食吐泻，方如下：

炒川朴、广藿香、紫苏、苍术炭、山楂肉、广陈皮、白芷、砂仁、半夏、炒扁豆、益元散、生姜二片。煎服。如发热多呕加川黄连，此方分量适合半岁至一岁。

治久泻脾胃虚弱方：

野党参、炒白术、云苓、炒山药、炒扁豆、煨豆蔻、炒谷稻芽各、建莲子、砂仁、陈皮、灶心土一块。煎服。如呕吐加半夏；兼寒者加炮姜。

治小儿腹泻方：

小米，熬数滚，服米油不吃小米，每天饮三四次，二三天效，如吃乳的小儿少吃乳。

治小儿伤暑作泻方，因外伤暑邪，内有积热，故泻时暴注，下迫腹胀作疼，口喝，泻多黄水，小便赤黄，宜清热利水之剂：

香薷、川朴、生扁豆、山药、云苓、白术、泽泻、滑石、木板车子、莲子、丝瓜络，食盐少许，川连、莲叶。腹胀者加神曲；如兼感冒加葛根、紫苏。

治小儿受寒作泻，因过食生冷，或食多感寒，以致寒邪凝滞肠鸣腹胀，有时腹疼，所泻澄清，面色淡白，四肢厥逆，不思饮食，宜理中汤加健脾泻之剂，方如下：

野党参、云苓、炒白术、炮姜、煨肉蔻、煨诃子皮、炒山药、莲子、乌梅、炙甘草、砂仁。煎服。

治小儿伤食呕吐，因饮食无节，或过食油腻及生冷之物，以致消化不良、呕吐、胃满、腹胀，方如下：

炒川朴、陈皮、半夏、云苓、扁豆、炒山药、炒内金、苍术炭、焦三仙、灶心土一块。煎服。如兼寒流者加砂仁；如有热者加黄连、竹茹。

治小儿惊泻方，因气弱受惊，或感风寒，致成泄泻症状：夜卧不安，昼则惊悸，粪稠如胶，色青似苔，治宜镇惊抑肝健脾止泻剂：

朱茯神、双钩藤、毛珀、白莲子、炒白术、炒山药、野党参、车前子、砂仁。如有热者加黄连；如胃满作呕者加川朴、陈皮。

治脾虚作泻，因脾虚不能运化，每逢食后作泻，腹满作胀，面黄懒食，肌肉消瘦，以补虚培土泻之剂，方如下：

西洋参、炒白术、云苓、炒山药、炒扁豆、炙甘草、泽泻、煨肉蔻、煨诃子皮、芡实。如胃满作胀加砂仁、炒建曲；如兼寒者加炮姜、桂枝；如久泻不愈加炒罂粟壳、乌梅。

治吐泻，如神烧针丸方：

真黄丹（水飞）、珠宝砂（水飞）、枯矾等分。共为细末，红枣肉为丸黄豆大，每服三四丸，戳针尖，香油灯火烧，存性研末，米汤送下，泻者食前服，吐者随便服之。

治小儿久泻，脾虚浮肿胀满方：

云苓、白术、苓皮、陈皮、大腹皮、泽泻、猪苓、莲子、防己、木瓜、砂仁、山药、丝瓜、炒玉米。煎服。如发热加地骨皮；如有寒流者加桂枝。

小儿久泻或久痢，久治不愈，脾肾虚弱，颜面苍白，四肢厥逆，自汗，似有脱象，可服理中汤、四神丸，或真人养脏汤加减均可，治泻痢久治不愈，方如下：

党参、白术、云苓、肉蔻、罂粟壳、炮姜、肉桂、诃子、山药、乌梅、莲子、五味子。

治小儿伤食消化不良，痢疾，腹疼下坠，方如下：

焦三仙、槟榔、川朴、枳壳、木香、豆花、炒莱菔子、红白糖（引）。

治小儿湿热痢疾，下坠腹疼，方如下：

白头翁、炒二花、黄芩、川连、木香、焦山楂、枳壳、石莲子、豆花、川朴、车前子、白芍。以上治小儿泻痢方，分量适合三至五岁。

治小儿痢疾多天不愈方：

川朴、木香、炒山药、云苓、木瓜、焦山楂、乌梅、炒豆花、炒罂粟壳、炒枳壳。如有热加川黄连。

治红白痢疾，外用方：

巴豆一粒（去皮），绿豆三粒，胡椒三粒，布包打碎，用红枣二个（去核），同捣为并敷脐上，痢止去药。

治小儿痢疾方：

鸡子一个，煮熟蘸蒜汁食之，或用焦油条蘸蒜汁食之亦效。

治小儿水泻不能服药，外治法，方如下：

巴豆二粒（去皮，去油）、黄蜡。共捣成膏，贴脐上，用纱布固定半日即愈，加麝香少许更妙，痢疾亦效。

治久泻不愈，脾肾虚弱或鸡鸣作泻，宜健脾固肾泻之剂：

煨肉蔻、炒补骨脂、炒吴萸、五味子、炒罂粟壳、炒山药、炒白术、莲子、煨诃子皮、砂仁、云苓。虚甚者加野党参。

治小儿热泻作呕泻如黄水，烦躁不安，方如下：

益元散、生扁豆、黄连、乌梅、木板车、煨诃子皮、灶心土一小块、鲜莲叶、炒白术、车前子、山药、泽泻。

治小儿水泻不止方：

炒白术、车前子、炒扁豆、炒秩秩子花、乌梅、炒诃子皮。

治小儿伤暑热泻方：

西滑石、甘草、鲜莲叶半张。

治小儿疳积，身弱困倦喜睡，肌肉消瘦，发断头热泪盈眶，胃满痞胀，腹坚硬作疼或有时呕泻，大便腥黏，宜健脾消积清热之剂，方如下：

鸡内金、炒谷麦稻芽各、焦山楂、炒建曲、青陈皮、胡黄连、使君子仁、炒白术、地骨皮、炒鳖甲、槟榔、山药、川朴。煎服，此方分量适合二至五岁。

治小儿疳积痞块，面黄肌瘦，有时发热，方如下：

当归、砂仁、杏仁、真黄丹、巴豆（去壳油）、广木香、黄腊。共为细末，化黄腊为小丸，如小米大，一岁服一粒开水送下，每天服一次，不可多服，亦不可少服数日有效。

治小儿疳积方：

鸡内金、槟榔、广木香、盐炒二丑。共为细末，按小儿岁数及病轻重斟酌服之。

治小儿痞块方：

酸石榴七个，打碎熬数滚，去渣，用慢火再熬成膏，加麝香少许，摊布上，煨热贴患处，数次效。

治小儿虫积疳积，不论何种虫积服之均效，方如下：

榧子仁一味微炒研末，一岁服，加白糖少许调服每日一次，如无榧子用使君子仁也可，照这样服法亦效，小儿年龄大小分量加减。

治小儿积聚痞块方：

三棱、文术、鸡内金、槟榔、全虫、蜈蚣一条、炮甲、木鳖（去皮）。共为末，每用□，烧鸡子食之。

治小儿疳积虫积，饮食积滞，腹疼作胀，不思饮食，面黄身瘦，方如下：

羊尿胞一个吹起阴干，加入西月石、阿魏，好干酒二三两，用线扎紧，挂在病人心口胃脘之间。疳虫积重者，不过数时其酒自消减。必须称过，方知酒减否，酒减再换数次，酒不减少，病自愈矣，至多不过三五次。

治小儿消积无价散方，能治一切疳积，消化不良，面黄身瘦，发断头热，或目赤烂流泪等，方如下：

煅石决明、炉甘石、童便泡（一日夜烧透能浮水者佳）、西滑石、明雄黄、珠宝砂、梅片、海螵蛸（煅去壳）。共为细末，量儿大小，另用不落水鸡肝一个竹刀破，上开下连药面放肝内，用线扎好，加淘米水，用砂锅煮熟食肝服汤，虽疳积眼瞎亦可复明。

治小儿回春丹方：

西牛黄、当门子、梅片、全虫、川天麻、煅蛇含石、胆星、白僵蚕、明雄黄、羌活、防风、珠宝砂、天竺黄、制白附子、川贝。共为细末，另用甘草、钩藤熬成膏，加炼蜜和为小丸，如黄豆大，赤金为衣，小儿四岁，每服三粒，一岁服一粒，开水研化冲服。

此药治痰鸣惊悸抽搐，麻疹未透，神昏不安，角弓反张，痰喘气促，两目上视，斜视，吐泻等，此方如无蛇含石可加毛珀。

治小儿百病万应保赤散方：

制南星、六曲炭、珠宝砂、巴豆（去壳，去油）。共为细末。服法：一个月至三个月，每服三厘，开水送下；三个月至七个月每服五厘，不可多服。忌服：此药高热、泄泻，万不可服，除此以外，服之均效。

治小儿百日咳方：

炙百部、杏仁、川贝、杷叶、炙马兜铃、炙紫菀、海浮石、七爪橘红、炙双花、炒葶仁、炙桑白皮、夏枯草。如有热鼻衄加寸冬、金银花。

治小儿百日咳脑病，昏迷发热，抽风痰鸣，方如下：

双钩藤、薄荷、白僵蚕、蝉蜕、陈胆星、全虫、海浮石、川贝、炙百部、炙马兜铃、炙双花、菖蒲、瓜蒌仁、夏枯草。如有热加羚羊尖。此二方分量适合二至五岁。

治小儿百日咳方：

黄梨、核桃仁半个、川贝、冰糖。共捣烂加水适量放碗内蒸熟食之，一天分三次食完，适合二至五岁。

治小儿吞针方：

取蛤蟆眼，温水冲服，如是针断肉内连服，再用蛤蟆眼对断针处揉之即愈，每用蛤蟆一支，光用眼珠。

治小儿疳积、虫积，此方能健脾胃消积、杀虫，及预防夏末秋初疾，大小儿服之均效：

使君子仁生熟各半，研末，小儿一至五岁服、大人服、无病服之，预防夏末秋初疾。服法：初伏日起，末伏日止，无论大小儿均用开水送下。

治小儿疳积、虫积，面黄腹胀或发断头热，方如下：

雷丸、使君子仁、鸡内金、槟榔、炒二丑。共为细末，每用配炒鸡子或烧鸡子食之均可。

治口角流水，浸湿红赤，此系脾虚受凉，方如下：

青皮、焦术、炮姜、法半夏、木香、云苓。共为细末，米汤为小丸，如小米大，一岁服十九，大人服，如不见效，则系脾热，照后方。

治脾热口角流水方：

焦术、滑石、云苓、山药、扁豆、石斛、川连、甘草。共为细末，一岁服五分，灯心汤下。

治小儿感冒发热（俗说伤风），发热胃满体倦，或头疼方：

荆芥、防风、银花、连翘、牛蒡子、桔梗、甘草、薄荷、葛根、建曲。煎服。微汗。如热大者加黄芩、竹叶；如咳嗽加杏仁、炙前胡、炙冬花、薄橘红、炙杷叶；如伤食胃满加焦山楂、枳壳；如头疼加白芷、菊花、桑叶；如胃满作呕加川朴、半夏。

治感冒发烧，数天不解，内有高热，作渴，自汗，烦躁不安，不思饮食方：

银花、连翘、丹皮、黄芩、石膏、甘草、知母、大青叶、竹叶。如热大神昏谵语加川连；如咳嗽作喘加瓜蒌仁、川贝、炙前胡。

治小儿消化不良腹胀作疼方：

焦三仙、槟榔、炒枳壳、炒川朴、鸡内金、陈皮、砂仁。煎服。如发断头热加青蒿、地骨皮。

治小儿积聚发热，面黄体倦，食后作胀方如下：

银柴胡、青蒿、地骨皮、鸡内金、炒鳖甲、焦三仙、炒栀子、炒川朴、陈皮、山药。如热大者加胡黄连。以上四方分量适合三至五岁年龄，大小再为加减。

治小儿感冒发热，咳嗽，方如下：

杏仁、前胡、冬花、杷叶、牛蒡子、甘草、荆芥、防风、薄荷、桔梗、金银花、连翘、葛根。痰多加川贝。煎服。如伤食加建曲。此方分量适合三至六岁。

治小儿水肿，皆因水停于脾肺二经，水停胸中则喘，水停膈下则胀。如肿在腰以上者，属风，宜发汗；肿在腰以下者，属湿或脾虚，宜利水健脾消肿；有全身上下皆肿者，系风湿两伤或脾土亏，宜汗利皆施兼培脾土。肿而喘不能卧者，宜葶苈大枣泻肺汤加固气消肿之剂；肿而胀满或便秘，宜消胀利水缓泻之剂。肿先从肤起后至四肢者，可治肿先从四肢起，后至肤者难治，又有阴水，属虚，宜温补。

治上身肿，头面肩背至肤，均肿者，因外感风邪，宜发汗，所谓开鬼门也，方如下：

生麻黄、杏仁、甘草、紫苏、蝉蜕、炒苍术、防风、桑白皮、陈皮、丝瓜络、云苓、苓皮、麸。

治下身肿，腰脐至两足均肿，因脾经湿热而成，用利水消肿之剂，所谓洁净府也，方如下：

苦葶苈子、防己、陈皮、杏仁、毛珀、赤苓、泽泻、桑白皮、麸、丝瓜、炒白术、地骨皮、木瓜。

治久肿或慢性肾炎肿胀方：

牛肉、冬瓜皮，共煮熟食肉服汤，随意食之。

治风湿肿，头面手足全身均肿，得病原因，内停湿饮，包感风邪，风湿相搏，水道不利，外攻肌表，因此作肿重者用疏凿饮攻之；轻者用茯苓导水汤和之；如水停上攻于肺，不得卧者，宜葶苈大枣泻肺汤加固气消肿之剂；水停中州胀满者，以舟车神佑丸下之。

治风湿全身均肿，重者用疏凿饮加减，方如下：

商陆、秦艽、活□、椒目、木通、茯苓皮、麸、泽泻、丝瓜络、陈皮、玉米。

治风湿全身均肿轻者用导赤茯苓汤加减，方如下：

云苓、白术、陈皮、木瓜、麸、桑白皮、紫苏、砂仁、木香、防己、泽泻、猪苓、防风。再参考治水肿诸方。

治小儿胎毒，时常起小疮方：

鸡子一个、明雄黄，研末，将鸡子打一小口，把明雄黄末装鸡子内，用胶泥包好，用慢火烧透，去泥研末，香油调，敷患处。

治小儿疝气方：

炒川楝子、炒小茴、桔梗、荔枝核、炒槐米、木香。煎服。此方分量适合一至三岁。

治小儿感冒发热方：

粉葛根二钱，防风二钱，荆芥一钱五分，炒牛蒡子二钱，银花二钱，连翘二钱，桔梗一钱，甘草一钱，苏薄荷一钱，白菜根三片。煎服，微汗。如热者加黄芩一钱五分；如咳嗽加杏仁一钱五分，炙前胡一钱五分，大贝二钱，炙冬花二钱；如腹痛加槟榔一钱五分，炒枳壳一钱；如头疼加菊花一钱五分，白芷一钱；如呕吐加广陈皮二钱，清半夏一钱五分。

治小儿发热数日不解以致高热烦躁不安方：

鲜石斛二钱，黄芩一钱，粉丹皮一钱五分，银花二钱，连翘二钱，青蒿二钱，炒栀子一钱五分，炒枳壳一钱五分，广陈皮一钱五分，甘草一钱。煎服。如神昏谵语加犀角一钱，寸麦冬二钱；如咳嗽作喘加炒瓜蒌仁一钱五分，川贝母一钱五分，炙前胡二钱。

治小儿消化不良腹胀作疼方：

焦山楂二钱，炒麦芽二钱，炒槟榔二钱，炒枳壳一钱五分，广陈皮二钱，炒川朴一钱，鸡内金二钱，六曲炭二钱。煎服。

以上三方分量适合小儿三至七岁，年龄大小再为加减。

治小儿脾虚作泻或久泻不止方：

白术一钱五分，怀山药二钱，建莲子二钱，诃子皮一钱五分，白扁豆二钱，以上五味均用土炒；炒谷芽二钱，灶心土三钱，同煎服。

治小儿疳积痞块，面黄肌瘦，有时发热方：

全当归五钱，拣砂仁五钱，杏仁五钱（去皮），真黄丹五钱，巴豆三钱（去油皮），广木香三钱，黄蜡一两二钱。药共为细末，化黄蜡为小丸，如小米大，一岁服一粒，开水送下，每天服一次不可多服，亦不可少，数日痊愈。

治小儿疳积方：

鸡内金四钱，槟榔四钱，广木香一钱，盐炒二丑七钱。共为细末，按小儿岁数及病轻重斟酌服之。

治积聚不思饮食或有慢性胃病：

陈香一钱五分，广木香一钱五分，川芎一钱，丁香一钱五分，乳香一钱，皂矾一钱五分，牙皂一钱五分，巴豆□钱（去油皮）。共为细末，枣肉为小丸，如秫秫大，每服一丸，开水送下，不可多服，每天只需服一丸。此药无病亦可常服。

治小儿疳积虫积，此方能健胃消虫，及预防夏末秋初疟疾，大人小孩服之均效。

使君子仁生熟各半，研末。一至五岁小孩服五分，大人服一钱二分，无病服之预防夏末秋初疟疾。服法：初伏日起，末伏日止，五天服一次，无论大小孩服之均效。

治小儿疳积虫积面黄或腹胀发热方：

雷丸一钱，槟榔一钱，鸡内金一钱，炒使君子仁七个，炒二丑一钱。共为细末，每用五分炒鸡子或烧鸡子吃均可。

治小儿久嗽不愈方：

艾叶少许，蘸香油燃烧，用碗接着连艾炭并所滴之香油加水和冰糖煎服，二三次效。

治小儿急惊风，高热神昏，口噤抽风或烦躁不安，服此方：

春柴胡一钱五分，炒胆草一钱，栀子二钱，川连八分，羚羊角二钱，黄芩一钱五分，钩藤二钱，菖蒲一钱，石决明二钱，木通一钱，苏薄荷一钱，天竺黄一钱。煎服。如便秘者加西大黄二钱；痰多者加川贝母二钱，另服牛黄清心丸半丸。

治小儿慢脾风方：

党参一钱，炒白术一钱，云苓二钱，广陈皮一钱五分，清半夏一钱，钩藤一钱五分，苏薄荷一钱，附子片八分，均干姜八分，炙甘草八分。煎服。如胃满腹胀者加砂仁一钱。此方分量适合二至五岁小儿，大小再为加减。

治痢后不语方：

李某，男，四岁，十八里人，一九六二年十一月中旬患菌痢，住院治愈，后遗不语，症状是口抽动及弄舌，微热，改服中药剂痊愈，方列于后：

蝉蜕三钱，莲子心一钱五分，连翘心一钱五分，钩藤二钱，苏薄荷一钱，郁金一钱五分，赤芍一钱五分，石决明三钱，朱茯神二钱，灯心三分，石菖蒲一钱，白僵蚕一钱。煎服。

治小儿脐中出水方：

粉龙骨一钱（醋泡焙枯），煅甘石一钱。共为细末敷之。

治小儿疝气方：

炒川楝子二钱，炒小茴一钱，荔核一钱五分，橘核一钱五分，炒槐米八分。煎服。三两岁小儿能服原方分量。年龄大小再为加减。

治小儿鹅口疮（俗说糊口白）方：

蛇蜕一条，白矾二钱，白蚕蛾□三个。将上两味药分装三个茧蛾内，用慢火烧透，为细末，再加梅片一分，搽患处数次效，先用小米水洗患处再搽药。

治小儿胎毒时常数月起，小疮不愈，用此方：

鸡蛋一个，明雄黄一钱。将鸡蛋裁出一小口把明雄黄纳入，用纸封好，再用胶泥包好，用炭火烧透去泥研末，香油调匀敷患处三五次即愈。

治小儿伤暑泄泻发热方：

西滑石二钱，粉甘草一钱，鲜莲叶半张。煎服。

治白口疮效方：

白马鬃炭、柳丁、薄荷、枯矾、人中白、月石、甘草、嫩杨树皮、梅片各少许。共为细末，搽之。

治小儿落地风方：

乳香、没药、麝香、轻粉、梅片各少许。共为末，用膏药贴脐上。

治小儿痢疾方：

鸡子一个，煮熟蘸生姜汁吃。

治红白口疮方：

五倍子一钱，建青黛一钱，梅片二分，川黄连五分，人中白八分。共为细末搽患处。

治食积痞块，消化不良，面黄肌瘦，发断头热，腹胀不食，多日不愈者服此方：

银柴胡二钱，青蒿梗二钱，地骨皮二钱，炙鳖甲三钱，鸡内金二钱，五谷虫一钱，炒山楂二钱，建曲二钱，山药二钱，槟榔一钱五分。煎服。热大者加胡黄连八分；不思饮食加炒仁八分，广陈皮一钱五分；腹胀者加麦芽二钱。此方分量适合三至八岁儿，年龄大小再加减。

治口疮服药方：

嫩柳条连皮叶三钱，地骨皮二钱，银花四钱。煎服。成人量。

疳积为小儿乱食伤脾，以致生虫而成，久则面黄消瘦，二目不明，古今名医治虫，治疳多用砒霜、二丑、大黄、三棱、莪术等消导破积之药，各家认为是治疳虫妙方，不论大小儿，如得此病久不愈，身体虚弱或贫血再服消导破积攻下之药，能使患者身体更虚弱，不如此单方杀虫消疾，不伤正气，方如下：

榧子仁一味研末，成人每服三钱，开水送下，每早晨服，连服数天自然下虫，小儿一至三岁每服五至七钱，年龄大小再为酌量，如无榧子仁用使君子仁亦效，此方是治疳虫效方。

治胆道蛔虫方，疼重者能昏厥，胃疼，呕吐，右腿弯曲，不能转侧，阵发性痉挛，疼则死，脉沉迟或无脉，四肢厥逆，呕吐甚时亦能吐出蛔虫，方如下：

酸梅一钱，川椒二钱，辽细辛一钱，制附子片一钱半，槟榔五钱，木香三钱，川黄连一钱半，黄柏二钱，元胡三钱，均干姜二钱，野党参三钱，全当归三钱，桂枝尖一钱半。

治勾蛔虫阵发性腹疼或胃疼，腹胀吐水，面黄身倦，食欲不振，杀虫健胃止疼，方如下：

老木香一钱半，槟榔四钱，炒川朴二钱，炒二丑三钱，广陈皮三钱，榧子仁四钱，使君子仁三钱，川楝子四钱，炒吴萸连各一钱，乌梅五钱，川椒二钱。

治绦虫方（俗说面条子虫又叫脱节虫），处方如下：

广槟榔四钱，西大黄六钱（后入），广木香三钱。煎服，空腹服。

治胆道蛔虫，胃疼腹疼作呕，方如下：

乌梅六钱，川椒二钱，细辛一钱，使君子仁二钱，元胡三钱，槟榔四钱，大香二钱，川朴二钱，雷丸二钱，焦山楂四钱，当归二钱。如便燥加西大黄四钱。

治条虫又方：

槟榔四钱，南瓜子二钱。此二味煎服很效。

又方：

南瓜子二钱，石榴根皮二钱，槟榔三钱。煎服。服后过一个多小时。再服以下列泻之药方：西大黄六钱，二丑五钱，广大香三钱。煎服。

治胆道蛔虫，胃疼作呕方：

玄胡三钱，乌梅一钱，川椒三钱，槟榔四钱，广木香二钱，川朴三钱。煎服。

治囊包虫身上无定处起疙瘩坚硬如杏仁大或比杏仁大，有二三年不愈，服此方效，用软坚化痰逐瘀之剂，管治此病，方如下：

牡蛎五钱，昆布三钱，大贝三钱，雷丸二钱，乳香二钱，没药二钱，当归三钱，赤芍三钱，川芎二钱，皂刺二钱，炮甲一钱半，柴胡二钱，陈皮二钱，银花三钱，槟榔三钱。煎服或丸药亦可，如炼蜜为丸，每服三钱，开水送下。此方可加海藻四钱，海浮石五钱，夏枯草五钱，石决明五钱，郁金四钱。

治囊包虫又方：

雷丸二钱，陈皮三钱，云苓三钱，半夏三钱，枳实三钱，槟榔四钱，竹叶三钱，磁珠丸二钱。煎上药，冲服。

治寸白虫又方：

香油炒葱白食之，化虫为水。

治寸白虫肛门作痒下虫方：

用棉花球蘸油塞肛门内虫自出。

治蛲虫勾蛔虫方：

白雷丸三钱，榧子仁三钱，使君子仁三钱，二丑六钱，槟榔四钱，西大黄七钱。共为细末，每服三钱，空心，白糖水送下，小儿酌用。

治勾蛔虫小儿疳积效方：

榧子仁五钱，使君子仁五钱，槟榔五钱，广木香三钱，炒二丑一钱。共为细末，成人每服三钱，白糖水送下，小儿酌用。

治心胃虫疼或茶水入口即吐或口渴饮水不止或吐清水，皆虫疾也，方如下：

用葱白汁一杯饮下，随饮真香油一杯即愈，化虫为水，并治寸白虫。

治蛔虫腹疼或作呕：

饮醋少许即止。

治勾虫引起的贫血，或妇女因勾虫引起的贫血虚肿或停经，用此方：

榧子仁五钱，川朴一钱，陈皮一钱，当归一钱，炒苍术一钱，皂矾八钱。馍一个去瓤少许将皂矾装馍内烧焦连药共为细末，枣肉为丸，红糖水送下，每次二钱，每天一次。

治痰疾癫狂病，狂病有因伤寒而得者，此谓之狂也，照张仲景伤寒门治之用白虎汤加减，以泻火自愈。有终年狂病而不愈者或持刀杀人，不认父母，见水则喜，见食则怒，此乃心气之虚，而邪热乘之痰气侵之，遂成狂病，欲泻火而火在心，不易泻，欲消痰而痰在心又不易除，唯有补脾胃之虚则心自养，不必祛痰痰自化，不必泻火火自无，方如下：

高丽参三钱，朱茯神一钱，炒白术一钱，粉甘草一钱半，石菖蒲二钱，清半夏三钱，菟丝子三钱，制附子片一钱。

治癫痫痰迷，神志不清（俗说羊羔风）方：

生白矾一钱，上茶叶五钱，郁金五钱，菖蒲三钱，天麻三钱，珠宝砂三钱，大贝五钱。共为细末，炼蜜为小丸，每服二钱，开水送下，一日二次。

治羊癫风方（俗说羊羔风）方：

石决明五钱，川天麻三钱，制南星二钱，西大黄四钱，郁金三钱，菖蒲二钱，栀子二钱，老木香二钱，大贝三钱，全虫□个，蝉蜕五钱，防风二钱，珠宝砂八钱（冲），炮甲一钱，蜈蚣二条。效方，成人量，六至十岁减半。

治癫痫痰厥方：

天麻五钱，青礞石四钱，鹅管石五钱，天竺黄三钱，菖蒲三钱，胆星三钱，白僵蚕四钱，枳壳三钱，全虫二钱，地龙三钱，川贝四钱，珠宝砂四钱，大赤金十张，炮甲二钱，西牛黄七钱，郁金五钱，蝉蜕五钱。共为细末，加竹沥一钱，生姜汁一钱，用此二味和药丸，如和不成再加炼蜜少许，朱砂为衣，每服三钱，开水送下，每天二次。

治痰迷心窍，神志不清，独语，好呼骂或癫痫吐痰，方如下：

生白矾一钱，甜瓜蒂一钱，牙皂八钱。共为细末，每服一钱，开水送下，不吐隔日再服。

治癫痫痰迷方：

甘遂一钱半，珠宝砂一钱。共为细末，放雄性猪心内连药煮熟，食之并服汤。

治羊癫风，头眩亦效方：

真牛黄五钱，麝香三钱，贝母一钱半，小茴香虫七个，郁金二钱，天麻二钱，混酒糟二钱，全虫一钱，朱砂一钱。共为细末，每服三至五分，分量适合三至五岁，开水送下。如无茴香虫可用茴香七分代之。

治羊癫风（食厥）或癫狂方：

西牛黄五钱，天竺黄一钱半，全虫一钱，蜈蚣两条，炮甲一钱，菖蒲二钱，珠宝砂一钱，半夏三钱，陈胆星二钱，六曲三钱，天麻二钱，大赤金七张，郁金三钱。煎服。西牛黄、大赤金、珠宝砂三味另包，共为细末，分四次冲服。能配丸药更好，炼蜜为小丸，每服二钱，开水送下，成人量。

治癫痫方：

韭菜地里地龙七条，翻过洗净用白面做馍，内蒸熟一次食完。

治小儿食痫，其病脾因小儿食乳过度，停结中脘乘一时痰热，壅胜遂致成痫，初起面黄腹胀口内酸臭，有时发搐痉挛即羊癫风之类，方如下：

蝎尾一钱，雄黄一钱，珠宝砂一钱，双钩藤一钱半，蝉蜕肚一钱，煅赭石一钱，炮甲八钱，蜈蚣二条，杏仁一钱（去皮），巴豆二个（去壳，去油），牛黄二钱，川贝一钱。每服二钱，姜汤送下。

治怒气伤肝，并肺传大肠，以致肠鸣气走有声，胸胀胃满，二便或闭或溏，方如下：

白术三钱，云苓五钱，青陈皮各三钱，半夏三钱，川朴三钱，麸三钱，木香二钱，丝络四钱，建军曲三钱，枳壳二钱，香附四钱，郁金三钱，内金三钱，丹参三钱，苏子二钱。

治肝气郁滞血虚作热牙疼效方：

当归三钱，赤芍三钱，柴胡三钱，云苓四钱，白术三钱，荆芥三钱，防风三钱，郁金三钱，青皮三钱，白檀香三钱，牛膝三钱，生地三钱，丹皮三钱，栀子三钱。

治虚火上炎，眼病流泪方：

当归三钱，赤芍三钱，柴胡二钱，菊花四钱，蒺藜三钱，枸杞三钱，丹皮三钱，栀子三钱，蝉蜕三钱，青皮三钱，草决明四钱，谷精草三钱，蒙花三钱，云苓五钱。

治夏天感冒发热，作泻腹疼方：

香薷三钱，扁豆一钱，云苓一钱，山药五钱，泽泻三钱，猪苓三钱，葛根四钱，陈皮三钱，川朴三钱，石斛四钱，乌梅三钱，连翘三钱，诃子三钱，焦山楂三钱，莲子五钱。

治心脏衰弱，气血两亏有时心跳失眠面肿丸药方：

熟地四钱，山萸肉四钱，云苓四钱，山药四钱，丹皮三钱，泽泻二钱，制首乌三钱，菊花二钱，五味子二钱，木香二钱，枸杞三钱，当归二钱，白芍三钱，远志三钱，枣仁四钱，柏子仁四钱，陈皮四钱，丹参四钱。共为细末，和为小丸，每服三钱，开水送下，常用药方，以上均是效方。

治腹泻方，泄泻三昼夜不止，服药不效，不腹疼，用此方一剂痊愈：

太子参三钱，炒山药一钱，炒扁豆一钱，炒玉米五钱，莲子一钱，芡实一钱，川木瓜三钱，乌梅三钱，菟丝子五钱，云苓一钱，炒白术三钱，泽泻三钱，陈皮三钱，炒诃子四钱，炒肉豆蔻二钱。煎服。

治肝阳上亢，风火上升，角膜发炎，眼皮肿疼或眼皮内生小疮，宜除风平肝清热剂，方如下：

石决明五钱，草决明四钱，菊花三钱，蒙花三钱，银花五钱，公英五钱，大青叶根各四钱，当归三钱，赤芍三钱，全虫三钱，炒栀子三钱，丹皮三钱，夏枯草五钱，蝉蜕三钱。如热大者加川黄连二钱。

治面部（或身上）起小疮，肿疼，宜解毒消肿清热之剂，方如下：

金银花一钱，连翘四钱，公英五钱，牛蒡子三钱，大贝四钱，全虫三钱，蜈蚣三大条，制乳没各三钱，当归三钱，赤芍三钱，菊花四钱，白芷三钱，大青叶根各五钱，陈皮三钱，栀子三钱，地丁三钱。如热大者加花粉三钱；如肿疼欲出脓者加炮甲二钱，皂刺三钱；如下部生疮加川牛膝三钱，去菊花；如腰部生疮加炒杜仲五钱。

治肝胃气滞气逆不降或胸膈作疼（名呃气），宜调气降逆，方如下：

炒苏子三钱，老木香三钱，炒枳壳三钱，青陈皮各三钱，制半夏四钱，双花四钱（绢包），赭石五钱，郁金四钱，炒川朴三钱，焦三仙各三钱。如嗳气重加降香三钱。

第六章

五官科

第一节　眼　疾

眼病古有五轮八科，七十二问之辨，因名目太多，难以尽论，但言阴阳虚实寒热，标本施治不可紊乱，五脏六腑之精华，皆注于目，又云目者肝之窍也，肝与胆为表里，肝液胆汁充足目远视，故无论外感内伤，皆于肝胆有关。无六淫之邪唯风火燥居多，兼寒兼湿亦少有之，目之为患，肝胆心肾为多，他经亦少有之，一切风火治宜清散，有虚火实火之不同。实者肝胆之风热盛也，凡暴赤肿疼胀闷难睁，医泪酸涩作痒，皆实证也，当除风清热；虚者肾水亏火衰，久痛昏暗，专盲，雀目、内瘴、迎风流泪，皆虚证也，宜壮水益火滋阴，当审其缓急而治之，诸方列后。

对眼科各病个见：急性初得者风火者为多，因目为肝窍，肝脏属水，旺生风热，风火上升，很快能得眼病，二目红肿作疼或作痒流泪，羞明怕亮，如急性初得之眼病，宜清热除风明目之剂，自愈。

慢性目疾属肝肾阴虚者多，肝藏血、肾藏精，精血不固，肾水不能滋肝水，易生眼病，二目昏花，视物不明或生云翳或头晕失眠，宜滋阴降火补肾水、生肝血、明目退翳之剂，自愈。

对于慢性眼病病因很多，如系肾虚弱，久治不愈或兼病多，如七情六郁思虚过度，与五脏六腑都有关系，得了眼科疾病，如与这几条有关都很难治愈，病人得学养病的常识，清心寡欲，淡泊养神，另外再服点中药，滋肾水涵肝木，明目，随症加减，慢慢自愈。眼症意义很深，治疗甚难，个人所说的办法有治有养只是大概而言之，难以尽述寥寥数语，以做参考。

治近视方：

沙苑子三钱，桑椹子四钱，决明子三钱，五味子二钱，生地三钱，菟丝子四钱，谷精珠四钱，自蒺藜三钱，蝉蜕三钱，蒙花三钱，枸杞三钱，小黑豆五钱。煎服。能配丸药更好，将药共为细末，炼蜜为小丸，每服三钱，每日一次，淡盐少许冲水送下，水法丸亦可。

治眼中起红筋胬肉，白膜云翳等症效方：

生石蟹三钱（研末），羚羊五钱（末），蒺藜三钱，草决明三钱，菟蔚子三钱，石决明五钱，当归三钱，栀子三钱，赤芍三钱，菊花四钱，木贼三钱，蝉蜕四钱，胆草三钱，丹皮三钱，郁金三钱。

治倒睫，即眼毛倒卷刺目，流泪，视物不明方：

木鳖一个去壳研细末，用绵裹或用纱布裹塞鼻内，左眼塞右，右眼塞左。

治退云翳方：

宫螳螂七个捣烂，每晚敷两足心，用布固定，重者一月，轻者半月，云翳可退。

治急性角膜发炎红肿作疼，如害眼状，又说红眼睛，方如下：

公英一钱，银花一钱，大青叶五钱，栀子四钱，桑叶五钱，甘草三钱，车前草五钱，石决明一钱，黄连二钱。

治退云翳方：

煅石燕子研末，每用一钱，烧鸡食之。

治眼漏方，即眼下生疮久不愈流脓血水方：

柿饼子去净皮捣如泥，敷患处。

又方：

用驴眼上退的皮贴之效。

治眼漏久不收口方：

黄芪四钱，野党参三钱，当归三钱，熟地三钱，枸杞三钱，云苓四钱，寸冬三钱，白芍三钱，远志三钱，川芎二钱，桂心一个，甘草三钱，姜三片，枣三个（为引）。

治麻疹后迎风封眼不能睁方如下（验方）：

谷精草净珠二钱，丹参二钱，生白矾如小枣大一块。共为末，用大麻籽去皮适量与上三味打成膏，敷两足心，用纱布固定，对时一换，三两次愈。

治四季暴发眼，赤肿热疼，胬肉攀睛羞明流泪方：

菊花五钱，防风三钱，羌活二钱，栀子三钱，川黄连一钱半，蒺藜三钱，银花五钱，蝉蜕四钱，蒙花三钱，赤芍三钱，丹皮三钱，石决明五钱，草决明三钱，桑叶三钱，公英五钱。如红肿胬肉多者加归尾三钱，桃仁三钱，红花三钱；如热大加真羚羊四钱（末），胆草三钱；如大便燥结加西大黄八钱（后入），元明粉四钱（冲服）；如妇女加茺蔚子三钱。

治风火眼见风流泪方：

生地三钱，柴胡二钱，菊花四钱，丹皮三钱，川黄连一钱半，红花一钱半，当归三钱，珠宝砂八钱，上梅片八钱，珍珠二钱，西牛黄一钱，共为细末，用凉水少许点眼。

治飞尖入目方：

鲜藕汁点眼内，自愈。

治火眼害眼点眼方：

川黄连八分，梅片三分，乳汁一酒杯，将药放乳汁内用香油，灯头慢慢熬开，冷凉点眼内，效。

治点久不退方：

白蒺藜四钱，煎水洗眼并服蒺藜水。蒺藜补肾祛翳，又名长生壮药故服之效。

治云翳不退方：

公兔子屎七粒，由兔腹内剖出为佳，每服七粒，开水送下。

治双目不明，瞳仁反背，熏洗方：

黑豆一百粒，白菊花四钱，芒硝四钱，双桑叶三钱。水一碗煎数滚，每日熏洗两三次，三日换药，再煎再洗，五六个月痊愈。

治老人花眼方：

早晨太阳出时，对太阳看十分钟，朝朝如是，数月有效。

预防花眼方：

鲜秫秫花微焙焦三钱，熬水冲红糖少许服之，七天一次，共服七次效。

治花眼方，眼已经花过，视物不清服此方能转好：

大桂圆肉七个，每个包辽五味三粒（打碎），开水送下，每天一次，共服七次。另食西杞果十四粒。

治白内障方：

熟地五钱，山药五钱，云苓四钱，丹皮三钱，山萸肉三钱，枸杞三钱，草决明四钱，蒺藜四钱，沙苑子三钱，夏枯草五钱，当归三钱，五味子二钱，菊花二钱，谷精草净珠四钱，蚕衣三钱，蝉蜕三钱，蒙花三钱。如有热者加黄柏二钱。

治大人虚火眼病流泪方：

菊花四钱，蒺藜三钱，枸杞三钱，丹皮三钱，栀子三钱，柴胡二钱，蝉蜕三钱，当归三钱，夏枯草一钱，赤芍三钱，青皮三钱，草决明四钱，谷精草珠三钱，蒙花三钱，郁金三钱，生地四钱。

治肾虚，眼珠酸疼，视物不明方：

真西枸杞四钱，好酒浸一夜，分四份炒，一份用川椒五钱慢火拌炒，一份小茴五钱拌炒，一份用黑芝麻拌炒，炒妥各去拌药，拣净枸杞一份用青盐五钱研末慢火拌炒，盐入枸杞内再加当归一钱，生地一钱，菊花一钱，云苓一钱，谷精蔻一钱，炒白术一钱，夏枯草一钱，煨豆蔻一钱，炒补骨脂一钱，炒吴萸一钱，辽五味一钱。再加四神丸，共为细末，炼蜜为小丸，每空腹服三钱，开水送下。

治风火云翳遮睛，满眼胬肉，点眼并洗眼方：

云胆矾二钱，当归二钱，杏仁二钱半，青盐一钱半，辽五味一钱半，花椒一钱半，铜绿一钱，枯矾一钱，广针七根。公鸡胆七个取净胆汁入药内，胆囊不用。用井凉水泡之，针化为度，用细瓷瓶将眼药水保存，用时将此水少许点眼并洗眼皮，泡药用水量半斤之许。

治火眼内有云翳作疼，有火即发方：

谷精草净珠四钱，夏枯草四钱，石决明四钱，云苓四钱，决明四钱，望月砂三钱，夜明砂三钱，蝉蜕三钱，蒙花三钱，木贼三钱，蚕蜕一钱半，炒白术二钱，生地三钱，丹皮三钱，蒺藜三钱，丹皮三钱。共为末，牙猪肝一叶，用砂锅煮熟食肝并服汤。

治风火眼害眼方：

春柴胡三钱，胆草二钱，生地三钱，菊花四钱，当归三钱，赤芍三钱，丹皮三钱，黄连二钱，蒙花三钱，桑叶二钱，木贼三钱，栀子三钱。如热大加羚羊四钱；如肿疼加银花五钱，防风三钱。

治四季暴发眼赤肿如桃，胬肉攀睛，羞明流泪，服此方：

杭菊花四钱，川羌活一钱五分，防风三钱，炒蒺藜三钱，生栀子三钱，蒙花三钱，蝉蜕三钱，煅石决明四钱，川连一钱，银花四钱，丹皮三钱，赤芍三钱，木贼三钱，桑叶二钱。煎服。如红肿胬肉多者加桃仁二钱，红花二钱，当归尾三钱；热大者加羚羊角五分；大便燥者加西大黄八钱，元明粉三钱（冲服）；妇女加茺蔚子四钱。

治火眼见风流泪方：

春柴胡二钱，菊花三钱，粉丹皮二钱，生地二钱，黄连一钱，甘草一钱，全当归二钱，赤芍二钱，红花一钱，蝉蜕二钱，泽泻二钱。煎服。

治云翳攀睛，视物不明，长久不愈，此方效：

蛇蜕三钱，蝉蜕四钱，凤凰衣三钱，蚕蜕三钱，真毛珀一钱五分。共为细末，每用五分，烧鸡肉或炒鸡蛋吃均效。

治虚火上炎，眼有云翳作疼，有热即发，或眼珠疼痛，此方滋阴降火，明目退翳：

煅石决明四钱，西杞果三钱，炒蒺藜三钱，谷精草三钱，当归尾三钱，蝉蜕三钱，生熟地各三钱，粉丹皮三钱，炒黄柏二钱，菊花三钱，蒙花三钱，草决明三钱，木贼二钱。煎服。如云翳厚者加蚕衣三钱，蛇蜕二钱。

治阴虚水不能，即济眼珠疼痛，视物不明方：

大熟地三钱，净山萸肉二钱，怀山药三钱，泽泻二钱，西枸杞二钱，天云苓四钱，粉丹皮三钱，炒蒺藜三钱，知母二钱，白菊花二钱，蝉蜕二钱，青葙子三钱，煅石决明四钱。煎服。

治眼红肿烂眼流泪方：

炒蒺藜四钱，菊花三钱，杏仁四钱，西枸杞二钱，炒白术二钱，望月砂三钱，夜明砂三钱，当归三钱，生地二钱，栀子炭二钱，川芎一钱，夏枯草四钱。煎服。

治云翳遮睛满眼胬肉点眼药方：

真朱砂五分，真毛珀五分，煅甘石五分，蚕砂五分，月石五分，珍珠一分，熊胆五分，煅石蟹五分，西牛黄一分，梅片五分。共为细末，用凉水点眼，此药要研极细末。

治风火烂眼方：

白矾一钱，嫩槐条五寸。煎水洗之，再饮桑叶茶。

第二节　牙　疾

治牙疼浅说，不外风、火、虫三项。火有虚火、实火之分，虚火其疼甚缓，日轻夜重，实火疼不可忍。风疼者，疼而且肿甚至头面均肿疼，呵风亦疼。虫疼者，疼时必在一处，叫嚎不已，亦有虚疼在一处者。治法很多，不论风火虫，总以清火为本，盖虚实各有不同故也，古方有分上下左右按经络施治之法，此治牙疼诸方列后。

治风火牙疼方：

生石膏五钱，川黄连二钱，生地三钱，西滑石三钱，栀子三钱，防风三钱，均青皮三钱，绿豆皮三钱，西瓜皮一钱，郁金三钱，川牛膝三钱。煎服。

治风火牙疼，外用方：

生地二钱，潮脑二钱，辽细辛二钱，辽五味二钱。共捣为丸，塞牙疼处。

治牙疼漱口方：

辽细辛、良姜、制草、川乌、川椒各一钱，用干酒三两。将药煎开，冷凉含口内缓缓漱之吐出，数次效。

治走马牙疳方：

元红枣一枚去核，加红砒如花生仁大，入枣内包好放瓦上，慢火焙焦至枣枯烟尽取出，用碗盖住存性，候冷加上梅片，共研细末，搽患处，先用注米水漱净口再搽药面，数次有效。

治牙疼诸方列后。

治牙疼通用方（不论风火疼均可用以下有加减法）：

生地四钱，生石膏五钱，丹皮三钱，竹叶三钱，防风三钱，荆芥二钱，赤芍三钱，青皮三钱，川牛膝三钱，甘草二钱。以上十味为治牙疼之主要药，另外再看哪个牙疼再加减药，上四颗门牙无论哪个牙疼或四颗牙全疼均加川黄连一钱半，黄柏二钱；左上边后头大牙加胆草二钱，羌活二钱；左下边后头大牙疼加栀子三钱，柴胡二钱；右上边后头大牙疼加西大黄四钱，炒枳实三钱；右下边后头大牙疼加黄芩三钱，桔梗三钱；除了四个门牙和后头的大牙下余中间的大牙，不分上下只分左右，凡是左边的大牙疼无论哪个或几个牙全疼均加川芎二钱，白芷二钱；如是右边的大牙疼均加白术三钱，白芍三钱。

治风火牙疼方：

生石膏七钱，生地四钱，栀子三钱，丹皮三钱，赤芍三钱，细辛一钱，升麻二钱，青皮三钱，柴胡三钱，白术三钱，白檀香三钱，川牛膝三钱。

治风火牙疼如服上方不效，可服此方：

川黄连二钱，生石膏八钱，西滑石四钱，绿豆皮五钱，青皮三钱，竹叶三钱，西瓜翠衣一钱，栀子三钱，防风三钱，芦根四钱。

治火牙疼方：

石膏一钱，生地五钱，栀子三钱，竹叶三钱，川牛膝三钱，元参三钱，赤芍三钱，丹皮三钱，元明粉二钱，车前子三钱。如右边疼加生桑白皮三钱。

治牙疼，外用方：

雄黄一钱，火硝一钱，白矾一钱，梅片三钱，樟脑一钱。共为细末，绵裹药末。牙疼处咬之或搽牙疼处。

治牙疼，外用方：

川椒七个，巴豆一个（去壳）。共为细末，或做成丸，绵裹咬疼处。

治牙疼漱口方：

细辛一钱，良姜一钱，川草乌各一钱，干酒四钱。水少许煎开，兑酒泡之漱口。

治牙疼漱口方：

川椒一钱半，细辛一钱半，白芷一钱半，防风一钱半。水泡煎开冷凉漱之。

治牙疼拔牙自落方：

草乌一钱，轻粉二钱，麻黄四钱，蜈蚣一条，白马牙一个（煅透）。共研细末，点在疼牙上面，嗽一声自落。

治拔牙自落不疼方：

活鲫鱼一条（重十两之许），白砒一钱。研细末，装鱼肚内，放无风且猫犬不见之处，七日后鱼生白毛霜，用鸡毛扫下用少许，撒膏药上贴牙上自落。

治愈牙疼病人一例，患者纪某，男，48岁，本县木器厂人，患牙疼口噤腮部结核，坚硬如石，经打针、服西药月余不效，饮食困难，后改服中药一剂，口开疼止，结核消失一半，两剂痊愈，因此方有效记之做参考：

生地四钱，丹皮三钱，栀子三钱，银花五钱，连轺三钱，防风三钱，当归三钱，赤芍三钱，川芎二钱，荆芥二钱，白芷二钱，蝉蜕四钱，没药三钱，防皮三钱。

治肝肾虚火上炎牙疼方：

生熟地各四钱，山萸肉三钱，云苓四钱，山药四钱，丹皮三钱，泽泻二钱，黄柏二钱，赤白芍各三钱，当归三钱，牛膝三钱。

治风火牙疼方：

蒺藜四钱，丹皮三钱，栀子三钱，赤芍三钱，竹叶三钱，防风三钱。

治肝气郁滞，血虚作热牙疼，效方（1973年11日记）：

当归三钱，赤芍三钱，柴胡三钱，云苓四钱，白术三钱，生地三钱，丹皮三钱，牛膝三钱，青皮三钱，荆芥三钱，防风三钱，郁金三钱，白檀香三钱，栀子三钱，元胡三钱。

治三叉神经疼或面神经麻痹方：

当归三钱，赤芍三钱，川芎二钱，生地三钱，天麻二钱，制没药二钱，夏枯草五钱，双钩藤四钱，钱虫三钱，青皮三钱，细辛八钱，元胡二钱，柴胡二钱。有热加栀子三钱。

治愈一儿童，身体虚弱发育不良，八至十岁四年内牙齿全部脱落完，此病原因属肾亏，齿为骨之余，发源于肾经，肾为先天之根本，以治肾为主，用地黄汤加补骨固齿之剂，方如下：

熟地三钱，山药四钱，山萸肉三钱，龟板五钱，牡蛎三钱，鳖甲四钱，地骨皮三钱，龙骨齿各三钱，骨碎补一钱，枸杞二钱，杜仲四钱。此方每一剂煎三次，分三天服。每月服十剂，连服两个月，共二十剂，停药观察不久牙齿复生，永远坚固身体健康。

治牙疼痛药方，不论风火虫均效：

生地三钱，丹皮三钱，均青皮三钱，煅石膏三钱，炒白术二钱，淡竹叶一钱五分，荆芥穗二钱，防风三钱，赤芍三钱，甘草一钱。以上十味为全部牙痛之主药，另外再看哪颗牙痛再加减药。上四门牙无论哪颗疼或四颗全痛均加川黄连一钱，寸麦冬三钱；下四门牙无论哪颗疼或全部疼均加知母二钱，黄柏一钱五分；右上边后头大牙疼加大黄四钱，枳实三钱；右下边后头大牙疼加黄芩二钱，桔梗一钱五分；左上边后头大牙疼加胆草一钱五分，川羌一钱五分；左下边后头大牙疼加栀子二钱，柴胡二钱；除了四颗门牙和后头的大牙下余中间的大牙，不分上下只分左右，凡是右边的大牙无论哪颗或几颗全部疼均加白术二钱，白芍三钱；左边的大牙疼均加川芎一钱五分，白芷二钱。

治火牙疼方，有火即疼：

炒生地三钱，粉丹皮三钱，煅石膏四钱，赤芍三钱，炒栀子三钱，均青皮三钱，甘草一钱，细辛一钱，生白术三钱，升麻一钱，柴胡二钱。前服。

治风火牙疼如服上方不效可服此方：

川黄连一钱五分，西滑石三钱，西瓜翠衣五钱，绿豆皮三钱，青皮三钱，炒栀子三钱，防风二钱，银花四钱，煅石膏四钱，芦根三钱。煎服。

治牙疼方：

雄黄一钱，火硝一钱，白矾八分，梅片五分。共为细末，搽牙疼患处即止。

治虫食牙疼方：

生地一钱，湖脑三分。捣如泥塞疼处即止。

第三节 喉 疾

治风火咽喉之病，按咽喉之病发于肺经，因脏液不充阴阳气虚，君相二火必旺上冲于肺或外感风邪或受雾露秽浊之气，喉病发矣，即今谓喉风、喉痹、喉蛾、喉痛等类是也，因少阴水亏，不能上济君火，以致咽喉生病或肾液下泄，不能上润于肺，致络燥而为喉疼。使其阴阳和平，水火即济，而喉疼自愈矣，诸方列后（白喉另有立方）。

治风火喉疼初得，有表证，服此方：

荆芥三钱，防风三钱，豆根四钱，牛蒡子四钱，桔梗三钱，射干三钱，大青叶根各四钱，甘草二钱，银花一钱，连翘四钱，寸冬四钱，白僵蚕三钱，薄荷二钱。

治风火喉疼有里证，服此方：

银花一钱，连翘四钱，大青根五钱，生地四钱，大贝四钱，甘草二钱，木通二钱，玄参四钱，竹叶二钱，藏青果三钱，寸冬五钱。

治咽喉一切肿疼方：

针少商穴，穴在两手大指内外甲缝中，不上不下，于出甲齐处是穴，离甲一韭叶许，针时出血少许。

治虚火喉疼方：

食盐一钱，开水冲服，每天三次。

治虚火上延喉疼或音哑方：

玄参四钱，豆根四钱，桔梗三钱，大贝四钱，银花五钱，寸冬四钱，蝉蜕四钱，云补骨脂一钱半，大青根五钱，胖大海三钱，甘草二钱，射干三钱，藏青果四钱。

治风火喉咙或发热恶寒方：

荆芥二钱，防风三钱，牛蒡子四钱，射干三钱，桔梗三钱，元参三钱，豆根三钱，银花五钱，寸冬四钱，连翘四钱，甘草二钱，白僵蚕二钱，板蓝根五钱。煎服。如热大加竹叶四钱。

治温毒高热咽喉肿疼及喉痒方：

银花一钱，生地四钱，连翘四钱，元参五钱，牛蒡子四钱，大贝四钱，寸冬五钱，桔梗三钱，射干四钱，甘草二钱，公英四钱，板蓝根五钱，灯心五钱。如热大服药不效或便秘加西大黄八钱（后入），元明粉四钱（冲服），枳实四钱；如喉烂者马勃三钱，外吹吸锡类散。

治阴虚喉疼方：

熟地四钱，砂仁一钱，山药四钱，丹皮三钱，泽泻二钱，山萸肉三钱，云苓四钱，寸冬三钱，银花四钱，滑石四钱，青果三钱，桔梗二钱，紫油桂五钱。

治一切咽喉肿疼加减锡类散，吹药方：

青黛二钱，人指甲五钱，壁钱七个，灯心灰五钱，牛黄一钱，青果炭一钱，五倍子一钱半，黄柏一钱，黄连一钱，雄黄八钱，朱砂七钱，珍珠五钱，梅五钱，麝香一钱，月石八钱，人中白七钱。共为细末，每天吹喉三四次。

又方：

青黛二钱，人指甲五分，壁钱七个，灯心灰八分，青果炭一钱，五倍子一钱，雄黄八分，牛黄一分，朱砂七分，月石八分，人中白七分，麝香一分，珍珠五分，梅片五分。共为细末，每天吹三四次。

治时疫咽喉肿疼方：

上雄黄三钱，朱砂二钱，川黄连一钱半，白矾一钱，绿豆粉五钱。共为细末，每服一钱，开水送下。此方分量适合五至八岁，成人加倍。

治咽喉肿或风火喉咙疼吹喉方：

月石三钱，雄黄一钱，白矾一钱，朱砂一钱，青果一钱半，上梅片七钱，大珠子一钱，西牛黄二钱，煅五倍子一钱半，上麝香二钱。共为细末，吹喉。

治各种咽喉肿疼含化丸，方如下：

西牛黄一钱，净柏子仁二钱（去油），法制半夏二钱（雪水浸七日），雄黄三钱，陈胆星三钱，月石一钱，川郁金三钱，川黄连三钱。共为细末，水法为丸如桐子大，每服一丸，甘草汤送下，能含化更好，虚弱人和孕妇忌用。

治梅核气方，梅核气乃痰气结于喉中，吐不出咽不下，如草如发作痒，初起吐酸妨碍饮食，久则闭塞，方如下：

胆矾二钱，明矾二钱，月石二钱，牙皂三钱，雄黄二钱。共为细末，枣肉为丸，如芡实大，空心含化一丸，饮温黄酒一杯，每天一次，再服苏子降气汤。

治慢性咽炎方：

银花五钱，连翘三钱，栀子三钱，大贝四钱，玉米三钱，桔梗三钱，射干三钱，寸冬三钱，木香二钱，枳壳二钱，陈皮三钱，大青根四钱，甘草二钱。

治七情郁结或痰气结滞如梅核状，在咽喉之间吐不出，咽不下，中脘痞满，气不舒畅或痰涎壅盛上气喘急、作呕等症，方如下：

陈皮三钱，半夏三钱，云苓三钱，炒栀子三钱，黄芩三钱，桔梗二钱，苏子三钱，枳壳二钱，大贝三钱，郁金三钱，香附三钱，白蔻二钱，甘草一钱。

治缠喉风方：

白矾三钱，巴豆三个（去皮油），先将白矾、巴豆用铁勺溶化，冷凉后再入上梅片三钱，共为细末，吹喉内每日三四次。

治风火喉痛或发热恶寒，服此方：

荆芥二钱，防风三钱，炒牛蒡子四钱，射干三钱，桔梗三钱，元参三钱，豆根三钱，银花四钱，寸冬三钱，连翘三钱，甘草二钱，白僵蚕二钱，板蓝根四钱。煎服。

治瘟毒高热咽喉肿痛及喉痹方：

银花一两，生地四钱，连翘四钱，玄参三钱，牛蒡子四钱，大贝四钱，寸冬五钱，桔梗三钱，木通二钱，甘草二钱，板蓝根三钱，公英四钱，鲜石斛四钱，灯心五分。煎服。如热大服药不效或便秘者加大黄八钱（后入），元明粉三钱（冲服）；如喉烂者加马勃三钱，外吹加减锡类散方。

治阴虚喉痛及喉痹方：

熟地（砂仁拌）四钱，丹皮三钱，怀山药四钱，泽泻二钱，萸肉三钱，云苓四钱，寸麦冬三钱，银花四钱，石斛四钱，桔梗三钱，射干三钱，青果三钱，紫油桂八分。煎服。

第四节　鼻　疾

　　鼻渊脑漏者同病也，因肺气不和，胆热上移于胸，亦阴精不足，脑髓不固或由外感风寒之邪，久病化热，热郁气痹，以致风火上升，脑热下泄，鼻渊塞作以矣，宜除风清热解郁。如苍耳子散、川芎茶调散、菊花茶调散等方治之，则佐以莲叶、通草、桑叶之类；如脑热大者，用羚羊、栀子、石膏、滑石、鲜菊叶之类；如精气不足，脑髓不固，以天真丸加减治之。此是大概而言之，临症再当考前贤之法，以随症加减灵活运用。

　　治鼻渊初得，鼻塞方：

　　苍耳子四钱，辛夷仁三钱，白芷三钱，卜荼二钱，菊花四钱，葱白三寸，银花五钱，连轺三钱。煎服。如过敏性鼻炎加路路通三钱。

　　治鼻渊鼻塞方：

　　苍耳子四钱，辛夷仁二钱，菊花四钱，白芷三钱，辽细辛八钱，川通草二钱，大玄参三钱，金银花五钱，寸麦冬三钱，桑叶二钱，广藿香二钱，大青根四钱。

　　治鼻塞不通方：

　　辛夷仁、通草、辽细辛、制附子各五钱。共为细末，蜜调匀，用棉球裹，塞鼻内每日换一次，数天效，能加麝香少许更好。

　　治鼻渊鼻塞，久不愈，鼻流黄水或头晕疼方：

　　黄芪四钱，太子参三钱，当归身三钱，炒白术二钱，柴胡二钱，升麻一钱半，甘草一钱半，川通草三钱，寸麦冬三钱，陈皮三钱，辽五味一钱，云苓五钱，莲叶梗四钱。

　　治鼻渊方：

　　白菊花四钱，辛夷仁一钱，白芷四钱，炒苍耳子四钱，细辛七分，银花四钱，苏薄荷二钱，通草二钱，寸冬三钱，玄参三钱，山药四钱，云苓四钱，莲叶梗三钱。煎服。气虚者加西洋参一钱。

　　治鼻渊鼻塞久不愈方：

　　炙黄芪四钱，党参二钱，当归身四钱，柴胡一钱五分，升麻一钱，通草二钱，陈皮二钱，寸冬三钱，炒白术二钱，云苓三钱，甘草一钱五分，五味子一钱。煎服。

治鼻血不止方：

生地三钱，寸麦冬四钱，生艾叶一钱五分，侧柏炭二钱，大玄参三钱，粉丹皮三钱，三七参一钱五分，栀子炭二钱，鲜莲叶一张，茅根四钱，莲子四钱。煎服。如出血不止或七孔均出血加犀角二钱，牛膝二钱；或单服四生饮；如出血过多者可加西洋参一钱五分。煎水，慢慢当茶饮之。

治鼻血不止单方：

用线扎紧手中指第二节弯曲之处即止。

第五节　耳　疾

盖耳为清空之窍，清阳交会流行之所，受风热火郁之邪，与水衰火实，肾虚气厥者皆能失聪。肾开窍于耳，心亦寄窍于耳，胆络脉附于耳，体虚失聪，治在心肾，邪灭窍闭，治在胆经。故治法不越乎，通阳镇阴益肾补心，透窍降火，清胆等，使清静灵明之气，上走空窍，而听斯聪矣，诸方列后。

治耳鸣耳聋方：

煅磁石三钱，生地三钱，玄参三钱，丹皮三钱，炒栀子二钱，郁金三钱，菖蒲二钱，莲叶二钱，枸杞二钱，川牛膝二钱，珠云苓五钱，朱砂面八钱（冲服）。

治耳痔耳蕈耳挺方：

生地四钱，大青根三钱，菖蒲二钱，大贝三钱，炒牛蒡子三钱，炒栀子三钱，当归三钱，炒白芍三钱，丹皮三钱，银花五钱，石膏三钱，连翘三钱。煎服。

治耳痔耳蕈耳挺方，耳痔形如樱桃，蕈如生麻茹头大小，挺如枣核，细尖而长，弩出耳外，此症由肝肾二经虚火凝结而成，方如下：

真砂五钱，真明雄黄八钱，净轻粉八钱，上梅片二钱。共为细末，凉水调匀，用净毛笔蘸药点患处，数日有效。

治耳鸣耳聋目昏方：

熟地一钱，山萸肉五钱，云苓一钱，枸杞五钱，当归身五钱，炒黄柏四钱，炒知母四钱，泽泻四钱，山药一钱，菊花五钱，五味子三钱，炒蒺藜五钱，丹皮五钱，川牛膝三钱，煅磁石一钱，菖蒲四钱，炒白芍四钱。共为细末，炼蜜为小九，每服三钱，盐汤送下。

治耳鸣耳闭方：

生地四钱，元参三钱，丹皮三钱，炒黄柏二钱，枸杞三钱，菖蒲二钱，煅磁石三钱，珠云苓四钱，远志五钱，郁金三钱，莲叶四钱。如头晕疼加石决明四钱，菊花四钱。

治阳虚头晕目眩耳鸣耳聋方：

熟地四钱，云苓四钱，山药四钱，丹皮三钱，黄柏三钱，菖蒲二钱，龟板四钱，牡蛎四钱，知母二钱，枸杞二钱，煅磁石三钱，赤白芍各三钱。如失眠加枣仁四钱，远志三钱。

治阴虚耳鸣耳聋头晕目眩方：

西枸杞二钱，煅磁石二钱，菖蒲二钱，熟地三钱，萸肉二钱，大皮二钱，炒知母二钱，炒黄柏一钱五分，滑石二钱，山药三钱，云苓四钱，炙远志三钱。如失眠者加炒枣仁四钱，煅牡蛎四钱。

治耳内流脓血水方：

石榴花五钱（晒干），雄黄五钱，梅片一钱。共为细末，吹耳内，每日二次。

治中耳炎耳内流脓血水方：

银花五钱，连翘三钱，公英四钱，板蓝根四钱，丹皮三钱，栀子三钱，云苓四钱，菖蒲二钱，甘草二钱，大贝赤芍三钱，生地三钱。

治中耳炎耳内流脓血水又方：

枯矾五分，川黄连七钱，梅片一钱，当门子少许。共为细末，洗耳后吹药末。

治耳闭或流脓血水方：

蛇蜕少许，包当门子少许塞耳内，两日换一次。

治耳外湿疮，流脓血水或作痒，用此方：

黄丹七钱，黄香一钱，雄黄五钱，枯矾四钱，净轻粉二钱，梅片二钱。共为细末，香油调搽。

治中耳炎，耳后肿疼发热，流脓水方：

银花四钱，连翘三钱，牛蒡子二钱，菊花三钱，公英三钱，大贝三钱，全虫一钱，大青根四钱，丹皮二钱，炒栀子二钱，制乳没各一钱半，炮甲一钱，赤芍二钱。如热大者加川黄一钱半。

治中耳炎西药方：

地塞米松一片，土霉素一片，此方分量适合五至七岁，服时与中药隔开。

治中耳炎耳内流脓或血水方：

金银花四钱，净连翘三钱，粉丹皮三钱，栀子炭二钱，浙贝母三钱，云茯苓四钱，石菖蒲二钱，粉甘草二钱，白菊花二钱。煎服。

治中耳炎流脓血水方：

枯矾五分，川连五分，梅片一分。共为细末吹耳内。

治中耳炎流脓水外用吹耳方：

真朱砂三分，枯矾八分，苏雄黄五分，梅片二分。共为细末，吹耳内少许或用水调匀用毛笔蘸药点患处亦可。

治耳内流脓血水长久未愈，用此方：

石榴花五分，晒干研细末，加梅片一分，吹耳内，每天两次，数天痊愈。

治耳骤然聋，因虚火上延，耳窍闭塞，方如下：

葛根三钱，生地三钱，丹皮三钱，炒栀子三钱，菖蒲二钱，郁金三钱。

治耳鸣耳闭方：

大生地三钱，珠云苓四钱，石菖蒲二钱，炒黄柏一钱五分，粉丹皮二钱，煅磁石二钱，西杞果一钱五分，栀子炭一钱五分，莲叶一钱五分。如头晕者加石决明五钱，萸肉三钱。煎服。

第六节　美　容

治酒糟鼻，鼻准红赤作痒方：

用食盐研细，每是搽牙，含水漱口入水盆中，洗面月余自愈。

又方：

雄黄二钱，硫黄一钱，绿豆粉二钱，湖脑少许。共为细末，用初生人乳汁调搽，数天愈。

治酒糟鼻和雀斑风，面上一切斑点效方：

绿豆二钱，荷花瓣一钱（晒干），滑石三钱，白芷三钱，白附子三钱，密陀僧一钱，梅片一钱。共为细末，早晚洗面时搽之。

治面上黑气发灰暗方：

半夏三钱（焙），研细末，米醋调敷，不见风，每天搽数次，用人乳调，三四日后用皂角煎水洗去即白。

又方：

柯子一钱和蜜捣烂为丸，每日洗面数次即白。

治面浊然灰暗，方如下：

牡蛎四钱，甘草一钱。共为细末，炼蜜为小丸，每服三钱，开水送下。

治面上雀斑，其色或黄或黑或灰暗，碎点无数，此病由火郁血分，风邪外搏而成，用时珍玉容散，方如下：

牙皂、紫背浮萍、青梅、樱桃各五钱，鹰屎白或使鸽屎白亦可，共为细末，早晚用少许放手心内水调浓搽面上，良久以温水洗面至两星期内，其斑脱落。

治酒糟鼻，红肿作痒方：

白果仁，自嚼溶，用甜酒糟调均，搽之，夜搽日洗。

治鼻外生小疮：

杏仁（去皮尖），研细末，人乳汁调搽，数次愈。

治少年白头发（俗说少白头）方：

制首乌三钱，生地三钱，黑芝麻三钱，黑料豆三钱，鲜藕三钱。加水煎服，煎两次，一次服完，每天一次，长服有效。

治脱发成块（又名斑秃）方：

生地四钱，丹皮三钱，首乌四钱，龟板一钱，牡蛎五钱，鳖甲四钱，枸杞三钱，夜交藤四钱，白芍三钱，当归三钱。

治斑秃方歌：

首乌生地粉丹皮，归芍鳖甲西枸杞，龟板牡蛎夜交藤，斑秃脱发效力奇。

治脱发单方：

鲜藕四两，煮熟食之，并服汤半茶杯，每日一次。

治脱发重生方：

黑芝麻梗、嫩叶柳枝各等分，煎水洗之，易生且润。

又方：

脱发处用生姜擦之易生。

第七章
医案集

第一节 心系病证

1. 冠心病痰饮型案

孙××，男，33岁。主诉：胸闷而沉重，时有作痛，隐痛不甚，阴天易作。不断咳唾痰涎。纳少，口黏，恶心，身倦，大便软，舌苔白腻，脉搏滑而无力。西医诊断冠心病。此乃，痰饮停于心胸，窒塞阳气，络脉阻滞。治宜温化痰饮，宣痹通阳，佐以活血化瘀之品。方拟瓜蒌薤白半夏汤化裁：

瓜蒌 15 克	薤白 12 克	半夏 10 克	郁金 12 克
绛香 10 克	丹参 50 克	赤芍 10 克	当归 12 克
红花 10 克	毛冬青 50 克	桃仁 10 克	川芎 10 克
玄胡 10 克			

五剂。

二诊：

自诉：以上症状闷痛减轻，口吐痰涎减少，但仍食欲不振，心慌。

原方去玄胡、薤白，加陈皮 10 克，柏子仁 10 克，橘络 10 克，首乌 10 克。

五剂。

三诊：

自诉：胸闷疼痛消失，饮食良好，身较有力，口吐痰涎大减。

又上方五剂痊愈。

2. 冠心病心绞痛案

赵××，男，47岁。胸闷刺痛二年余。反复发作，常治不愈。发育正常，营养中等，面色无华。脉搏沉涩，舌暗红、边缘有瘀点、苔薄，大小便无异常。此乃胸阳不振，瘀血痹阻。治宜通脉活血，化瘀止痛。方拟失笑散加味：

炒五灵脂 10 克	生蒲黄 10 克	炒玄胡 10 克	制没药 6 克

三剂。

二诊：

主诉：上药服后，疼痛胸闷感略有减轻，不太显效。

原方加当归10克，赤芍10克，郁金10克，炒香附10克，桃仁10克。

四剂。

三诊：

脉搏沉细而不涩，舌边瘀点基本消失，胸闷刺痛已愈，唯觉胸有紧束感。

上方去玄胡、香附，加桂枝、丹参。

五剂。

四诊：

主诉：胸部通畅，疼痛痊愈，其他无异常，别无所苦。

又与失笑散三剂而愈。

3. 冠心病阳虚型案

李××，男，58岁。气短无力，素有心肌梗死，心胸经常阵阵隐痛，胸闷气短，动则喘息，心跳，身倦乏力，懒言。两天前胸痛加剧，四肢厥逆，出冷汗，面色苍白，血压下降至70/50mmHg。经西药治疗后略有好转。现脉搏细沉无力，舌淡红胖、边缘有齿痕、苔薄。此系心气不足，胸阳不振，阳气不固，血行无力。治宜补心气振胸阳。方拟参附汤加味：

红参15克	附子片12克	炙黄芪15克	丹参15克
龙骨12克	牡蛎12克	柏子仁12克	

三剂。

二诊：

汗止，血压上升至96/70mmHg，精神尚可，胸闷减轻。

原方三剂。

三诊：

饮食良好，语言有力，血压116/80mmHg，身体较前有力。

又上方服之而痊愈。

4. 冠心病瘀血型案

陈××，男，45岁。胸闷不舒，时有刺痛。头晕，口干不欲饮，失眠，口唇紫暗，舌下络脉青紫、舌质红有瘀点、苔薄，脉搏沉涩。《内经》云："心痹者，脉不通。"心阳阻遏，血行不畅故也。治宜活血化瘀，佐以甘寒养阴。

方拟桃红四物汤加减：

当归 10 克	生地 10 克	川芎 10 克	赤芍 10 克
桃仁 10 克	红花 10 克	制首乌 10 克	杞子 10 克
丹参 50 克	丹皮 10 克	地龙 10 克	核桃仁 2 枚
冰粉 15 克	天麻 10 克		

五剂。

二诊：

上药服后，头晕，胸闷减轻，刺痛已愈，瘀血证候也随减。

原方五剂痊愈。

5. 阴虚心悸案

孙××，女，60 岁。两年来心胸灼痛，头晕，口干，盗汗，心跳，失眠，大便不爽，小便略黄，舌质红少苔，脉搏细数。此乃素体阴虚，劳心过度，耗伤营阴，心失所养。治宜滋阴养心，清热宁神。方拟天王补心丹化裁：

白干参 10 克	寸冬 10 克	五味子 10 克	煅龙骨 12 克
煅牡蛎 12 克	龟板 50 克	当归身 10 克	丹参 10 克
炒枣仁 10 克	炙远志 10 克	桂圆肉 10 克	朱茯神 12 克
柏子仁 10 克	炙甘草 5 克		

四剂。

二诊：

欣然相告，诸恙近瘥。

再取四剂痊愈。

6. 心脏二狭案

周××，男，60 岁。近日来头晕，胸闷，心跳，身倦无力，口唇晦暗，指甲青紫，气短，汗出。舌质有瘀点，脉象缓涩。心律不规。"气行则血行，气滞血亦滞"。此乃气滞血瘀，气血环形受阻故也。治宜理气活血。方拟生四物汤化裁：

当归 12 克	赤芍 12 克	川芎 6 克	丹参 100 克
郁金 12 克	木香 6 克	香附 10 克	桃仁 6 克
橘络 10 克	柏子仁 12 克	毛冬青 50 克	红花 6 克
丹皮 10 克			

三剂。

二诊：

服药三剂，瘀血证候明。明显改善，心跳胸闷大减。

原意进退之，加党参 10 克，三剂。

三诊：

诸膏痊愈，仍原方服之，以巩固疗效。

7. 心脏二尖瓣关闭不全案

赵××，女，56 岁。主诉：素有心脏病，昨晚突然呼吸困难，心闷，咳嗽，自汗，四肢不温，口唇指甲青暗，心跳气急，懊恼烦躁，胸中不适，小便清长，大便不实。舌淡苔薄，脉搏沉细无力。此乃心阳不足，兼脾肾阳虚。治宜温阳益气宁神法。方拟参附汤加味：

红参 15 克	制附子 12 克	黄芪 50 克	炒白术 12 克
柏子仁 12 克	五味子 6 克	龙骨 15 克	牡蛎 15 克

三剂。

二诊：

上药服后诸证消失。

仍原方三剂以巩固疗效。

8. 心脾两虚心悸案

李××，男，41 岁。素体虚弱，失眠，心悸，胸中懊恼，四肢欠温，时有自汗，咳嗽，吐白清痰，下肢浮肿，按之如泥。舌质淡、边缘有齿痕，脉搏沉细无力。此乃心脾两虚，阳气失煦之故。治宜补益心脾，温振心阳。方拟归脾汤加减：

白干参 6 克	黄芪 50 克	炒白术 10 克	炒枣仁 12 克
桂圆肉 10 克	远志 10 克	当归 15 克	茯神 50 克
柏子仁 12 克	丹参 15 克	毛珀 6 克	五味子 6 克

三剂。

二诊：

懊恼已止，肢体转温，仍下肢浮肿。

上方去丹参、桂圆肉，加陈皮 10 克，薏仁 10 克，防己 10 克。三剂。

三诊：

下肢浮肿消失，咳嗽略减，仍吐白痰。

上方去毛珀、五味子，加百合 15 克，紫菀 12 克。三剂。

四诊：

诸症减，自觉口干不欲饮。

加寸冬 12 克，三剂痊愈。

9. 木郁脏躁案

肖××，女，37 岁。主诉：性情急躁易怒，胸胁作胀，口苦干不欲饮，头痛，耳鸣，大便秘结，小便黄赤，哭笑无常，精神恍惚。舌红苔黄，脉象弦数。此乃思虑过度，情志不随，肝郁化火，内热生痰。《内经》云"木郁达之""抑郁散之"。治宜疏肝解郁，清肝潜阳。处方：

丹皮 10 克	生地 15 克	郁金 10 克	青皮 10 克
枣仁 12 克	远志 10 克	大贝 12 克	白芍 12 克
赭石 12 克	木香 10 克	菖蒲 10 克	石决明 50 克
龟板 50 克	牡蛎 50 克	青龙齿 15 克	朱砂 1.5 克

二剂。

二诊：

服药后以上症状大减，仍大便未下，有发热感。

原方加大黄 15 克，二剂便通，热退，诸症消失而愈。

10. 脏躁案

周××，女，38 岁。患脏躁病精神失常，心跳，失眠，烦躁不安。

治验方：

雄猪心一个，朱砂面 3.5 克放猪心内，再加桂圆肉 15 克，水适量，煮数滚。食猪心，并服汤，桂圆肉也食之。分两次吃完，七日痊愈。

11. 阴虚心悸案

陈××，男，49 岁。惊悸怔忡，失眠健忘，胸中懊憹，精神恍惚，恐畏心跳，悸而心烦，时见异物，食欲不振。舌质淡红、尖赤而干、苔少，脉搏细数。思虑劳心过度，营血亏损，阴精暗耗，阴不敛阳，心失所养。《内经》云："衰者补之。"治宜养心安神，滋阴潜阳。予安神汤化裁：

党参 15 克	当归 12 克	炒枣仁 15 克	五味子 3 克
牡蛎 15 克	龟板 50 克	茯神 15 克	柏子仁 12 克
炙远志 12 克	丹参 15 克	毛珀 6 克	橘络 10 克

朱砂粉 0.5 克（冲服）

三剂。

二诊：

上药服后，诸证大减；虚热未清，继续服之。

加寸冬10克，三剂，病情皆瘥。

12. 风心二狭案

邵××，女，54岁。五年前全身游走性疼痛，反复发作，服用西药暂时性控制，而后出现心跳，胸闷，咳嗽吐白痰。近日来，张口抬肩，心慌自汗，面唇紫黑，烦躁不安，痛苦异常。舌质紫暗，脉搏沉细而涩。此乃痰饮阻肺，心血瘀阻，血行受限，肺气不利。治宜活血化瘀，佐以除风湿之品。方拟桃红四物汤化裁：

当归12克	赤芍10克	川芎3克	桃仁6克
红花6克	郁金10克	秦艽10克	薏仁15克
丹参15克	云苓50克	防己10克	鸡血藤6克
橘络10克			

三剂。

二诊：

咳嗽吐痰减少，呼吸通畅，心跳气急缓解。

仍原方三剂，服后诸膏皆瘥。

13. 心神经官能症案

孙××，女，34岁。常日恐惧，失眠多梦，情志抑郁，舌尖红，脉搏细数。现代医学检查一切正常。此乃思虑忧郁伤阴，浮热上扰，神气失舍，故此。治宜潜阳清热安神之剂。

青龙齿15克	珍珠母24克	石决明15克	黄连3克
丹皮10克	寸冬12克	朱茯神50克	夜交藤12克
五味子6克	郁金10克	菖蒲6克	炒枣仁15克
沉香3克	朱砂面2克（冲服）		

三剂愈。

14. 神经衰弱案

李××，男，47岁。头晕、失眠、低热3月余。精神疲乏，腰膝酸软，舌光红，脉象弦细数。此乃肾精不足，肝阴亏虚，虚风内动上扰神明。治宜育阴潜阳。方拟大定风珠化裁：

生地 15 克	寸冬 10 克	五味子 3 克	龟板 50 克
牡蛎 15 克	炒枣仁 15 克	炙远志 10 克	夜合花 15 克
生百合 50 克	萸肉 10 克	郁金 10 克	砆灯心 0.5 克

三剂后诸证明显改善。续服三剂痊愈。

按：上述病例有器质性病变（冠心病、风心病）、功能性病变（神经官能症、脏躁病）共十四病案，寇老在临床实践中总结了对此病例的治疗，突出中医特点，知常达变，不泥一方，辨证施治，克疾制胜。根据"治病必求于本""虚则补之，实则泄之"的原则，分别与以活血化瘀、理气止痛，常用药为当归、赤芍、川芎、桃仁、红花、丹参、丹皮、生蒲黄、五灵脂、地龙、鸡血藤、木香、元胡、香附、沉香、降香、青皮。温阳化痰通痹逐饮，常用药为桂枝、半夏、陈皮、薤白、橘络、郁金、瓜蒌、百合、紫菀。滋阴潜阳重镇安神，常用药为生地、寸冬、西杞子、龟板、牡蛎、石决明、龙齿、毛珀、朱砂、五味子、枣仁、远志、柏子仁、夜交藤、茯神、龙骨。补益心脾生血回阳，常用药为人参、黄芪、当归、白术、桂圆肉、萸肉、附子、云苓、核桃仁、首乌。例例收到良好效果。

冠心病是现代医学名称，属于祖国医学的"心痛""胸痹"范围。如《灵枢·厥病》云："真心痛，手足青至节，心痛甚，旦发夕死。"《灵枢·举痛》又云："心痹者，脉不通，烦则心下鼓，暴上气而喘。"张仲景《金匮要略》称本病为胸痹，且把病因病机归纳为"阳微阴弦"。症状可见到胸背痛，心痛彻背，背痛彻心，喘息咳唾，短气不足以息，胸满气塞不得卧，胁下逆抢心等。二尖瓣狭窄属于瘀血证候。神经官能症是从心藏神、心主神明的划分而命名。脏躁病列为心系病是寇老的独特见解，他认为脏躁病是情志内伤，情者心情也。心神惑乱，悲忧善哭，喜怒无常，数欠伸，如神灵所作故也。从字义上讲，脏者，心脏也。心静则神藏，神藏则安宁也。此谓方书无记载，系寇老推理而得之。

第二节　肝系病证

一、中风

1. 风中经络案

陈××，男，47岁。素体阳虚，动则自汗，此因烦劳过度，汗出较多，感觉疲乏而休，避邪无时。次日口眼歪斜，言语謇涩，半身不遂。舌苔白，脉象浮弦。神志清晰，体温38.3℃，血压140/96mmHg。此乃腠理疏松，营卫失调，络脉空虚，风邪乘虚入中经络，气血痹阻，运行不畅，筋脉失养之故。治当活血祛风通络。方拟大秦艽汤加减：

西秦艽 10 克	当归 10 克	赤芍 10 克	生地 15 克
防风 10 克	川芎 10 克	独活 10 克	双钩藤 12 克
豨莶草 15 克	全虫 10 克	蜈蚣 3 条	丹参 15 克
地龙 12 克	红花 6 克		

三剂。

二诊：

服药后口眼歪斜基本纠正，仍语言不利，肢体麻木。

原方的基础上加搜少阴之风的细辛 3 克，消风透窍的蝉蜕 15 克，菖蒲 6 克，通达四肢的桂枝 6 克。三剂。

三诊：

口眼歪斜已复，肢体麻木好转，语言自如，苔白不腻，脉一息四至。体温38.2℃。

原方去细辛、菖蒲、蝉蜕，加黄芩 10 克。三剂。

四诊：

热退，神清，四肢活动自如，别无他苦。

为巩固疗效，再进三剂。

2. 风中经络阴虚案

李××，男，56 岁。突然左侧肢体沉重麻木，口眼歪斜，继之半身不遂，舌强语謇。时常头晕头痛，耳鸣，失眠，血压 120/84mmHg。舌质红、苔少，脉弦而数。此为肝肾阴虚，风邪上犯，下虚上盛，阴阳失调。治宜滋养肝肾，平息风木。方拟镇肝熄风汤加减：

生龙骨 15 克	生牡蛎 15 克	生石决明 50 克	天麻 10 克
钩藤 12 克	赭石 15 克	路路通 12 克	当归 12 克
地龙 10 克	牛膝 10 克	赤芍 10 克	生地 10 克
西秦艽 10 克	龟板 15 克		

三剂。

二诊：

患者自诉服药显效，诸恙大减，但胸中时有烦热感。

故加凉心肾的栀子以除烦热。三剂。

三诊：

神爽胸畅，别无不适。为巩固疗效，以促全功，要求再服。

故又原方三剂而愈。

3. 风中经络内生痰火案

赵××，女，58 岁。头晕，头痛，咳嗽，吐黄痰。某日突然半身不遂，右侧肢体麻木，口眼歪斜，目不能合，抽风，口角流水，言语謇涩，舌斜、苔薄黄稍腻，脉象弦滑。体温 38℃。此乃痰郁化热，痰火内生，经络阻滞，筋骨不用故也。治宜清热化痰，活血通络。方拟星蒌四物汤加减：

南星 10 克	瓜蒌 10 克	当归 10 克	生地 10 克
赤芍 10 克	川芎 10 克	红花 6 克	丹参 15 克
天麻 10 克	石决明 15 克	全虫 10 克	蜈蚣 3 条
竹茹 12 克			

二剂。

二诊：

药后，头晕头痛吐痰减少，语言好转，其他如前。相告曰：手足筋骨无力而麻。

故加木瓜 12 克，牛膝 10 克，以之通络强筋。三剂。

三诊：

热退脉静，口眼歪斜正复，言语自如，仍偏侧不遂。

先贤云："治风先活血，血活则风散。"故改与加味四物汤再进十余剂而愈。

4. 风中经络肝阳偏盛案

患者江××，男，58 岁。头痛头晕，耳鸣时时发作。近日左侧肢体麻木，活动受限，舌强言语不利。小便黄，大便如常。舌质红，脉象弦数。此属肝肾阴虚，肝阳偏亢，风滞经络使然。治宜平肝息风，潜阳活络。处方如下：

生石决明 50 克	钩藤 15 克	茜草 15 克	生地 15 克
天麻 10 克	全虫 10 克	蜈蚣 3 条	桑枝 50 克
牛膝 10 克	鸡血藤 12 克	当归 15 克	赤芍 10 克
丹参 15 克	防己 10 克		

五剂。

二诊：

头痛头晕已止，语言清楚，肢体活动亦有好转。

效不改方，继服上方，五剂。

三诊：

身无不适，语言自如，肢体活动受限虽好转而未愈。

改用补气活血强筋法，方列如下：

黄芪 100 克	当归 15 克	生地 15 克	赤芍 10 克
川芎 10 克	桃仁 10 克	红花 10 克	地龙 10 克
丹参 15 克	嫩桑枝 5 克	牛膝 15 克	木瓜 12 克
杜仲 15 克			

五剂。

四诊：

活动自如，身无所苦。为巩固疗效，原方续服三剂。

5. 风中脏闭证案

郑××，男，67 岁。素体肥胖，有高血压史。爱人代诉：昨天下午突然昏倒，不省人事，牙关紧闭，神昏不语，两手握拳，面赤气粗，痰声辘辘，二便不通。曾用西药罔效。故请寇老诊治。察其舌苔黄厚而腻，诊其脉象弦滑而数。此乃痰热内闭，肝阳上亢，清窍蒙闭，为中风之闭证，属危候也。治宜辛凉开窍，清肝息风，清热化痰。方拟羚羊钩藤汤加减：

羚羊角 3 克	钩藤 15 克	石决明 50 克	黄芩 10 克
天麻 6 克	地龙 10 克	菖蒲 6 克	郁金 10 克
胆南星 10 克	竹沥 10 克	全虫 10 克	僵虫 10 克

煎水，至宝丹一粒，同时鼻饲。两小时后，诸膏略减。继用通关散，立时得嚏，续鼻饲以汤药和至宝丹。

二诊：

神志呈半昏迷状态，手已不握，痰声减低，舌謇不语。舌苔黄，脉数。

原方再进一剂。

三诊：

证候大减，神清能语，痰声消失，病趋稳定。

改为平肝育阴法，方列如下：

夏枯草 50 克	钩藤 10 克	石决明 50 克	生白芍 10 克
龟板 5 克	牡蛎 30 克	生地 10 克	丹皮 10 克

三剂。

四诊：

语言如常，四肢活动自如，脉无异常变化。

上方再服三剂以巩固疗效。

6. 风中脏脱证案

赵××，女，70 岁。因活动后突然昏厥不省人事，口开眼合，撒手遗尿，呼吸微弱，鼻鼾，四肢发冷，大汗如珠如油，舌苔白润，脉细弱无力。呼之不应，此属危候也。归纳病机为正气虚脱，五脏功能欲绝，将有阴阳离决之象。治宜回阳固脱。方拟参附汤加味：

人参 15 克	附子 10 克	煅龙骨 12 克	煅牡蛎 12 克
炒白术 10 克	茯神 15 克	炙远志 10 克	柏子仁 10 克

一剂。

煎水鼻饲。

二诊：

上述症状未见恶化，但亦无明显效果。

寇老审视良久，认为药证无讹，原方再进一剂，煎水鼻饲。

三诊：

正气始复。鼾声时作，呼之能应，呈半昏迷状态，小便能自制，但仍汗出未止。

原方加黄芪 30 克，龙骨牡蛎各 15 克，五味子 10 克。三剂。

四诊：

神清能言，上肢转温，汗止，呼吸较弱，但面赤足冷，脉搏沉细。

此肾阴衰竭，孤阳上越。改为补阴固脱，壮水制火法，方用地黄饮子化裁：

熟地 50 克	五味子 10 克	黄肉 12 克	寸冬 15 克
肉桂 3 克	附子片 10 克	肉苁蓉 12 克	巴戟天 10 克
菖蒲 6 克	炙远志 10 克	锁阳 10 克	石斛 15 克

三剂。煎服。

五诊：

孤阳消失，四诊均温，余症在恢复。

故仍以前方照服，三剂。

六诊：

诸膏皆愈，别无不适，唯觉体虚感。

予以参附汤加龙牡，三剂，而得痊愈。

7. 风中脏闭证案

陈××，男，57 岁。患者素有高血压史。突然发病剧烈头痛，面红气促，牙关紧闭，神昏不语，呕吐。西医诊断为蛛网膜下腔出血。曾用补液止血药，罔效。邀寇老会诊，除以上症状外，舌质红、津少、舌苔黄腻，脉数有力。寇老沉思良久，秉笔直书，此为肝阳暴亢，痰热上扰，清窍血络被伤。治宜平肝息风，清热止血。方拟羚羊钩藤汤化裁：

羚羊 1.5 克	钩藤 15 克	菊花 12 克	生地 100 克
夏枯草 15 克	栀子炭 10 克	丹皮 10 克	寸冬 15 克
玄参 12 克	郁金 12 克	三七参面 3 克（冲服）	藕节 50 克
鲜茅根 50 克			

一剂，煎水鼻饲。

二诊：

病势趋于稳定，初有恢复之壮。

原方再进一剂。

三诊：

家属面带笑容而告曰：神清，能讲半语，头痛不甚，牙关已张，苔退津生，诊其脉搏颇数。

效不更方，继服二剂。

四诊：

患者能自述，头痛呕吐已止，他症渐复。

改为清肝息风养阴法，方如下。

石决明 50 克	钩藤 15 克	夏枯草 50 克	寸冬 10 克

| 龟板 5 克 | 牡蛎 15 克 | 栀子 5 克 | 丹皮 10 克 |

三剂，以巩固疗效。

8. 中风后遗症案

李××，男，55 岁。患中风月余，左半身不遂，神清语涩，头晕，便干，食欲不振，有时烦躁，舌苔厚腻，脉浮缓。经医治疗无显效。此乃气血亏虚，筋脉失养。治宜除风活血，舒筋活络。前贤说"治风先活血，血活则风散"，方如下：

豨莶草 15 克	秦艽 12 克	独活 6 克	防风 10 克
防己 10 克	勾藤 15 克	蝉蜕 12 克	全虫 10 克
天麻 10 克	当归 15 克	赤芍 10 克	白芍 10 克
地龙 10 克	生地 15 克	红花 10 克	川芎 6 克
陈皮 12 克	桑枝 50 克	路路通 12 克	

七剂。

二诊：

诸膏好转，饮食增加，言语清楚，但仍半身不遂。方拟补阳还五汤化裁：

黄芪 100 克	当归 15 克	生地 15 克	赤芍 10 克
白芍 10 克	红花 6 克	川芎 6 克	桃仁 10 克
地龙 10 克	鸡血藤 12 克	豨莶草 12 克	天麻 6 克
勾藤 15 克	丹参 15 克	陈皮 10 克	牛膝 10 克
木瓜 12 克			

十二剂。

三诊：

诸症好转，下床扶物能走，手能微动，但无力，伸屈不便。

上方去天麻、豨莶草、秦艽、桃仁，加杜仲 15 克，桂枝 15 克，云苓 50 克，川断 10 克。

六剂。

四诊：

诸症显效，精神、语言如常人，手足能动，但力较差。

重拟补气活血通络如下：

黄芪 100 克	当归 15 克	生地 15 克	赤芍 10 克
白芍 10 克	川芎 6 克	牛膝 10 克	木瓜 12 克
夜交藤 12 克	炒杜仲 15 克	地龙 10 克	丹参 15 克

| 云苓 50 克 | 桑枝 50 克 | 陈皮 10 克 | 鸡血藤 10 克 |

十剂。

五诊：

精神、语言、饮食如常人，足能走，手能伸屈，再进 30 余剂而得痊愈。

9. 治中风不语，半身不遂，筋骨疼痛，验方（一）

制草乌 6 克	黑料豆 100 克	川牛膝 10 克	川木瓜 10 克
鸡血藤 12 克	仙灵脾 12 克	当归 15 克	地龙 10 克
防己 10 克	虎骨 10 克		

煎服。

10. 治中风后遗症，筋骨疼痛，半身不遂，验方（二）

| 制川乌 100 克 | 制草乌 100 克 | 地龙 100 克 | 制乳药 50 克 |
| 制没药 50 克 | 制南星 50 克 | 当归 50 克 | 防己 50 克 |

制法：共为细末，水法为小丸。

服法：成人每次 3 克，日服三次，开水加酒一杯，冲服。

11. 治中风后遗症，半身不遂，验方（三）

黄芪 100 克	当归 15 克	生地 15 克	赤芍 10 克
川芎 10 克	桃仁 10 克	红花 6 克	地龙 10 克
丹参 15 克	豨莶草 15 克	桑枝 50 克	牛膝 15 克
木瓜 12 克	炒杜仲 15 克		

加减法：口干舌燥加麦冬 12 克，莲子心 10 克；头痛肝阳偏亢者加决明子 50 克，菊花 12 克。

煎服。

12. 闭症通关散

| 牙皂 6 克 | 细辛 3 克 |

制法：共为细末，麝香少许。备用。

用法：吹鼻。

按：中风又名"卒中"。它是一种急性病，突然昏倒，不省人事，牙关紧闭，口开目合，撒手遗尿，半身不遂，神昏不语，口眼歪斜等为主要症状。因本病起病急剧，变化迅速，与自然界善行数变之风邪特征相似，故古人以此类比名为中风。

本病记载始见《内经》。如《素问·通评虚实论》"仆击偏枯"。《素问·生气通天论》"阳气者，大怒则形气绝，而血菀于上，使人薄厥"。《素问·调经论》"血之于气，并走于上，则为大厥"等论述。对神昏和半身不遂，指出了明显症状，随着时代的发展，对此病的认识，历代医家立论不一。如河间提出"心火暴盛"。东垣谓"正气自虚"。丹溪谓"湿痰生热"等。论述虽然不同，但都偏于内在因素，这是中风病因学说的一大转折。后汉张仲景《金匮要略》论述中说"脉微而数""此为痹"和"紧则为寒，浮则为虚"这就不难测知是先由脏腑衰败，气血两虚，经脉痹阻而发病，而且指出了有在络、在经、入脏、入腑等不同症状，对立论治则上又进一步完善。

寇老对中风难案确有决窍，以辨证为原则，首先分出中经、中络、中脏、中腑。治验八例中，中经络四例，其中营卫失调型、阴虚型、痰火型、肝阳偏盛型各一例。分别给予活血祛风通络；滋养肝肾，平息风木；清热化痰，活血通络；平肝息风，潜阳活络等法，其疗效均超越于预料。中脏四例，其中阳闭二例，阴脱一例，后遗症一例。治拟辛凉开窍，清肝息风，清热化痰以止血；回阳固脱，养血活血以施治。由于辨证确切，治法得当，用药稳妥，理法方药丝丝入扣，一些垂危患者经过用药治疗转危为安，并在多年临床中屡效验方附后四首，请同志参考。

二、眩晕高血压案

1. 肾精亏虚眩晕案

郑××，男，58岁。眩晕已五年，身倦无力，腰膝酸软，神志萎靡，耳鸣，齿松遗精，时有烦热，颧红，舌质红嫩，脉象细数而弱。此乃脑髓不足，精亏虚上窍失养，虚热内生故也。治宜补益肾精，滋阴潜阳。方拟左归丸化裁：

熟地 12 克	山萸肉 10 克	山药 50 克	龟板 15 克
木瓜 15 克	杜仲 21 克	煅石决明 15 克	当归 15 克
炒白芍 12 克	川芎 5 克		

三帖。

二诊：

药后，头痛眩晕大减，精神尚好，唯觉胃酸，稍有失眠。

原方加理气和胃之陈皮 10 克，宁神安眠之枣仁 12 克，三帖。

三诊：

上药服后，头晕痛全解，耳鸣消失，舌脉无异，已能安眠，胃酸已瘥。

为巩固疗效上方去陈皮、枣仁，再进三剂。

2. 肝肾阴虚眩晕案

赵××，男，58 岁。自诉两年来，头晕目眩，健忘，胁痛隐然不快，耳鸣，口干不欲饮，时有肢体不仁，腰酸无力，舌质红、少苔，脉象细弦而数。此乃真阴耗伤，精不化血，肝肾失养。治宜柔肝滋肾，育阴潜阳。方拟杞菊地黄丸化裁：

熟地 10 克	山萸肉 10 克	丹皮 10 克	知母 10 克
黄柏 10 克	炒杜仲 15 克	龟板 50 克	天麻 6 克
远志 6 克	炒枣仁 15 克	陈皮 10 克	

三帖。

二诊：

头晕减轻，耳鸣已愈，仍觉身倦无力，舌质红已生苔，脉象沉细。治宜滋补肝肾法，方如下：

生地 10 克	熟地 10 克	丹皮 10 克	山药 10 克
川牛膝 5 克	山萸肉 10 克	杜仲 15 克	木瓜 15 克
龟板 15 克	首乌 10 克		

三帖。

3. 肝阳上亢眩晕案

李××，女，44 岁。自诉常因家务而烦恼，月余来头晕，失眠多梦，胁胀，胸闷，不饥，口苦，舌质红、苔厚腻，脉象弦而濡数。此乃肝阳上亢，痰火郁结，气郁不行。治宜平肝潜阳，清热化痰。方拟天麻勾藤饮化裁：

天麻 10 克	勾藤 10 克	石决明 50 克	栀子 10 克
丹皮 10 克	龙齿 15 克	海浮石 12 克	大贝 10 克
半夏 10 克	旋覆花 10 克	竹茹 10 克	化橘红 10 克

三剂痊愈。

4. 肝胆热郁眩晕案

陈××，男，34岁。患者口苦，头晕不寐，纳少，胁胀痛时作，易惊易怒，舌苔白而薄黄，脉象弦细。此乃肝胆热郁，热扰上窍之作。治宜清热平肝。方拟凉肝饮化裁：

石决明 15 克	栀子 10 克	白芍 10 克	丹皮 10 克
天麻 10 克	石菖蒲 6 克	远志 10 克	勾藤 12 克

三剂而愈。

5. 阴虚眩晕案

王××，女，51岁。头晕耳鸣，记忆减退，精神不振，五心烦热，舌质红，脉细数。《内经》云："精生气，气生神。"则反肾阴不足，不能维阳，故虚热内生。治宜滋肾育阴。方拟左归丸化裁：

熟地 10 克	山萸肉 10 克	龟板 5 克	木瓜 15 克
牛膝 5 克	丹皮 10 克	杜仲 15 克	炒白芍 10 克
五味子 5 克	勾藤 10 克	煅磁石 10 克	天麻 10 克

三剂。

二诊：

头晕耳鸣大减，记忆力如往，精神尚可，舌质嫩红，患者脉象细而略数。

此精髓不足，阴虚而不全复。法当补肾清热。原方之意加知柏以清内生之虚热，方如下：

熟地 10 克	丹皮 10 克	山萸肉 10 克	白芍 10 克
龟板 50 克	远志 10 克	五味子 10 克	知母 10 克
黄柏 10 克	天麻 5 克		

三剂。

三诊：

头晕消失，他症皆瘥，舌脉无异常。

为促全功，后拟六味地黄汤以巩固之，方如下：

熟地 10 克	山萸肉 10 克	丹皮 10 克	云苓 10 克
泽泻 5 克	山药 10 克	龟板 30 克	五味子 5 克

6. 治上盛下虚眩晕方

煅磁石 100 克	朱砂 50 克	六曲炭 200 克

制法：共为细末，炼蜜为丸如桐子大。

服法：每次 10 克，日服三次，开水送下。屡效。

7. 高血压肝阳上亢型

高××，男，67岁。血压升高已四年，达 180/130mmHg，头晕头痛且胀，面赤，口苦，易怒，失眠，大便干燥，舌红，脉象弦而细数。此乃肝阳上亢，阳扰心神，火热灼津所致。治宜平肝潜阳通腑泄热法：

栀子 10 克	黄芩 10 克	石决明 50 克	龙胆草 10 克
夏枯草 50 克	勾藤 15 克	龙齿 15 克	牡蛎 15 克
黄连 3 克	大黄 15 克	玄明粉 10 克（后下）	

三剂。

二诊：

患者头晕头痛略减，血压 180/126mmHg，便通，舌质红，脉象弦细而数。治拟平肝清热降压，方如下：

天麻 10 克	勾藤 10 克	石决明 50 克	栀子 10 克
黄芩 10 克	夏枯草 50 克	益母草 15 克	白芍 10 克
牛膝 5 克	龙胆草 10 克		

五帖。

三诊：

患者血压下降 160/120mmHg，头晕头痛大减，舌质红，脉细弦有力。原意进退之，方如下：

龙胆草 10 克	石决明 50 克	青龙齿 15 克	栀子 10 克
黄芩 10 克	勾藤 15 克	夏枯草 50 克	牡蛎 50 克
郁金 10 克	赤芍 12 克	白芍 12 克	

五帖。

8. 高血压肝阴不足案

翁××，男，67岁。患者血压 190/140mmHg 已多年，头晕头痛，耳鸣，心慌，失眠，视物模糊，舌质红、津少，脉象弦细而数。此为精不化血，血不养肝，所致肝阴不足，肝阳上扰之故。治宜肝肾并治。大补阴丸化裁：

生地 10 克	熟地 10 克	龟板 50 克	枸杞子 10 克
丹皮 10 克	白芍 10 克	牡蛎 15 克	草决明 12 克
夜交藤 12 克	煅磁石 12 克	夏枯草 15 克	炒杜仲 15 克

五帖。

二诊：

药后显效，血压下降至 160/130mmHg，头晕减轻，心慌消失，已能安眠。仍拟柔肝滋肾育阴潜阳汤治之，方如下：

熟地 10 克	山萸肉 10 克	白芍 10 克	枸杞子 10 克
丹皮 10 克	龟板 50 克	夏枯草 50 克	炒杜仲 15 克
牡蛎 15 克			

五帖。

三诊：

服药诸膏明显改善。

续服原方五帖。

四诊：

患者血压下降至 140/120mmHg，头晕觉瘥，视物清楚，舌脉近正常。

改服杞菊地黄丸，以巩固疗效。

9. 高血压痰湿郁结案

于××，男，64 岁。患者高血压 180/130mmHg 已五年，伴慢支四年，经常头痛头晕，身倦胸闷，咳吐白痰，时而痰沫，心慌，纳少，苔厚腻而润，脉弦滑。有云："脾为生痰之源，肺为储痰之器。"此乃脾阳不运，痰湿中阻，清气不升，浊气不降故此。治宜化湿祛痰，健脾和胃。方拟半夏白术天麻汤合二陈汤化裁：

清半夏 12 克	陈皮 10 克	茯苓 50 克	天麻 10 克
炒白术 10 克	白豆蔻 10 克	薏苡仁 50 克	木香 6 克
炙旋覆花 12 克			

四剂。

二诊：

药后饮食尚好，饥而思食，头晕略减，血压下降至 176/130mmHg，吐痰减少。

治宜温脾和胃，燥湿化痰，方如下：

清半夏 12 克	炒白术 10 克	天麻 10 克	茯苓 50 克
薏苡仁 15 克	炙旋覆花 10 克	浙贝 10 克	海浮石 10 克
朱砂粉 0.3 克（冲服）			

四剂。

三诊：

患者血压下降至 140/120mmHg，头晕大减，咳嗽吐痰痊愈，纳谷香甜，身较有力，胸闷解除。

《难经》云"虚则补其母"。继以培脾和胃化痰法。六使君子汤加减：

| 党参 10 克 | 炒白术 10 克 | 茯苓 30 克 | 半夏 10 克 |

陈皮 10 克　　　炒杜仲 15 克　　　薏苡仁 30 克　　　白豆蔻 10 克

旋覆花 10 克

四剂。

10. 高血压脑病案

王××，男，68 岁。高血压 190/50mmHg 已数年，经常头晕心慌失眠，近日来血压骤升，达 240/180mmHg，烦躁不安，眩晕，头痛剧烈难忍，有时神昏谵语，恶心呕吐，抽风阵作，舌质红，脉象弦洪有力。此乃心肝热盛，肝阳亢极化风。治宜凉肝息风，佐以开窍法。方拟羚羊钩藤汤化裁：

羚羊角 3 克（剉末，先煎）　　　钩藤 50 克　　　生地 15 克

栀子 10 克　　　黄芩 10 克　　　丹皮 10 克　　　郁金 10 克

菖蒲 10 克　　　石决明 50 克　　　天麻 10 克　　　胆南星 6 克

龙齿 15 克　　　牛黄 1 克　　　朱砂 3 克

共为细末，冲服。

两剂。

二诊：

药后，诸膏减轻，血压 236/180mmHg，呕吐已止，头晕头痛能忍，抽风不作。

效不再更，原方继服三剂。

三诊：

血压下降 220/140mmHg，烦躁已安，头晕头痛减，神志清晰，睡眠尚好，舌质红，脉象弦数有力。

仍为肝阳上亢病机。方拟平肝潜阳育阴清肝，药物如下：

羚羊角 2 克　　　生白芍 10 克　　　钩藤 50 克　　　生地 15 克

栀子 10 克　　　丹皮 10 克　　　石决明 50 克　　　天麻 10 克

枸杞子 10 克　　　夏枯草 50 克　　　杜仲 15 克　　　龙齿 15 克

五剂。

四诊：

药后，诊前相告：食眠俱安，诸膏好转，病趋稳定，以上症状均无以前之甚，测血压 210/130mmHg，服药要求非常心切。

按原方又取五剂，以观疗效。

五诊：

除血压 180/110mmHg 外，别无他苦。

治宜滋阴潜阳，杞菊地黄丸服之。

11. 眩晕高血压单验方

（1）眩晕单方：不见天羊一个，去肠杂，煮熟随意食之。

（2）眩晕单方：腊肉炒鹅蛋一个，食之，每日一次，续服七天。

（3）高血压头晕失眠方：龟板50克，夏枯草50克，生地15克，牡蛎15克，浙贝15克，桑寄生12克，莲子心10克，菊花12克，黄芩10克，蚕沙12克，蒺藜12克，牛膝10克。

（4）高血压单方：黑猪白胆一个，装满绿豆，保存胆汁，俟胆汁浸完，放锅内煮熟，每次吃绿豆30粒，开水送下，日服两次。

（5）高血压单方：绿豆100克，红枣50克，蜂蜜50克，水适量，煮数滚，去皮核，一次吃完，并服汤，每天一次。

（6）鲜芹菜500克取汁，每次三酒杯，每日3次。

（7）吴茱萸15克为末，醋调敷两足心，用白布固定之。

按：眩晕是目眩和头晕的总称，二者同时并见，故称眩晕。《内经》称"眩晕"与肝有密切关系。《素问·至真要大论》云"诸风掉眩，皆属于肝"。而这仅是一个方面，本证症候多端，病机复杂。因为眩晕多表现在头上，头为清轻之腑，诸阳之会。清气不升，浊气不降，均可导致眩晕。各家论述历代不一，根据临床表现，病之本为阴阳失调，病之标为内生风痰所致。

眩晕与高血压统属一个范围，眩晕血压不高者有之，眩晕高血压并存者也有之，因此说病机是复杂的。寇老根据各家学说，突出中医特色，分析病机，辨证施治，非泥一法一方。如肾精亏虚眩晕以左归丸为基本方，肝肾阴虚眩晕以杞菊地黄丸为基本方，肝阳上亢眩晕以天麻钩藤饮为基本方，肝胆热郁以凉肝饮为基本方，肝阴不足眩晕以大补阴丸为基本方，痰湿郁结眩晕以半夏白术天麻汤为基本方，高血压脑病以羚羊钩藤汤为基本方。从治疗方剂来看，其重点在于调整机体阴阳的平衡，从根本上解除眩晕和高血压病发生的内在原因。《内经》云"治病必求于本，本于阴阳"。以此为准绳，故八例眩晕高血压病案中都收到满意效果，七则单验方在临床运用中也请勿忽视之。

第三节　头痛头响

1. 阴虚头痛案

陈××，男，48。头痛且沉伴胀，下午为甚，已月余不愈，小便时黄，大便无异常，舌质略红、苔薄黄，脉象沉细而弦数。此阴虚不能敛阳，清浊升降失常，故头痛而沉并胀也。治宜滋阴潜阳升清法，方如下：

龟板 30 克	生白芍 15 克	栀子 10 克	石决明 15 克
首乌 10 克	山萸肉 10 克	川芎 5 克	蔓荆子 10 克
苍耳子 10 克	牛膝 5 克		

三帖。

二诊：

药后，头痛已止，他症痊愈，别无不适。

续服二帖痊愈。

2. 气虚痰浊头痛案

李××，男，57 岁。头痛绵绵，终日昏蒙，时痛时止，身倦无力，胸脘满闷，纳呆反酸吐水，口淡无味，苔白薄腻，脉沉无力。此脾虚中气不足，健运失常，聚湿生痰，痰浊中阻，故头痛绵绵，昏蒙不清。治宜益气升清，化痰降逆，方如下：

太子参 20 克	茯苓 10 克	炒白术 10 克	陈皮 10 克
半夏 10 克	天麻 10 克	川芎 5 克	升麻 3 克
柴胡 5 克			

三帖。

二诊：

药后自诉头痛已止，身较有力，饮食好转，口味较佳，舌淡苔不腻，脉沉。

与顺气和中汤加减治之，方如下：

炙黄芪 20 克	党参 10 克	炒白术 10 克	陈皮 10 克
半夏 10 克	当归 10 克	炒白芍 10 克	天麻 10 克

甘草 3 克

三帖。

3. 偏正头痛验方

川芎 10 克	白芷 10 克	菊花 10 克	蔓荆子 10 克
炒苍耳子 12 克	天麻 10 克	桑叶 6 克	石菖蒲 6 克

以上为基本方。有热者加石膏 12 克；有寒者加细辛 3 克。

4. 瘀血头痛案

孙××，男，34 岁。头痛已四年，经久不愈，多方治疗，时痛时止，痛处不稳，甚则如锥如刺，昏厥，作呕不食，舌质有血瘀点，脉细而涩。此血瘀络痹，不通则痛故也。治宜活血化瘀止痛。方用通窍活血汤加减：

当归 6 克	赤芍 10 克	川芎 10 克	桃仁 10 克
红花 6 克	细辛 3 克	石膏 20 克	菊花 10 克
麝香 0.3 克（冲服）	好茶叶 10 克	生姜 5 片	红枣 3 枚
连须葱白 150 克			

二帖。

二诊：

药后，锥刺样疼痛消失，呕止，舌质瘀点转淡，脉搏沉细。

仍以活血化瘀治之，方如下：

当归 10 克	赤芍 10 克	川芎 10 克	桃仁 10 克
红花 10 克	细辛 3 克	石膏 20 克	葱须 50 克
大枣 3 枚			

三帖。

三诊：

头痛已止，神志清爽，一切如常，唯舌质瘀点尚未完全消失。

原方再投三帖以固疗效。

5. 风热头痛案

任××，女，37 岁。头痛而胀已三日，时轻时重，甚则如裂面赤，口渴欲饮，小便黄，脉象浮数。此乃风热之邪上扰清窍，浊气不降故痛也。治宜祛风清热。方拟芎芷石膏汤化裁：

川芎 10 克	白芷 10 克	石膏 20 克	菊花 15 克
薄荷 5 克	石决明 20 克	桑叶 10 克	苍耳子 10 克

栀子 10 克

二帖。

二诊：

头痛全止，风热已退。

为巩固疗效，原方再投二帖。

6. 治雷头风痛方

头面起疙瘩，耳闻雷鸣者，是此病也。方如下：

鲜荷叶 15 克	鲜荷梗 15 克	苍术 6 克	升麻 6 克
菊花 15 克	白芷 6 克	钩藤 15 克	石决明 15 克
茯苓皮 6 克	天麻 6 克	蔓荆子 6 克	薄荷 6 克

煎服，屡效。

7. 治头响方

当归 10 克	川芎 6 克	生地 30 克	蝉蜕 12 克
石菖蒲 6 克	陈皮 6 克	郁金 10 克	远志 10 克
细辛 3 克	牛膝 10 克	鲜荷叶 15 克	鲜荷梗 15 克

煎服，屡效。

按："头为清阳之府""诸阳之会"。五脏精华之血，六腑清阳之气皆会于头，六淫外袭，内伤诸病，皆令头痛，故可出现在多种急慢性疾病之中。所以证候各异，治法亦殊。寇老根据头痛的性质、时间和部位，以病辨证进行施治。他在治疗的七例头痛中（阴虚、气虚、瘀血、风热、偏正头痛、头响、雷头风）均收满意效果，特别是头风头响两病，他医多方罔效，而寇老药到病除。可见辨证是基础，治疗是关键，明乎此者，可奏事半功倍之效。

第四节　脾胃病

1. 脾胃虚弱痞满案

刘李氏，女，64岁。主诉：身倦，四肢软弱无力，懒言，胸脘不舒，不知饥食，大便溏，小便清常，脉搏沉细无力。此素体脾胃虚弱，运化失职，纳化功能呆钝，舌质淡，脉搏沉细无力，均为脾胃虚弱之象。治宜健脾培土。方拟香砂六使君子汤化裁：

野党参 12 克	炒白术 10 克	茯苓 10 克	木香 6 克
砂仁 5 克	川朴 10 克	鸡内金 10 克	山药 50 克
建曲 10 克			

三帖。

二诊：

药后知饥能食，脘腹较舒，主诉：动则自汗出。

于上方加黄芪 15 克，方如下。

野党参 12 克	炒白术 10 克	茯苓 10 克	木香 4 克
砂仁 5 克	川朴 10 克	鸡内金 10 克	山药 50 克
建曲 10 克	黄芪 15 克		

三帖。

三诊：

饮食能进，身较有力，汗止，无不舒感，唯遇冷四肢发凉。

此阳虚故也，与六使君子汤加固阳汤附子温胃散寒之，方如下：

野党参 12 克	炒白术 10 克	茯苓 10 克	木香 4 克
砂仁 5 克	川朴 10 克	鸡内金 10 克	附子片 5 克
炮姜 5 克	良姜 5 克		

三帖。

2. 呃逆兼湿热案

张××，女，38 岁。呃逆，呕吐酸水，胸闷作胀，不思饮食，小便时黄，大便无异常，舌苔白腻，脉象濡数。此脾胃湿热内郁，胃失和降，气逆动膈而成。治宜清热和胃降逆平木治之。方拟左金丸化裁：

黄连 10 克	吴茱萸 5 克	半夏 10 克	陈皮 10 克
茯苓 15 克	炒白术 10 克	炙旋覆花 10 克	赤芍 10 克
白芍 10 克	川朴 10 克	竹茹 10 克	炒枳壳 10 克
木香 5 克	炙枇杷叶 10 克		

三帖。

二诊：

自诉：服药一剂呕吐、呃逆减半；二剂能食而不呕，呃逆止；三剂如常，诊其舌苔白腻已退，脉息四至。患者唯恐复发，又原方取两帖。

3. 脾胃虚弱兼暑湿案

张李氏，女，69岁。患者素体胃虚，长夏罹病，身倦无力，胸闷不饥，午后身热，时身重而痛，舌苔白腻，脉细弱而濡。此脾胃虚弱，湿热阻遏气机故也。治宜清热利湿，芳香化浊，和胃治之。方拟三仁汤化裁：

白豆蔻 10 克	薏苡仁 50 克	杏仁 10 克	通草 10 克
陈皮 10 克	半夏 10 克	藿香 10 克	茯苓 15 克
炒白术 10 克	木香 5 克	佩兰 10 克	滑石 10 克

三帖。

二诊：

三剂药后，诸症悉愈，饮食香，别无不适，舌脉无异常。

4. 嗳气脾胃不和案

李××，男，48岁。嗳气时作，胸胁不舒，胃满作胀，饮食减少，精神不振，舌苔薄腻，脉弦。此情志不和，肝气不疏，胃失和降，故嗳气作也。治宜疏肝理气。方拟四逆散加减：

柴胡 10 克	炒白芍 10 克	炒枳实 10 克	甘草 5 克
青皮 10 克	香附 10 克	炙旋覆花 10 克	赭石 30 克
炒川朴 10 克	郁金 10 克	炒苏子 10 克	陈皮 10 克

三帖。

二诊：

自诉：药后，嗳气不作，胸胁舒适，饮食如常，纳谷较香，别无所苦。

为巩固疗效，又与逍遥散加减方二帖服之，方如下：

当归 10 克	炒白芍 10 克	柴胡 10 克	茯苓 10 克
炒白术 10 克	香附 10 克	郁金 10 克	炙旋覆花 10 克
川朴 10 克	赭石 15		

5. 寒凝气滞胃痛案

靳××，女，40岁。自诉：胃痛剧烈，反复发作，素常胃胀不思食，得热痛减，喜暖，时吐水，大小便如常，口淡无味，舌苔白，脉沉细而弦。此气滞寒凝，胃失通降，阳气被遏。治宜温胃散寒，行气止痛。方拟良附丸加味：

制香附 12 克	良姜 10 克	砂仁 10 克	木香 6 克
玄胡 10 克	沉香 5 克	川朴 10 克	半夏 10 克
青皮 10 克	陈皮 10 克		

三帖。

二诊：

疼痛不作，胃胀消失，饮食知香，但仍吐水，得热体舒。

原方去青陈皮玄胡加温中散寒之，方如下：

良姜 10 克	香附 10 克	砂仁 10 克	木香 6 克
沉香 5 克	川朴 10 克	半夏 10 克	炮姜 10 克

三帖。

6. 胃溃疡出血案

张××，女，63 岁。患胃病已数年，饮食前后疼痛，吐淡水，胃部不适，纳少，头晕气短，面色无华，四肢无力，近日来大便色黑，深如柏油状，舌质白润，脉沉细而弱。此脾虚气衰，中气不足。治宜健脾统血法。方用归脾汤加减：

党参 10 克	黄芪 15 克	当归 10 克	炒白术 10 克
木香 3 克	大黄炭 5 克	生地炭 10 克	三七参 5 克
白及 10 克	鸡内金 10 克	浙贝母 10 克	乌贼骨 12 克

三贴。

二诊：

药后，大便色黑转黄，饮食好转，吐水已止，倦怠神疲存在。

为巩固疗效，仍以补益心脾的归脾汤服之，方如下：

党参 10 克	炙黄芪 15 克	炙远志 10 克	桂圆肉 10 克
炒枣仁 10 克	当归 10 克	炒白术 10 克	乌贼骨 10 克
浙贝母 10 克	鸡内金 10 克		

三贴。

7. 胃及十二指肠溃疡案

吴××，男，47 岁。胃部隐痛已数年，饥饿尤甚，得食痛减，饮食不佳，面色无华，身倦无力，口淡无味，舌苔白，脉沉细。此乃中气不足，虚寒内生。治宜补中温胃散寒治之。方拟小建中汤加减：

黄芪 20 克	炒白芍 10 克	桂枝 10 克	干姜 3 克
炒玄胡 10 克	川椒 5 克	炒白术 10 克	鸡内金 10 克
乌贼骨 10 克	饴糖 30 克		

三贴。

二诊：

胃痛减轻，一切尚好。

与原方再进三服。

8. 胃及十二指肠溃疡丸药方

西大黄 50 克（炒）	乌贼骨 15 克	三七参 10 克	炒玄胡 10 克
鸡内金 15 克			

共研细末，水法为丸，每次 5 克，日服两次。

9. 胃下垂

李××，女，64 岁。患胃病十余年，经常脘腹痞满，胃部疼痛，嗳气不疏，大便秘结时作，面色萎黄，精神倦怠，不思饮食，食后脘腹痞满，嗳气呕吐，清水痰涎，四肢消瘦，舌苔白，脉缓弱。此脾虚气陷，精微不足，痰湿内生。治宜补气升陷，温胃止呕。方拟补中益气汤加味：

炙黄芪 15 克	党参 10 克	当归 10 克	炒白术 10 克
升麻 5 克	柴胡 3 克	陈皮 10 克	半夏 10 克
炮姜 3 克	附子片 5 克	鸡内金 10 克	菟丝子 12 克

七帖。

二诊：

自诉：前三剂症候如往，后四剂脘腹痞满略减，嗳气止，其他症候未见明显好转。

原方再加茯苓 15 克，半夏加重 10 克，党参加重 10 克，方如下：

炙黄芪 15 克	党参 20 克	当归 10 克	炒白术 10 克
升麻 5 克	柴胡 3 克	陈皮 10 克	半夏 20 克
炮姜 3 克	附子片 5 克	鸡内金 10 克	菟丝子 12 克
茯苓 15 克			

七帖。

三诊：

自诉：前两剂呕吐已止，嗳气不作，脘腹痞满大减，食后较舒，疼痛消失，续服五剂时精神很好，纳谷知香，七剂服完，诸证好转，面色有华润，饮食良好。

于原方去附子，方如下：

炙黄芪 15 克	党参 20 克	当归 10 克	炒白术 10 克
茯苓 15 克	半夏 20 克	升麻 3 克	柴胡 3 克
炮姜 3 克	鸡内金 10 克	菟丝子 10 克	陈皮 10 克

再进十剂。

10. 胃出血案

孙××，女，28 岁。素有胃痛史，突然呕血、便血约 800～1000 毫升，以致贫血，面黄心慌，食欲不振，舌质淡无苔，脉虚无力。此气虚失摄，血不归经。治宜补益心脾，摄血止血。方拟归脾汤加减：

白干参 10 克	三七参 10 克（研末，冲服）	当归身 12 克
茯苓 12 克	地榆炭 12 克	白术 10 克 黄芪 50 克
阿胶 10 克	生地炭 10 克	白及 12 克 炒白芍 10 克
牡丹皮 10 克	乌贼骨 10 克	

三剂。

二诊：

出血全止，诸证好转，自诉头晕身倦无力，与培土生血治之。

上方去白及、三七参、牡丹皮、加龟板胶 10 克，山茱萸 10 克，山药 15 克，鸡内金 10 克，方如下：

白干参 10 克	当归身 10 克	茯苓 12 克	黄芪 50 克
炒白术 10 克	生地炭 10 克	地榆炭 12 克	炒白芍 10 克
阿胶 10 克	乌贼骨 10 克	龟板胶 10 克	山茱萸 10 克
山药 15 克	鸡内金 10 克		

三剂。

三诊：

自诉：出血全止，身较有力，食欲尚好，头晕心悸已癒，别无不适。

原方再进 2 服，以巩固疗效。

11. 胃出血案

刘××，女，68 岁。素患胃病，体质较差，突然胃痛呕血约 1000 毫升，血色暗红，面色黄白，体倦无力，精神不振，懒言不语。此乃心脾气虚，摄血功能失职。治宜补气止血养阴治之，方如下。

白干参 10 克	三七参 10 克	当归身 10 克	牡丹皮 10 克
炒白芍 10 克	生地炭 10 克	阿胶 12 克	大蓟 10 克
小蓟 10 克	乌贼骨 12 克	白及 12 克	茯苓 10 克
龟板胶 12 克			

二帖。

二诊：

呕血全止，自诉：心悸，食欲不振，身倦无力。

原方去大小蓟、牡丹皮、三七参，加健脾和胃之白术、佛手各 10 克，养心化瘀之柏子仁、丹参各 10 克，方如下：

白干参 10 克	当归身 10 克	炒白芍 10 克	生地炭 10 克
阿胶 12 克	乌贼骨 12 克	白及 12 克	茯苓 10 克
柏子仁 10 克	丹参 10 克	炒白术 10 克	佛手 10 克
龟板胶 10 克			

三帖。

三诊：

呕血已愈，饮食能进，食后较舒，精神尚好，整体趋于康复。为进一步巩固疗效原方再进两剂。

12. 胃肠出血案

曹××，男，48 岁。素体劳伤，复感外邪，郁而不解，热伤血络，吐泄紫色血块，短时间内吐出约 1000 毫升，神昏不语，呼之能应，面色无华，乏力气短，伴有身热而烦等症，脉虚而芤。宜固气凉血止血治之，方如下：

西洋参 10 克	莲子 50 克	三七参 10 克	生地黄 15 克
地榆炭 10 克	牡丹皮 10 克	白及 12 克	阿胶 10 克
怀山药 50 克	海螵蛸 12 克	炒柏叶炭 10 克	

二帖。

二诊：

药后吐便血均止，精神尚好，身热已退，仍存气血亏虚之症，食欲不振。与补气健脾治之，方如下：

白干参 10 克	炒白术 10 克	山药 10 克	莲子 10 克
当归身 10 克	炒白芍 10 克	炙远志 10 克	茯苓 10 克
生地黄 10 克	牡丹皮 10 克	龟板胶 10 克	炒谷芽 10 克

四帖。

13. 呃逆胃寒气滞案

吴××，男，39岁。患者泥工出身，过食生冷，使胃积寒，遇凉则呃逆，呃声沉缓，得热则减，胃脘不舒。此胃本积寒，肺胃之气失于和降，故气逆作呃，舌苔白，脉沉缓，均为寒象。据景岳"寒呃可温可散，寒去则气自舒也"之说，与温中祛寒，降逆止呃。方拟丁香散覆花赭石汤加减：

丁香 5 克	柿蒂 15 克	高良姜 10 克	炙甘草 5 克
赭石 30 克	炙旋覆花 15 克	沉香 5 克	陈皮 10 克
半夏 10 克	川朴 10 克		

三剂而愈。

14. 呃逆久病气虚案

李××，女，54岁。素患虚劳，新患呃逆，症见呃声低长，气短，胃不适，时作隐痛，饮食不良，面色无华，腰膝无力，气怯神疲，舌苔薄白，脉细弱。此阳气素虚，劳倦伤中，脾胃阳气受损，虚气上逆故作呃也。治宜温补脾胃，和胃降逆。方拟理中汤化裁：

太子参 15 克	炒白术 10 克	干姜 5 克	茯苓 10 克
半夏 12 克	陈皮 10 克	丁香 3 克	白豆蔻 5 克
炙旋覆花 12 克	赭石 15 克	炒枳壳 5 克	沉香 3 克
木香 5 克			

三剂而愈。

15. 呃逆肝胃有热案

王××，男，34岁。呃逆频作，数声不止，声洪而出，心烦不安，口燥而渴欲饮，两胁胀痛，头晕耳鸣，小便短赤，脉弦滑而数。此阳虚热盛，胃火上冲所致。治宜清热降火，和胃止呃。方拟竹叶石膏汤加减：

竹叶 15 克	石膏 30 克	麦冬 10 克	半夏 10 克
竹茹 20 克	黄连 10 克	石斛 12 克	郁金 10 克
青皮 10 克	炙旋覆花 15 克	赭石 50 克	降香 10 克

三帖。

二诊：

呃逆不作，口干不欲饮，头晕耳鸣减轻。

因此方有效，故再进两剂，以巩固疗效。

16. 呃逆兼湿案

梁××，女，40岁。自诉：田劳雨袭后，次日身倦无力，胸闷不疏，继之呃逆时作，数天不瘥，舌苔白厚而腻，脉滑数。此乃脾被湿困，胃失和降，气逆而作也。治宜芳香化浊利湿降逆治之。方拟三仁汤加减：

白豆蔻 10 克	薏苡仁 15 克	通草 10 克	半夏 12 克
茯苓 50 克	炙旋覆花 15 克	赭石 15 克	佩兰 10 克
炒枳壳 6 克	木香 6 克		

三剂。

二诊：

呃逆已止，身较有力，舌苔厚腻转为薄白，纳谷感香。

为巩固疗效，再与健脾利湿治之，方如下：

太子参 20 克	炒白术 10 克	茯苓 30 克	半夏 10 克
白豆蔻 10 克	佩兰 10 克	薏苡仁 30 克	通草 10 克

二帖。

17. 治脾胃虚弱不思饮食单方

鲜鲫鱼一条（重约 0.5 斤）	白大梅 7 个	葱白三寸
生姜 7 片		

制用法：煮熟食鱼饮汤。

18. 治一切气滞寒凝胃痛丸方药

沉香 10 克	木香 50 克	檀香 50 克	香附 50 克
砂仁 50 克	川朴 75 克	玄胡 50 克	灵芝 24 克
没药 15 克	青皮 50 克	陈皮 50 克	

制用法：共为细末，水法为小丸，每次 6 克，日服两次，开水送下。

19. 治寒气结滞胃痛方

红枣一枚（去核）白胡椒 10 个

制用法：白胡椒包枣肉，慢火烧焦，共研细末，姜茶送下，一次服完。

20. 治胃寒气滞吞酸吐水单方

连须葱半斤	萝卜 1000 克	姜 100 克	麦麸子 250 克

制用法：共炒极热加醋，用布包好暖胃脘处。

21. 治胃寒吞酸吐水验方

核桃 2 个

制用法：慢火微烧，打开食之。

22. 治胃满作胀吐水验方

灶心土 50 克　　　烧姜 10 克　　　老紫蔻 10 克　　　炒川朴 10 克

木香 10 克

煎服。

第五节　卫生志医案

寇瑞庭（1893—1991），市医院中医内科主任医师，16 岁随父学医侍诊，22 岁单独应诊。1933 年，应聘来亳，长于治疗乙脑、白喉、肝硬化腹水等症。1958 年，安徽电影制片厂给他拍过新闻纪录片。他曾任安徽省五届人大代表，阜阳地区中医学会副理事长，亳县第一至第五届人大代表，常委，县政协副主席等职务。著有《中医临床验方集》《中医治疗"乙脑"10 例的观察》等。

案例：患者王某某，男，45 岁，荣誉军人，患肝硬化腹水，外地检查列为不治之症。1959 年 12 月，来亳县医院就诊，经检查症状是腹胀如鼓，极度消瘦，精神烦躁不安，脉象虚弱，舌苔白厚，大便溏，小便频，病情危重。此症多因气虚中满，脾土失职，气不运行所致。该患者诸多虚象，兼有湿寒，所用方剂，宜逐水补脾，培土温阳，攻补兼施，化湿消胀，处方如下：

炒白术 12 克，云苓 30 克，陈皮 12 克，腹皮 15 克，桑白皮 12 克，丝瓜络 30 克，山药 30 克，鸡内金 12 克，炮山甲 30 克，砂仁 6 克，桂枝 6 克，焦三仙各 12 克，炒川朴 9 克，炒二丑 24 克，苓皮 18 克。

水煎服用两剂，按上方去炮甲、二丑，加炮姜 3 克，泽泻 9 克。服用三剂，患者腹部稍软，食欲增加，病情好转，继续服用 70 剂，痊愈出院，经随访了 3 年均正常。

汤子久，又名汤晋恒（1892—1979）。16 岁在药店学徒，后在舅父家随表兄潘冠臣学习中医，在这时期，学习了《本草》《内径》《脉经》《温病条辨》《温热经纬》等名家医著。1921 年，开诊行医，他治病既用经方，又用时方、单方、验方，择善从之，不拘一格，为很多患者解除了病痛。1937 年，他的医道已颇有名气，受聘到白布大街普庆堂坐居行医。1953 年参加城关联合诊所，1956 年调阜阳地区医院中医科应诊，1962 年调回亳县人民医院，曾任阜阳县人大代表，亳县政协委员，他自己拟定的"荆防解肌汤"（见验方部分），治疗四时外感，成效显著，他对小儿疾患，特别是小儿腹泻，连医界同仁也称其为一绝。他认为小儿稚体未充，腠理不坚，易受外邪所袭。腹泻多因小儿脾胃虚弱，饮食不节或不洁、生冷等外感受邪而致运化失职，不能化生精微，反成湿滞，阻于肠胃，升降失调，清浊不分，上吐下泻，浸液损伤，最后导致阴阳俱虚。

案例：1978 年 8 月，大杨乡周某某之子，3 岁，因腹泻住院治疗一个月，效果不佳，请汤先生会诊。他见小儿神志昏迷，气虚腹胀，日泻六七次，排泄物臭秽，带有黄的泡沫，体温 38℃，指纹暗红已达气关，口唇干燥，舌质红、苔黄腻，肛门周围赤红。据其脉象，脾阳已伤，湿热未尽，故既要收敛健脾，又要逐湿解热之邪，处方如下：

葛根 6 克，扁豆花 10 克，防风 6 克，生山楂 6 克，茯苓 6 克，炒乌梅 4 克，木瓜 6 克，丝瓜络 5 克，炒山药 6 克，黄连 0.5 克，鲜荷叶半张。

两剂，水煎代茶饮用，每日 4～5 次。服药后大便次数减少，无泡沫，腹胀消失，能进食。经复诊，依上方去荷叶，加炒白术 4 克，服三剂患儿痊愈出院。

杨秋鹏，1905 年出生，现任华佗中医院中外科主任医师。18 岁攻读医学论著，学习家传中医外科，32 岁应诊。1958 年，任亳县城关第四联全诊所所长。他先后任全国中医学会会员，中国科协协会会员，中华医学会亳县分会理事，县（市）第三至第八届政协委员。著有《下肢痈疽辨证治疗》（载于 1981 年第 3 期《亳县科技》)《略述华佗师承关系》（于 1984 年 10 首届华佗学术会上宣读）等。他擅长中医外科，特别是对疮疡的治疗更有其独到之处。

案例：患者李某某，男，46 岁，搬运工人，躯干魁梧，体质健壮，上唇人中处突然生疮，状如豆粒，肿疼麻木，已漫及眼睑，舌质红、苔黄腻，诊为唇疮，变化迅速，极易内陷，当用大量清热解毒之剂，方可化险为夷救唇汤施治，处方如下：

紫地丁 50 克，银花 100 克，白果 10 个（去皮捣碎），桔梗 15 克，知母 15克，甘草 15 克。

方中白果，桔梗能引诸药直达督脉唇部。服药 6 剂，患者告愈。

罗舒庭，1918 年出生，1939 年考取上海医学院，1947 年拜名医施今墨为师。

1949 年在亳县开业应诊，1951 年任城关卫生所所长。为中华医学会安徽分会理事，省医史学会委员。县（市）第六至第八届政协委员。著有《运用小柴胡汤治疗病毒性肝炎》（1982 年，在南阳参加张仲景学术讨论会上发表），《从华佗传中探讨华佗死因》及《"华佗果真是波斯人吗"辨补》均在 1984 年 10 月首届华佗学术讨论会上宣读。

案例：患者蔡某某，女，27 岁，在医院工作。1985 年 11 月就诊。患者久郁致心慌自汗，进而晕厥，继而易饥，以过劳或情绪不安时发作为甚，得保重糖食后可缓，再致惊恐，呕吐频作，呕吐磬食物及黏液始快，体胖无力，思睡，舌淡红、缘有齿痕、苔薄白，两寸脉沉细而数有时结。省医疑为细胞瘤所致。罗先生认为患者平时肝阳过旺，气机迸乱，不生火而克土，乃至心脾两伤，气血生化失源，神不守舍之症。治疗宜疏肝解郁，强心安神，温中补脾之法。先后乃取炙甘草补中益气，当归养血，平胃散诸方跟踪加减治之，处方如下：

炙甘草、炙远志、炒肉桂、米党参、朱茯神、朱寸冬、炒枣仁、酒黄芪、酒丹参、酒熟地、白芍、木香、生姜（为引）。

患者连服此方数月，至 1986 年 3 月 18 日复诊，按上方继续服 40 贴，并配合精神疗法，诸症均除。随访未在发作，且得一男婴，母子均健。

李立杰，1924 年出生，14 岁研习医书，19 岁拜师学习，20 岁即悬壶乡里。1950 年加入卫生协会，1959 年毕业于安徽省中医学院函授系，1960 年在卫校任教并坐诊，1964 年任华佗中医院院长，1979 年晋升为主治医师，任中国科技协会会员，中华医学会亳县分会副理事长。著有《甘遂散治疗慢性肾炎重度腹水》（载于 1963 年《亳县科技》），《少腹逐瘀汤加利水药治疗肝硬化腹水》（载于 1972 年《阜阳医药》），后于 1976 年收入《全国肝硬化专辑》，《复方秋葵花治疗 30 例乙脑的观察》（载于 1981 年《亳县科技》）。李擅于治疗各种肝炎。

案例：患者王某某，男，30 岁，酒后忽患高热，诸医以感冒治之，无效，3 日后出现黄疸，高热持续 39℃，腹胀，脾满，厌食，而且口干欲饮，大便干结，小便黄赤短少，舌苔白而燥。经检验：黄疸指数为 30 单位，谷丙转氨酶 200 单位，谷草转氨酶 150 单位，尿三胆阳性。此症属饮食不节而伤脾胃，湿热遏于中下焦，热胜于湿，阳明腑实。治法宜清热、燥湿、养阴。处方大承气汤加减：

朴硝 30 克，大黄 30 克，枳实 15 克，秋葵 60 克，加水煎服用。连服三剂，患者热退黄消，饮食调理，七日病情痊愈。

第八章

验　方

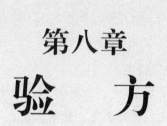

一、中医内科

荆防解肌汤（汤子久）：

功用：治疗四时外感。

配方：荆芥 10 克，葛根 10 克，杏仁 12 克，桔梗 10 克，建曲 10 克。

用法：属风寒者加桂芝 4 克，苏叶 10 克；周身疼痛者加川羌 4 克。属风热外感者加菊花 4 克，薄荷 10 克，连翘 12 克。伤温者加香薷 10 克，藿香 6 克，均加水煎服。

气管炎方（李怀良）：

功用：主治老年慢性气管炎。

配方：党参 10 克，半夏 10 克，云苓 10 克，炒白术 10 克，五味子 10 克，五倍子 10 克，罂粟壳 5 克，蛤蚧 3 克，甘草 3 克。

用法：加水煎服。

少腹逐瘀汤（李立杰）：

功用：治肝硬化腹水。

配方：当归 15 克，赤芍 15 克，桃仁 10 克，红花 10 克，柴胡 15 克，香附 10 克，小茴 6 克，肉桂 5 克，丝瓜络 30 克，冬瓜皮 30 克。

用法：加水煎服。

老年肾虚方（寇瑞庭）：

功用：主治老年肾虚，二便不通。

配方：熟地 15 克，山药 15 克，茯苓 12 克，山萸肉 12 克，丹皮 10 克，泽泻 10 克。

用法：小便不通者加草薢 12 克，车前子 15 克，牛膝 10 克，毛珀 10 克；大便不通者加肉苁蓉 12 克，火麻仁 12 克，郁李仁 12 克。每日一剂，早晚加水煎服。

慢性肾炎方（田英明）：

功用：健脾利湿，温补脾肾。主治慢性肾炎。

配方一：黄柏 10 克，黄芩 6 克，炒白术 20 克，云苓 20 克，泽泻 10 克，车前子 15 克（用白布包），防己 10 克，地龙 10 克，赤小豆 30 克，石韦 15 克，益母草 60 克，白茅根 30 克。

配方二：仙灵脾 15 克，炒白术 15 克，党参 12 克，黄芪 30 克，菟丝子 12 克，扁豆 30 克，苋肉 10 克，赤小豆 30 克，车前子 15 克（用白布包），白花蛇草 30 克，益母草 15 克（为引）。

用法：配方一适用于青壮年初得肾炎的患者；配方二适用于老年或久病体弱的肾炎患者。二方均用水煎服用，每日一剂，7～10 剂为一疗程。

阳活络丸（刘继武）：

功用：温经散寒，祛风除湿，活血止疼。主治风寒湿痹，腰疼，腿疼，四肢关节疼痛。

配方：威灵仙 60 克，川乌 45 克，草乌 30 克，千年健 30 克，川羌活 60 克，独活 30 克，油酥马钱子 6 克，苍术 30 克，白芷 15 克，红花 30 克，炒枳实 60 克，川牛膝 30 克，全当归 30 克，川续断 30 克。

用法：研细为末，调制为丸，每日早晚各服 6 克，白开水送服。

中风方（李怀良）：

功用：主治中风不语。

配方：龟尿若干。

用法：取龟尿点舌尖，每日一次，连点三次，即见显效。取龟尿法：一是用猪鬃刺龟鼻子，反复多次即出；二是用镜子照射，15 分钟即出。

半身不遂方（白秀峰）：

功用：主治半身不遂，多年麻木。

配方：乳香 15 克，没药 15 克，广陈皮 10 克，白芷 15 克，蜈蚣 2 条，山甲 15 克，广木香 15 克，川断 15 克，白僵蚕 15 克，全虫 15 克，当归 50 克，桂芝 15 克，麻黄 15 克，马钱子 50 克。

用法：共研为末，调蜜为丸，每日早晚各服 4 克，白开水送服。

灭囊丸（白秀峰）：

功用：杀虫散结，化痰息风。主治人体囊虫病。

配方：酸石榴根 500 克，槟榔 750 克，黄蜀葵 750 克，生桃仁 750 克，羊角粉 300 克，雷丸粉 3120 克，蜂蜜 3500 克。

制法：将羊角粉、雷丸粉研细为末，其余药物加水煎服，浓缩成膏。再将末膏混入炼制的蜂蜜，用碳酸氢钠调整 pH 值为 8，制成药丸 1000 粒。

用法：成人日服 3 次，每次一粒。白开水送服。连服一年为一个疗程，服药期间，忌用酸，减食品。

治肺结核方（李立杰）：

功用：主治肺结核吐血。

配方：夏枯草 30 克。

加水煎服，每日一剂，连服 7 日为一个疗程。

治疗糖尿病方（邓慧清）：

功用：润肺滋肾，降糖止渴。主治糖尿病。

配方：沙参 15 克，花粉 12 克，麦冬 15 克，银耳 30 克，大黄 3 克，萸肉 15 克，泽泻 15 克，丹皮 12 克，云苓 15 克，生地 15 克，山药 30 克。

用法：加水煎服，日服一剂，一个月为一疗程，连服三个疗程，即可痊愈。

癫痫丸（张庆平）：

功用：主治癫痫，特别是夜间发病者。

配方：雄黄 15 克，天竹黄 15 克，川贝母 15 克，琥珀 3 克，麝香 0.3 克，胆星 30 克，以上诸药研细备用。全蝎 14 个，远志 15 克，甘草 15 克，勾藤 15 克，防风 15 克，橘红 15 克，僵蚕 15 克，羌活 15 克，云苓 15 克，天麻 15 克，石昌蒲 15 克，蝉蜕 30 克，白附子 18 克。

用法：将上药共研为末，炼蜜为丸如桂圆大小，日服三次，每次 1 丸。

治嗝噎方（白秀峰）：

配方：取新鲜鸡嗉子 2 个，不去内物，外用湿纸数层包裹，用泥封固，火煅焦熟，去泥灰不用，加广木香、丁香各 5 克，和枣肉制成桐子大的药丸。

用法：口含化津咽下，一日三次，每次 7 丸，服药时，忌酒、肉、油腻等。

治吞咽困难方（李怀良）：

功用：主治吞咽困难。

配方：熟地 15 克，萸肉 10 克，丹皮 10 克，泽泻 10 克，云苓 10 克，山药 10 克，沉香 10 克，五味子 10 克，甘草 3 克。

用法：加水煎服。

治扁导体炎方（包国华）：

配方：金银花 30 克，白桔梗 10 克，藏青果 6 克，生甘草 5 克。

用法：加水煎至 150～200 毫升服用。

治痢疾方（卫生局）：

配方一：马蜂菜 200 克，水煎服。

配方二：大蒜适量，生食。

配方三：焦山楂 50 克，槟榔 20 克。水煎服。

配方四：马蜂菜 100 克，白芍 15 克，石榴皮 10 克，猪牙草 25 克。水煎服。

二、中医外科

玉红膏（张正藩）：

功用：生肌，提脓，止疼，收敛。

配方：当归 15 克，生地 15 克，白芷 12 克，紫草 9 克，芝麻油 500 克，乳香 9 克，没药 9 克，黄、白蜡各 45 克。

制法：将前 4 位药放在芝麻油里浸泡，夏季 3 天，冬季 6 天，然后熬成焦炭，乳香没药磨碎，共混入融化好的黄白蜡即成。

用法：将药膏敷于疮面，如与黑虎丹共用则效果更好。

黑虎丹（张正藩）：

功用：治疗溃烂疮疡。

配方：水银 30 克，铅 30 克，明雄黄 20 克，轻粉 20 克，冰片 3 克，麝香 3 克，百草霜 30 克。

制法：共研细为末，装瓶备用。

用法：将药敷于疮面，如用玉红膏调成膏剂，抹在疮面上，效果更佳。

加味荣畏丸（杨秋鹏）：

功用：治疗附骨疽溃疡后或手术后及疮疡溃后久不收口者。

配方：银花 60 克，生首乌 60 克，炒枳壳 6 克，当归 15 克，炒赤芍 9 克，生白芷 9 克，生甘草 9 克，炒乌药 9 克，炒小茴 9 克，生黄花 120 克。

制法：研细为末，炼蜜为丸，如梧桐子大小。

用法：每日早晚各服 9～15 克，用白开水送服。

治跌打损伤方（杨秋鹏）：

功用：主治跌打损伤。

配方：当归、生地、炒乳香、炒没药、五甲皮、粉丹皮、海金沙、煅自然铜，每味药各15克。

用法：用水、酒各半煎服，日服1剂，分早晚两次服用，5剂为一个疗程，孕妇忌服。

治白癜风方（张庆平）：

功用：主治白癜风蔓延。

配方：红铜末少许，鲜黄瓜1根。

用法：把铜末放于患处，把黄瓜的尾部切除，用其渗汁，反复摩擦患处及周围，直至皮肤红润为止，每天2～3遍，连续使用三天即可。

治疗外伤性胸痛方（张庆平）：

功用：主治因外伤引起的胸疼经久不愈者。

配方：生地10克，赤芍10克，川芎6克，当归尾10克，红花3克，丹参15克，三七参3克，桂皮10克，枳壳10克，广术香31克，甘草3克。

用法：加水煎服，每日一剂，每剂早晚各煎至200毫升服用，连服三剂为一个疗程。

三、中医妇科

治疗月经不调方（卫生局）：

配方一：益母草500克，红糖25克。

配方二：益母草25克，当归15克，丹参15克。

配方三：红花5克，炒香附15克。

用法：以上三方，均加水煎服。

调经生育汤（邓慧清）：

功用：益气补血，调经解郁。主治不孕症。

配方：当归12克，丹参15克，党参30克，炒白芍15克，制香附15克，枸杞15克，云苓15克，陈皮12克，鸡血藤30克。

用法：加水煎服。

治疗不孕症方（卫生局）：

功用：调经补血。主治不孕。

配方：当归 15 克，川芎 10 克，赤芍 15 克，生地 15 克，香附 15 克，灵脂 10 克，乌药 15 克，干姜 5 克，小茴 10 克，肉桂 5 克，没药 5 克，桃仁 10 克，元胡 15 克，红花 10 克。

用法：加水煎服。

治白带方（卫生局）：

配方一（用于因炎症引起白带过多）：苍术 15 克，黄柏 15 克，扁豆及花各 25 克。水煎服。

配方二（用于滴虫引起症状者）：蛇床全草 150 克（干 50 克，鲜 100 克），扁豆及花各 50 克。水煎服。

四、中医儿科

治小儿尿道结石方（刘成武）：

功用：主治小儿尿道结石症。

配方：金钱草 10 克，海金沙 10 克，太子参 10 克，云苓 8 克，赤芍 8 克，琥珀 3 克，沉香 3 克，炮穿山甲 4 克，桃仁 4 克，红花 3 克，滑石 6 克，枳壳 6 克，川牛膝 3 克。

用法：加水煎服。适应 5～10 岁患儿。

治腮腺炎方一（寇瑞庭）：

功用：主治小儿腮腺炎。

配方：金银花 20 克，连翘 10 克，牛蒡子 6 克，蝉蜕 10 克，荆芥 6 克，防风 6 克，赤芍 6 克，大青叶 15 克，公英 15 克，甘草 3 克。

用法：加水煎服。每日一剂，分早晚两次服用。如体温在 39℃以上者加川黄连 6 克。此方适用 6～10 的患儿，大于 10 岁或小于 6 岁者可酌情增减药物分量。

治腮腺炎方二（李立杰）：

功用：主治小儿腮腺炎。

配方：泽漆 6 克，鸡蛋 1 个（不打碎）。

用法：水煎半小时，滤去药渣，服药液并食用鸡蛋，每日一剂，三剂为一个疗程。

治疗百日咳方一（李立杰）：

功用：主治小儿百日咳。

配方：干姜 1 克，桂芝 1 克，麻黄 1 克，白芍 3 克，甘草 3 克，细辛 1克，半夏 3 克，五味子 1 克，蒌皮 5 克，天花粉 5 克。

用法：加水煎服，每日 1 剂，连服 3 剂为一个疗程。本方诸药剂量，适用于 1～5 岁的患儿。

治疗百日咳方二（邓慧清）：

功用：宣肺止咳，理气化痰。主治小儿百日咳。

配方：杏仁 10 克，地龙 10 克，百部 15 克，炒牛蒡子 10 克，清半夏 10克，苏子 6 克。

用法：加水煎服。

治疗小儿百日咳方（张庆平）：

配方：取一寸长葱白 7 段，放火上烧熟。

用法：将葱白搓敷在患儿的胸，背和手足心处（注意不要过热烫伤皮肤）。盖被子出微汗，咳嗽可立即止住。

治疗小儿腹泻方（卫生局）：

配方：鲫鱼一条 200 克，芒硝 1 克。

用法：去肠杂装入芒硝，用南瓜叶包着放火上内烧熟食之。

治小儿腹泻方（邓慧清）：

功用：温中止泻。主治小儿腹泻。

配方一：党参 12 克，云苓 12 克，砂仁 6 克，炮姜 6 克，炒白术 10 克，乌梅炭 10 克，煨诃子 12 克，甘草 6 克，建曲 10 克。

用法：加水煎服。

功用：治疗婴幼儿腹泻。

配方二：党参 3 克，白术 3 克，甘草 1 克，炮姜 1 克，焦三仙各 3 克，车前子 3 克，黄连 1 克。

用法：加水煎服。每日一剂，三剂为一个疗程，本方药物剂量，仅适用于 5 岁以下的婴幼儿。

治疗小儿口疮方（李立杰）：

功用：主治婴幼儿白口疮。

配方：生地 5 克，木通 3 克，甘草 5 克，淡竹叶 6 克，石膏 10 克，黄连 3 克，灯心草 3 克，黄芩 3 克，栀子 3 克。

用法：加水煎服，每日一剂，3 日为一个疗程，本方药物剂量仅适用于 5 岁以下的婴幼儿。

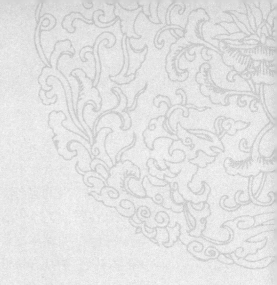

第九章
卫生谚语

（1）预防肠胃病，饮食要干净。

（2）无病先预防，免和医商量。

（3）治早不治迟，预防重于治。

（4）美酒不过量，好菜不过食。

（5）贪多嚼不烂，胃病容易犯。

（6）饥不暴食，渴不狂饮。

（7）要想身体好，吃饭莫太饱。

（8）百病从口入，干净一身轻。

（9）贪得一时嘴，瘦了一身肉。

（10）早饭要饱，午饭要好，晚饭要少。

（11）不吸烟，不喝酒，病魔见了绕道走。

（12）能忌烟和酒，活到九十九。

（13）吃饭少一口，活到九十九。

（14）睡觉不蒙头，活到九十九。

（15）饭后百步走，活到九十九。

（16）饮食贵在节，锻炼贵在恒。

（17）走路防跌，吃饭防噎。

（18）如厨先洗手，上灶莫多谈。

（19）言多必失，多吃必病，祸从口出，病从口入。

（20）不气不愁，活到白头。

附录 1 医林人物

（1）华佗，字元化，又名敷，沛国谯（今亳州市北小华庄人），游学徐土，兼通数经，行医于皖、豫、苏、鲁等地，深受人们的欢迎和爱戴。他精通内、外、妇、儿诸科，尤长于外科，他发明的"麻沸散"，比现在医学使用的麻醉剂早 1600 多年。他不仅精于医而是更重于防，他仿照虎、鹿、熊、猿、鸟的动作，创造的五禽戏，是历史上第一套较完整的医疗保健体操。他著有《中藏经》《青囊经》等，后因不愿做曹操的侍医而被杀。

（2）郭钦，字敬庵，清朝人，由岁贡任宿松训导，生平重道义，由长于医，施药济人全活甚多，著有《本草补注》十卷，未及刊行年七十余卒。

（3）金鉴，字道存，清朝人，原籍吴江，五岁随其舅（管颖）迁亳，肆力于医，窥其奥秘，邑绅何天衢父患呕血症，群医束手无策，金鉴出刀圭治之立愈。时种牛痘之法，未行于亳遇症无论贫富，悉精心调治，一时小儿无夭亡者。乾隆乙巳、丙午两岁大疫，舆马填门，经其全活者不可胜计（光绪《亳州志》十三卷方技篇）。

（4）白云奇，字秀峰（1882—1953），亳县城里人。在求学期间，即立下"不为良相，必为良医"之志，除攻读四书五经以外，兼读了《内经》《难经》《伤寒》《本草》《医宗金鉴》等医学名著。1924 年在亳城已享有较高的威望，南门里中将师长李延铺曾赠"活我严亲"的匾额。1943 年曾应邀在商邱与北京当代名医施今墨先生会诊。他酷爱文学，医术精湛，著有医疗、抒情等诗词 300 多首（篇）。

（5）寇瑞庭，生于 1893 年 8 月，原籍河南鹿邑县寇店人，幼年求学，16 岁开始学医，随父侍诊，22 岁独立应诊。1938 年应聘来亳，坐堂行医，深得亳州人的赞誉。1954 年用中药治疗"乙脑"，1958 年治疗"白喉"及"肝炎肝硬化腹水"，均收到显著的疗效。曾任县人大常委，县政协副主席，省第五届人大代表，中华医学会安徽分会理事，阜阳地区副理事长，现任亳州市医院中医内科主任医师，著有《中医临床验方集》《中医治疗》《"乙脑"10 例的观察》等。

（6）汤晋恒，字子久（1892—1979），祖籍江苏句容县，父辈家贫来亳帮工落户，汤子久，亳州城里神路巷人（现新华路南段），幼年在外祖父家读书，

16 岁开始到春生堂药店学徒，继而又到普庆堂帮工，后在舅父和表兄潘贯臣中医的指导，发奋学医，攻读医著，到 1937 年在亳行医，已很有名气，受聘于普庆堂坐店行医十多年，后在家应诊，1952 年参加联合诊所，1956 年调阜阳地区医院中医科工作，曾任阜阳县人大代表，1962 年调回亳县医院中医科工作，曾任亳县政协委员。汤子久先生擅长于祛风驱邪，尤其对四时外感、小儿腹泻，连医务界同行，也称之为"绝招"。

（7）杨秋鹏，住亳州老花市，1905 年 11 月，出生于疡医世家，幼年攻读四书五经，通晓诗、词、歌、赋，对医古文更有较深的造诣。30 岁时独立应诊，专治疮疡，无名肿毒，亳州解放后，任城关第四联合诊所所长，1979 年调县华佗中医院任中外科医师，1982 年 10 月晋升为中医外科主任医师。曾任第三至第八届县（市）政协委员，第八届人大代表。中华医学会亳州分会理事，华佗学术研究会理事。著有《疡科医案医话集》《下肢痛疽辨证治疗》《华佗与屠苏酒》《略述华佗师承关系》等。

（8）罗舒庭，原籍合肥，因其父经商来亳。1918 年出生，1939 年考取上海中医学院，1947 年拜名医施今墨为师，侍诊两年，深受其教，1949 年返亳开业，1951 年组织城关卫生所任所长，1978 年调华佗中医院工作，1987 年晋升为副主任医师，曾任亳县（市）第六至第八届政协委员，中华医学会安徽分会内科学会理事，医史学会名誉顾问，亳县华佗学术研究会理事，省书法家分会会员。著有《运用小柴胡汤治疗病毒性肝炎》《"华佗果真是波斯人吗"辨补》等。

（9）李立杰，原名李怀清，1924 年 8 月出生于亳县双沟，14 岁开始学医，19 岁拜师侍诊，1949 年后任十八里区卫协会主委，1956 年参加省中医学院函授班学习毕业，1960 年调卫校任教，1963 年调县卫协会门诊部坐诊，1964 年任县华佗中医院院长，党支部书记，1987 年晋升为副主任中医师。著有《甘遂散治疗慢性肾炎重度腹水》《少腹逐瘀汤加利水药治疗肝硬化腹水》《复方秋葵花煎剂治疗 30 例乙脑的观察》等。

（10）刘成武，男，1923 年生，张集区王楼乡刘营人，幼年学于私塾，读四书五经。1945—1949 年曾在当地设馆教书，并潜心钻研医学论著，以后弃教从医，并拜名医杨励石为师，先后在柳行、芦庙诊所工作，他服务态度和蔼，诊病严格认真，在当地享有盛誉。1969 年在安徽中医学院函授毕业，著有《精选医学主治摘要》共四卷 35 万字，1979 年从名老中医招收为国家干部，1980 年晋升为中医师分配市华佗中医院工作，1984 年评为省先进卫生工作者，1987 年晋升为副主任医师，并担任我市第七、第八届政协委员。

（11）怀立中，男，1921 年 2 月出生于亳州岐黄世家，私塾十年，乃弃儒习医，刻苦钻研，勤求古训，熟读《内经》《难经》《伤寒》《金匮》诸经，对中医理论有较深的造诣。1952 年赴省中学西进修班学习结业，1957 年受聘于当地华佗中医学校任教，并担任省中医学校函授部辅导员，1973 年调城关医院工作，1987 年晋升为副主任中医师。

（12）孙世钧，男，1917 年生，原籍河南鹿邑县，1938 年山西省川至医学院（今山西医科大学）肄业。在抗战期间曾在国民党军队任上尉，少校军医。亳县解放后，筹建亳县人民医院，1949 年 7 月任该院医务股股长，1959 年任该院业务院长，1985 年任该院技术顾问。1980 年晋升为主治医师，1987 年晋升为副主任医师。曾任亳第一至第九届人大代表，第八、第九届人大常委会副主任，人民政府委员政协常委等职。

（13）徐寿廷，山东省沂水县人，1907 年和同窗好友朱献廷二人，在齐鲁大学毕业后一起来亳，取每人名中间一字，在大牛市街开办"献寿医院"这是亳州最早的一家区医院。

（14）张晚植（1914—1970），男，河北省清丰县人，1938 年川至医学院肄业，曾在渑池 125 后方医院任上尉军医，抗战胜利后在亳州开办艺会医院，1949 年 7 月 1 日在中国共产党领导下的亳县人民医院任第一任院长。

（15）李博全（1890—1957），男，山东省高密景芝镇人，山东齐鲁大学毕业，于 1925 年来亳行医，先在门神街开博济医院，能做外科手术，影响很大，抗战时期，曾出任红十字会医院院长，也和金光银雄竞争过汪伪亳县医院院长。

（16）李玉洁（1897—1982），女，人称李姑娘，原籍河南省开封，1924 年来亳妇婴医院（福音）工作，1927 年开办广济医院，到 1952 年参加联合诊所，1956 年参加中医院工作，她在二十世纪三四十年代是当地有名的妇产科医生，1964 年，曾任亳县妇女委员，亳县政协委员。

附录 2　寇瑞庭先生大事年表

1893 年 10 月 10 日，出生于河南省鹿邑县杨湖口寇店村。

1898 年冬，入私塾学习，通读四书五经等传统经典。

1900 年起，随其父学习《内经》《金匮要略》《伤寒杂病论》《千金方》等中医诸家经典，并抄写寇氏祖传秘方验方。

1909 年春，正式随父侍诊，开始从医生涯。

1915 年夏，因家乡大灾，逃荒至安徽省涡阳县义门集（今安徽省亳州市涡阳县义门镇），团学识渊博，被当地士绅聘为私塾先生。

1920 年，义门爆发霍乱（时为不治之瘟疫），十室九空。以祖传秘方加以创新施治，起死回生，成效显著。此后重操祖业，再行仁医施仁术，普济众生。

1933 年春，应"亳州八大家"（当时亳县城乡最有代表性的八大家族）联名盛邀，乘八抬大轿移居亳县城内（今安徽省亳州市市区白布大街）。

1933—1949 年，在亳县规模最大、最负盛名的普庆堂药店坐店行医，《对酒当歌》《亳州名人轶事》等书中记载"一时名医名店相得益彰，亳州医界再现辉煌"。

1939 年夏，参加政府组织的全省医科考试，获第一名。

1951 年，响应新中国人民政府号召，创建"三联合诊所"及亳县华佗中医院（今亳州市华佗中医院），为亳州卫生健康事业奠定坚实基础。

1955 年，进入亳县人民医院（今亳州市人民医院），创建中医科。

1958 年，因医德高尚、业绩突出，被授予"安徽省劳动模范"光荣称号。

1959 年，《寇瑞庭临床验方集》一书出版发行。

1959 年秋，安徽电影制片厂拍摄专题纪录片"寇瑞庭"。

1961 年，《人民日报》刊载长篇通讯《人民的好医生——寇瑞庭》，介绍其在治疗小儿白喉、乙脑、黄疸性肝炎等方面的成就和事迹。

20 世纪 60 年代开始，在各种场合不遗余力呼吁"加强中西医结合""保健重于养生，养生优于治疗"，提出"能食补不吃药，宁吃药不手术"等建议。

1972—1991 年，任安徽省阜阳地区中医学会副理事长、理事长等多种学术职务。

1976年，当选中华全国医学会会员。

1978年1月，当选为安徽省第五届人民代表大会代表并出席第一次会议，其事迹再次被《人民日报》《安徽日报》及CCTV等媒体广泛报道。

1984年，被安徽省卫生厅免试评定为中医内科主任医师，成为亳州医学界高级职称第一人。

1988年夏，在亳州华祖庵为专程求诊的新加坡客人接诊。同年秋，接受新华社记者关于中医养生的专题采访。

1989年6月，被中共阜阳地委组织部批准"光荣退休"。

1991年12月28日凌晨，在安徽省亳州市人民医院家属院（姜公馆）家中无疾而终，与世长辞，享年98周岁。

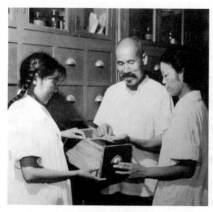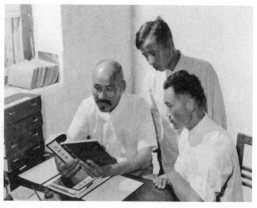

20世纪60年代亳县人民医院著名中医　　寇瑞庭先生与弟子（李怀良、洪源泉）一起学习
师寇瑞庭先生在传授医药经验

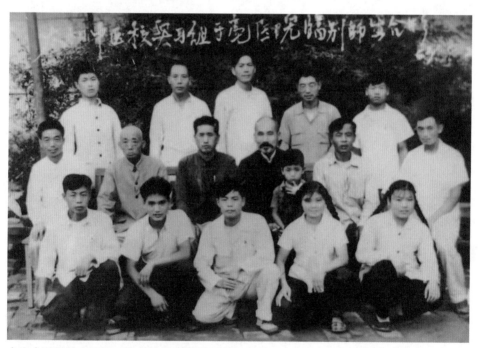

太和中医学校实习组于亳县人民医院临别师生合影（1969年9月29日）

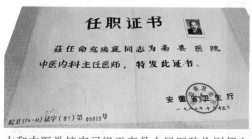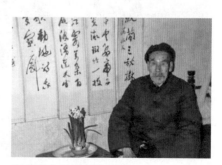

太和中医学校实习组于亳县人民医院临别师生　　寇瑞庭先生在家中留影
合影（1969年9月29日）

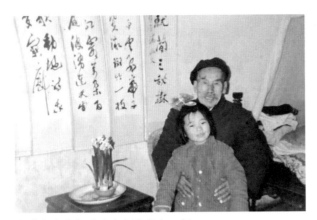
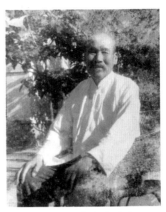

寇瑞庭先生与重孙女寇婉青在一起　　　　　　　寇瑞庭先生在自家庭院中

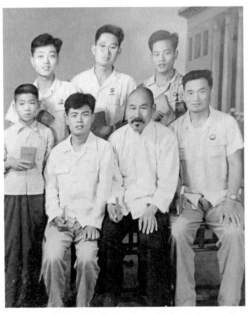
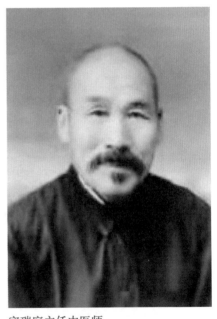

继承老年中医学术学员部分徒弟合影（1966 年
6 月）
前排右起李怀良、寇瑞庭、杨从鑫、寇宏斌，
后排右起苏士军、李福林、卞力鼎

寇瑞庭主任中医师

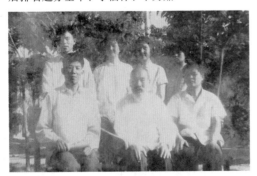
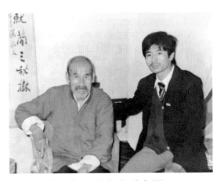

亳县人民医院成立新医科留影纪念（1966 年 6 月）　寇瑞庭先生与孙子寇宏斌合影